国家卫生和计划生育委员会“十三五”规划教材
全国高等中医药教育教材

供中医学、针灸推拿学、中西医临床医学等专业用

医学心理学

第2版

主　编　孔军辉

副主编　陶　明　张丽萍　王凌志　胡　真

编　委（按姓氏笔画为序）

于　睿（云南中医学院）
王凌志（辽宁中医药大学）
尹红新（山西中医学院）
孔军辉（北京中医药大学）
江陆平（甘肃中医药大学）
许凯丽（成都中医药大学）
李光英（长春中医药大学）
张　斌（湖南中医药大学）
张丽萍（天津中医药大学）
陈　捷（北京中医药大学）
胡　真（湖北中医药大学）
胡　霜（山东中医药大学）
钟志兵（江西中医药大学）
徐丹慧（河南中医药大学）
唐清华（广西中医药大学）
陶　明（浙江中医药大学）

秘　书　陈　捷（兼）

人民卫生出版社

图书在版编目(CIP)数据

医学心理学 / 孔军辉主编. —2 版. —北京：人民卫生出版社，2016

ISBN 978-7-117-22508-3

Ⅰ. ①医…　Ⅱ. ①孔…　Ⅲ. ①医学心理学－医学院校－教材　Ⅳ. ①R395.1

中国版本图书馆 CIP 数据核字(2016)第 140226 号

人卫智网	www.ipmph.com	医学教育、学术、考试、健康，购书智慧智能综合服务平台
人卫官网	www.pmph.com	人卫官方资讯发布平台

医学心理学

第 2 版

主　　编：孔军辉
出版发行：人民卫生出版社（中继线 010-59780011）
地　　址：北京市朝阳区潘家园南里 19 号
邮　　编：100021
E - mail：pmph @ pmph.com
购书热线：010-59787592　010-59787584　010-65264830
印　　刷：北京虎彩文化传播有限公司
经　　销：新华书店
开　　本：787×1092　1/16　　印张：13
字　　数：300 千字
版　　次：2012 年 6 月第 1 版　　2016 年 7 月第 2 版
　　　　　2021 年12月第 2 版第 8 次印刷（总第15次印刷）
标准书号：ISBN 978-7-117-22508-3/R · 22509
定　　价：42.00 元
打击盗版举报电话：010-59787491　E-mail：WQ @ pmph.com
（凡属印装质量问题请与本社市场营销中心联系退换）

《医学心理学》网络增值服务编委会

主　编　孔军辉

副主编　陶　明　张丽萍　王凌志　胡　真

编　委（按姓氏笔画为序）

于　睿（云南中医学院）
王凌志（辽宁中医药大学）
尹红新（山西中医学院）
孔军辉（北京中医药大学）
江陆平（甘肃中医药大学）
许凯丽（成都中医药大学）
李光英（长春中医药大学）
张　斌（湖南中医药大学）
张丽萍（天津中医药大学）
陈　捷（北京中医药大学）
胡　真（湖北中医药大学）
胡　霜（山东中医药大学）
钟志兵（江西中医药大学）
徐丹慧（河南中医药大学）
唐清华（广西中医药大学）
陶　明（浙江中医药大学）

秘　书　陈　捷（兼）

修订说明

为了更好地贯彻落实《国家中长期教育改革和发展规划纲要(2010-2020)》《医药卫生中长期人才发展规划(2011-2020)》《中医药发展战略规划纲要(2016-2030年)》和《国务院办公厅关于深化高等学校创新创业教育改革的实施意见》精神,做好新一轮全国高等中医药教育教材建设工作,全国高等医药教材建设研究会、人民卫生出版社在教育部、国家卫生和计划生育委员会、国家中医药管理局的领导下,在上一轮教材建设的基础上,组织和规划了全国高等中医药教育本科国家卫生和计划生育委员会"十三五"规划教材的编写和修订工作。

本轮教材修订之时,正值我国高等中医药教育制度迎来60周年之际,为做好新一轮教材的出版工作,全国高等医药教材建设研究会、人民卫生出版社在教育部高等中医学本科教学指导委员会和第二届全国高等中医药教育教材建设指导委员会的大力支持下,先后成立了第三届全国高等中医药教育教材建设指导委员会、首届全国高等中医药教育数字教材建设指导委员会和相应的教材评审委员会,以指导和组织教材的遴选、评审和修订工作,确保教材编写质量。

根据"十三五"期间高等中医药教育教学改革和高等中医药人才培养目标,在上述工作的基础上,全国高等医药教材建设研究会和人民卫生出版社规划、确定了首批中医学(含骨伤方向)、针灸推拿学、中药学、护理学4个专业(方向)89种国家卫生和计划生育委员会"十三五"规划教材。教材主编、副主编和编委的遴选按照公开、公平、公正的原则,在全国50所高等院校2400余位专家和学者申报的基础上,2200位申报者经教材建设指导委员会、教材评审委员会审定和全国高等医药教材建设研究会批准,聘任为主审、主编、副主编、编委。

本套教材主要特色包括以下九个方面:

1. **定位准确,面向实际**　教材的深度和广度符合各专业教学大纲的要求和特定学制、特定对象、特定层次的培养目标,紧扣教学活动和知识结构,以解决目前各院校教材使用中的突出问题为出发点和落脚点,对人才培养体系、课程体系、教材体系进行充分调研和论证,使之更加符合教改实际、适应中医药人才培养要求和市场需求。

2. **夯实基础,整体优化**　以培养高素质、复合型、创新型中医药人才为宗旨,以体现中医药基本理论、基本知识、基本思维、基本技能为指导,对课程体系进行充分调研和认真分析,以科学严谨的治学态度,对教材体系进行科学设计、整体优化,教材编写综合考虑学科的分化、交叉,既要充分体现不同学科自身特点,又应当注意各学科之间有机衔接;确保理论体系完善,知识点结合完备,内容精练、完整,概念准确,切合教学实际。

3. **注重衔接,详略得当**　严格界定本科教材与职业教育教材、研究生教材、毕业后教育教材的知识范畴,认真总结、详细讨论现阶段中医药本科各课程的知识和理论框架,使其在教材中得以凸显,既要相互联系,又要在编写思路、框架设计、内容取舍等方面有一定的区分度。

4. 注重传承，突出特色 本套教材是培养复合型、创新型中医药人才的重要工具，是中医药文明传承的重要载体，传统的中医药文化是国家软实力的重要体现。因此，教材既要反映原汁原味的中医药知识，培养学生的中医思维，又要使学生中西医学融会贯通，既要传承经典，又要创新发挥，体现本版教材“重传承、厚基础、强人文、宽应用”的特点。

5. 纸质数字，融合发展 教材编写充分体现与时代融合、与现代科技融合、与现代医学融合的特色和理念，适度增加新进展、新技术、新方法，充分培养学生的探索精神、创新精神；同时，将移动互联、网络增值、慕课、翻转课堂等新的教学理念和教学技术、学习方式融入教材建设之中，开发多媒体教材、数字教材等新媒体形式教材。

6. 创新形式，提高效用 教材仍将传承上版模块化编写的设计思路，同时图文并茂、版式精美；内容方面注重提高效用，将大量应用问题导入、案例教学、探究教学等教材编写理念，以提高学生的学习兴趣和学习效果。

7. 突出实用，注重技能 增设技能教材、实验实训内容及相关栏目，适当增加实践教学学时数，增强学生综合运用所学知识的能力和动手能力，体现医学生早临床、多临床、反复临床的特点，使教师好教、学生好学、临床好用。

8. 立足精品，树立标准 始终坚持中国特色的教材建设的机制和模式；编委会精心编写，出版社精心审校，全程全员坚持质量控制体系，把打造精品教材作为崇高的历史使命，严把各个环节质量关，力保教材的精品属性，通过教材建设推动和深化高等中医药教育教学改革，力争打造国内外高等中医药教育标准化教材。

9. 三点兼顾，有机结合 以基本知识点作为主体内容，适度增加新进展、新技术、新方法，并与劳动部门颁发的职业资格证书或技能鉴定标准和国家医师资格考试有效衔接，使知识点、创新点、执业点三点结合；紧密联系临床和科研实际情况，避免理论与实践脱节、教学与临床脱节。

本轮教材的修订编写，教育部、国家卫生和计划生育委员会、国家中医药管理局有关领导和教育部全国高等学校本科中医学教学指导委员会、中药学教学指导委员会等相关专家给予了大力支持和指导，得到了全国50所院校和部分医院、科研机构领导、专家和教师的积极支持和参与，在此，对有关单位和个人表示衷心的感谢！希望各院校在教学使用中以及在探索课程体系、课程标准和教材建设与改革的进程中，及时提出宝贵意见或建议，以便不断修订和完善，为下一轮教材的修订工作奠定坚实的基础。

全国高等医药教材建设研究会
人民卫生出版社有限公司
2016年3月

全国高等中医药教育本科
国家卫生和计划生育委员会“十三五”规划教材
教材目录

1	中国医学史(第2版)	主编　梁永宣
2	中医各家学说(第2版)	主编　刘桂荣
3	*中医基础理论(第3版)	主编　高思华　王　键
4	中医诊断学(第3版)	主编　陈家旭　邹小娟
5	中药学(第3版)	主编　唐德才　吴庆光
6	方剂学(第3版)	主编　谢　鸣
7	*内经讲义(第3版)	主编　贺　娟　苏　颖
8	*伤寒论讲义(第3版)	主编　李赛美　李宇航
9	金匮要略讲义(第3版)	主编　张　琦　林昌松
10	温病学(第3版)	主编　谷晓红　冯全生
11	*针灸学(第3版)	主编　赵吉平　李　瑛
12	*推拿学(第2版)	主编　刘明军　孙武权
13	*中医内科学(第3版)	主编　薛博瑜　吴　伟
14	*中医外科学(第3版)	主编　何清湖　秦国政
15	*中医妇科学(第3版)	主编　罗颂平　刘雁峰
16	*中医儿科学(第3版)	主编　韩新民　熊　磊
17	*中医眼科学(第2版)	主编　段俊国
18	中医骨伤科学(第2版)	主编　詹红生　何　伟
19	中医耳鼻咽喉科学(第2版)	主编　阮　岩
20	中医养生康复学(第2版)	主编　章文春　郭海英
21	中医英语	主编　吴　青
22	医学统计学(第2版)	主编　史周华
23	医学生物学(第2版)	主编　高碧珍
24	生物化学(第3版)	主编　郑晓珂
25	正常人体解剖学(第2版)	主编　申国明

26	生理学(第3版)	主编 郭 健 杜 联
27	病理学(第2版)	主编 马跃荣 苏 宁
28	组织学与胚胎学(第3版)	主编 刘黎青
29	免疫学基础与病原生物学(第2版)	主编 罗 晶 郝 钰
30	药理学(第3版)	主编 廖端芳 周玖瑶
31	医学伦理学(第2版)	主编 刘东梅
32	医学心理学(第2版)	主编 孔军辉
33	诊断学基础(第2版)	主编 成战鹰 王肖龙
34	影像学(第2版)	主编 王芳军
35	西医内科学(第2版)	主编 钟 森 倪 伟
36	西医外科学(第2版)	主编 王 广
37	医学文献检索(第2版)	主编 高巧林 章新友
38	解剖生理学(第2版)	主编 邵水金 朱大诚
39	中医学基础(第2版)	主编 何建成
40	无机化学(第2版)	主编 刘幸平 吴巧凤
41	分析化学(第2版)	主编 张 梅
42	仪器分析(第2版)	主编 尹 华 王新宏
43	有机化学(第2版)	主编 赵 骏 康 威
44	*药用植物学(第2版)	主编 熊耀康 严铸云
45	中药药理学(第2版)	主编 陆 茵 马越鸣
46	中药化学(第2版)	主编 石任兵 邱 峰
47	中药药剂学(第2版)	主编 李范珠 李永吉
48	中药炮制学(第2版)	主编 吴 皓 李 飞
49	中药鉴定学(第2版)	主编 王喜军
50	医药国际贸易实务	主编 徐爱军
51	药事管理与法规(第2版)	主编 谢 明 田 侃
52	中成药学(第2版)	主编 杜守颖 崔 瑛
53	中药商品学(第3版)	主编 张贵君
54	临床中药学(第2版)	主编 王 建 张 冰
55	中西药物配伍与合理应用	主编 王 伟 朱全刚
56	中药资源学	主编 裴 瑾
57	保健食品研发与应用	主编 张 艺 贡济宇
58	*针灸医籍选读(第2版)	主编 高希言
59	经络腧穴学(第2版)	主编 许能贵 胡 玲
60	神经病学(第2版)	主编 孙忠人 杨文明

61	实验针灸学(第2版)	主编 余曙光 徐 斌
62	推拿手法学(第3版)	主编 王之虹
63	*刺法灸法学(第2版)	主编 方剑乔 吴焕淦
64	推拿功法学(第2版)	主编 吕 明 顾一煌
65	针灸治疗学(第2版)	主编 杜元灏 董 勤
66	*推拿治疗学(第3版)	主编 宋柏林 于天源
67	小儿推拿学(第2版)	主编 廖品东
68	正常人体学(第2版)	主编 孙红梅 包怡敏
69	医用化学与生物化学(第2版)	主编 柯尊记
70	疾病学基础(第2版)	主编 王 易
71	护理学导论(第2版)	主编 杨巧菊
72	护理学基础(第2版)	主编 马小琴
73	健康评估(第2版)	主编 张雅丽
74	护理人文修养与沟通技术(第2版)	主编 张翠娣
75	护理心理学(第2版)	主编 李丽萍
76	中医护理学基础	主编 孙秋华 陈莉军
77	中医临床护理学	主编 胡 慧
78	内科护理学(第2版)	主编 沈翠珍 高 静
79	外科护理学(第2版)	主编 彭晓玲
80	妇产科护理学(第2版)	主编 单伟颖
81	儿科护理学(第2版)	主编 段红梅
82	*急救护理学(第2版)	主编 许 虹
83	传染病护理学(第2版)	主编 陈 璇
84	精神科护理学(第2版)	主编 余雨枫
85	护理管理学(第2版)	主编 胡艳宁
86	社区护理学(第2版)	主编 张先庚
87	康复护理学(第2版)	主编 陈锦秀
88	老年护理学	主编 徐桂华
89	护理综合技能	主编 陈 燕

注:①本套教材均配网络增值服务;②教材名称左上角标有“*”者为“十二五”普通高等教育本科国家级规划教材。

第三届全国高等中医药教育教材建设指导委员会名单

顾　　问　王永炎　陈可冀　石学敏　沈自尹　陈凯先　石鹏建　王启明　秦怀金　王志勇　卢国慧　邓铁涛　张灿玾　张学文　张　琪　周仲瑛　路志正　颜德馨　颜正华　严世芸　李今庸　施　杞　晁恩祥　张炳厚　栗德林　高学敏　鲁兆麟　王　琦　孙树椿　王和鸣　韩丽沙

主任委员　张伯礼

副主任委员　徐安龙　徐建光　胡　刚　王省良　梁繁荣　匡海学　武继彪　王　键

常务委员（按姓氏笔画为序）

马存根　方剑乔　孔祥骊　吕文亮　刘旭光　许能贵　孙秋华　李金田　杨　柱　杨关林　谷晓红　宋柏林　陈立典　陈明人　周永学　周桂桐　郑玉玲　胡鸿毅　高树中　郭　娇　唐　农　黄桂成　廖端芳　熊　磊

委　　员（按姓氏笔画为序）

王彦晖　车念聪　牛　阳　文绍敦　孔令义　田宜春　吕志平　安冬青　李永民　杨世忠　杨光华　杨思进　吴范武　陈利国　陈锦秀　徐桂华　殷　军　曹文富　董秋红

秘 书 长　周桂桐（兼）　王　飞

秘　　书　唐德才　梁沛华　闫永红　何文忠　储全根

全国高等中医药教育本科
中医学专业教材评审委员会名单

前　言

在全国高等医药教材建设研究会、人民卫生出版社关于编写全国高等教育中医学专业国家卫生计生委“十三五”规划教材会议精神的指导下，我们在“十二五”规划教材的基础上，编写了中医学专业“十三五”规划教材《医学心理学》。

教材充分考虑了中医学及相关类专业人才培养如何适应教育改革新常态、新要求，继承和发扬以往教材的核心内容，坚持学科基本框架，体现医学心理学的新进展和五年制中医及相关类专业的特点。教材密切结合中医临床，始终坚持教材编写的“三基、五性、三特定”原则，强调该学科的基本理论、基本知识和基本能力的培养，突出“医学心理学”学科交叉和应用的优势，密切结合中医临床；教材内容能够满足不同学校、不同学制、不同学时教学的要求，给教师和学生主动探索的空间，自由选择教材内容开展各类教学活动。

本版教材以普通心理现象、心理应激、心理健康、心理干预为线索进行编写，绪论至第五章介绍医学心理学的基本理论和方法，第六至九章介绍医学心理学的应用，第十章“中医心理学思想与实践”是本教材区别于其他专业用教材的部分，从中医心理学的历史发展、现状进展、理论与应用等各个角度全面概括和总结了“中医心理学”这门新兴学科。本版教材在网络增值服务方面，每章均配有相应的习题和PPT，方便教师使用和学生课前预习及课后复习；在编排体例上强调知识点的关联性，注重学科知识结构的完整和系统性。本教材还从学生认知和学习规律出发，各章节中提炼出学习目的、学习要点和学习小结，便于学生自主学习，提高学习效率。

本版教材在医学心理学知识体系完整的情况下突出中医特色，每章均涉及与中医相关的知识点。教材的文字力求精炼，严格控制字数，减少学生的负担并满足五年制专业的教学要求。为了保障教材编写质量，本教材的编写团队成员均来自全国高等中医药院校医学心理学教学和临床一线专家、教师及骨干力量，他们在教学和科研方面有较丰富的教学和实践经验，并在各自的岗位取得了一定的成绩。

在教材的编写中，人民卫生出版社、北京中医药大学等给予了鼎力支持，主编、副主编团队的教师做了许多工作，教材秘书陈捷老师和研究生梁茵、彭萧同学在和各位编委的沟通协调中，付出了她们的智慧和宝贵时间，在此表示诚挚的谢意！

由于我们的水平有限，书中不足之处在所难免，敬请读者和同行专家批评指正。

编者

2016年3月

目　录

第一章　绪论……1
第一节　医学心理学概述……1
一、医学心理学定义……1
二、医学模式与医学心理学的兴起……2
三、医学心理学的研究对象、学科性质和任务……5
第二节　心理学的主要理论流派……8
一、心理学的历史……8
二、心理学的主要理论流派……9
第三节　医学心理学的研究方法……10
一、根据研究涉及的时间分类……11
二、根据研究的手段分类……11

第二章　心理学基础……14
第一节　心理的实质……14
一、心理的起源和发展……14
二、心理是脑的功能……15
三、心理是客观现实的反映……16
四、心理的主观性与实践性……17
五、心理学的研究对象……17
第二节　心理过程……18
一、认知过程……18
二、情绪、情感过程……24
三、意志过程……27
第三节　人格……29
一、人格的倾向性……29
二、人格心理特征……31
三、影响人格形成的因素……37

第三章　心理应激……39
第一节　心理应激概述……39
一、应激的概念……39
二、应激的理论模式……40

第二节　应激过程……42
一、应激源……42
二、应激中介机制……44
三、应激反应……46
四、应激结果……47
第三节　应激的应对与管理……47
一、应激的应对……47
二、心理防御机制……48
三、应激管理……49

第四章　心身疾病……52
第一节　心身疾病概述……52
一、心身疾病的概念……52
二、心身疾病的发病机制……54
三、心身疾病的诊断与防治原则……56
第二节　常见心身疾病……57
一、原发性高血压……57
二、冠状动脉粥样硬化性心脏病……58
三、糖尿病……60
四、癌症……61
五、消化性溃疡……62
六、支气管哮喘……63

第五章　心理健康与心理障碍……65
第一节　心理发展与心理健康……65
一、心理健康的概述……65
二、个体发展与心理健康……67
第二节　心理问题与心理障碍……70
一、心理问题的概念……70
二、心理障碍的概念……71
三、心理障碍的理论解释……72
四、心理障碍的判断……73
五、心理障碍的表现……74
第三节　心理障碍的常见类型……79
一、精神分裂症……80
二、心境障碍……81
三、神经症……83
四、应激相关精神障碍……86
五、心理生理功能障碍……87
六、人格障碍与性心理障碍……88

第六章　心理评估……91
第一节　心理评估概述……91
一、心理评估的概念……91
二、心理评估的方法……93
三、心理测验的基本要素……94
四、心理评估的历史……95
五、心理评估的基本程序……97
第二节　智力测验……98
一、韦氏成人智力评定量表……98
二、比内-西蒙智力测验……100
三、瑞文联合智力测验……100
第三节　人格测验……101
一、明尼苏达多项人格测验……101
二、卡特尔16项人格测验……103
三、艾森克人格测验……104
第四节　神经心理测验……105
一、神经心理筛选测验……105
二、成套神经心理测验……105
第五节　临床评定量表……106
一、症状自评量表……106
二、典型行为评定……108
三、抑郁自评量表……108
四、焦虑自评量表……109
五、社会生活事件量表……109

第七章　心理干预……111
第一节　心理干预概述……111
一、心理干预的概念……111
二、心理干预的基本技能……112
三、心理干预的一般流程……112
第二节　心理咨询与心理治疗……113
一、心理咨询……113
二、心理治疗……114
三、心理咨询与心理治疗的关系……115
第三节　心理治疗的常用方法……116
一、精神分析治疗……116
二、行为治疗……118
三、认知行为治疗……122
四、当事人中心疗法……126

五、森田疗法……127
六、其他心理治疗……129

第八章　患者心理与医患关系……132
第一节　患者心理概述……132
一、患者概念与患者角色……132
二、患者的求医与遵医行为……134
三、患者的心理需要……135
第二节　患者的心理特征……136
一、患者的一般心理特征……136
二、各类患者的心理特征……138
第三节　人际关系与医疗行为……142
第四节　医生心理……143
一、医生角色……143
二、医生的心理特征……145
第五节　医患关系……146
一、医患关系的定义……147
二、医患关系的特点……147
三、医患关系的类型……148
四、医患关系的影响因素……148
五、医患沟通的技巧……150

第九章　健康行为……152
第一节　健康行为概述……152
一、健康行为……152
二、影响健康行为的因素……153
三、健康促进与社区干预……153
第二节　饮食行为……154
一、不良饮食行为……154
二、肥胖症……155
第三节　性健康……156
一、性行为概述……156
二、性生活与性传播疾病……157
三、艾滋病……157
四、性健康教育与艾滋病防控……159
第四节　成瘾行为……160
一、吸烟……160
二、酗酒……162
三、网络成瘾……163

第十章　中医心理学思想与实践…… 167
第一节　中医心理学发展简史…… 167
一、萌芽时期…… 167
二、形成时期…… 167
三、发展时期…… 169
四、完善时期…… 170
第二节　中医心理学理论…… 170
一、形神合一论…… 170
二、心主神明论…… 171
三、五脏情志论…… 171
四、人格体质论…… 171
五、阴阳睡梦论…… 172
第三节　中医情志病证…… 173
一、情志致病特点及病机…… 173
二、情志病证的心理治疗…… 176
第四节　中医心理养生…… 179
一、清静养神，淡泊明志…… 180
二、四气调神，顺应自然…… 180
三、琴棋书画，悦乐养神…… 181
四、和畅情志，爱养神明…… 181
五、厚德有道，适应社会…… 182

附录…… 184

主要参考书目…… 189

第一章

绪　　论

学习目的

通过对医学心理学的概念、性质、研究对象和方法，医学模式、学科理论、发展和展望的学习，为本门课程的学习奠定基础。

学习要点

医学心理学的概念、学科性质和应用范围；研究方法和主要领域；学科的理论、发展现状与研究进展。

第一节　医学心理学概述

一、医学心理学定义

“医学心理学”一词最早是由德国心理学家洛采·赫尔曼（Lotze H）提出的，他力图从心理与生理的联系出发研究健康和疾病问题。作为近代医学和心理学发展的结晶，医学心理学已成为现代医学理论的三大支柱之一。

医学心理学（medical psychology）是医学和心理学相结合而发展、建立的新兴交叉学科，是研究心理现象与健康和疾病关系的学科。它研究社会心理因素在健康和疾病中的作用，解决医学领域中有关健康和疾病的心理和行为问题。心理学和医学都以人为研究和服务对象，医学心理学作为基础和临床医学的重要组成部分，既阐明社会心理因素对健康和疾病的作用及其机制，又研究防治疾病、维护健康的心理学方法，成为现代医学发展的新兴力量。

世界卫生组织（WHO）把健康定义为人们身体、心理、社会适应和道德品质的良好状态，健康的对立面就是疾病。健康和疾病（精神和躯体的）是人的生命连续链的两极，并在生物、心理和社会因素作用下发生相互转化。数千年来，人们在探究健康与疾病的过程中形成了不同的医学模式，用以指导医学理论研究和临床实践。20世纪80年代始，医学教育为适应医学模式的转变，我国学者集合国内外研究健康和疾病的有关心理和行为科学理论、方法和技术成果，逐步凝练总结形成一门新兴课程，即医学心理学，它是在特定历史条件下形成的具有我国医学教育特色的课程。

笔记

二、医学模式与医学心理学的兴起

（一）医学模式的概念

所谓医学模式（medical model）是特定时期内人们对疾病和健康的基本看法与态度，是一定时期内医学发展的指导思想，是哲学观在医学上的反映。

医学模式相对稳定并受时代的制约，一种医学模式影响着医学工作者的思维及行为方式且带有一定倾向性。医学模式的发展是随着生产力、科学技术的发展而发展的，因而不同时期就有不同的医学模式。它包括以医学发展指导思想为核心的医学观本身，如心身观、健康观、疾病观，也涵盖在这一指导思想下构建的知识体系，且影响医学工作的结果。

（二）医学心理学的兴起

西医学传入我国以来，在一段时期内，对人们威胁最大的疾病谱序列决定了生物医学模式在我国医学界占据着支配的地位。近年来，越来越多的医学工作者意识到社会心理因素对疾病和健康有重要的影响。

医学心理学的兴起是医学模式转化的需要，目前世界许多国家在完成新旧医学模式的更替中普及了医学心理学。20 世纪 80 年代初，国内中西医学院校陆续开设医学心理学课程；1987 年，卫生部医学专业基础教材编委会确定了医学心理学作为医学院校学生的必修课之一。作为医学临床基础和应用课程，医学心理学将其理论、方法、技术应用于临床基础研究及临床各科，是研究疾病的发生、发展、转归、预防中的心理行为因素的作用规律，具体指导保持健康、促进疾病康复的原则和手段。我国医学生和医学工作者通过各种途径系统地学习医学心理学有关知识，是实现新的医学模式转变的必不可少的重要手段。

（三）医学模式的转变

医学模式集中体现了一定时期内医学研究的对象、方法、范围及指导实践的原则。人类对疾病与健康的认识与人类对自然界及人类本身的认识密切相关，随着生产力的发展、科学技术的提高、哲学思想的衍变而发生相应的转变，医学模式迄今主要有以下 4 种类型：

1. 神灵主义医学模式　最早出现的是神灵主义医学模式（spiritualism medical model）。该模式起源于原始社会，当时生产力水平极低，人类对自然界及自身的起因知之甚少，对许多生命的本质问题尚不能解决。人们相信“万物有灵”，将疾病看作是恶魔作祟或神灵的惩罚。因此，在治疗手段上主要采用驱鬼避邪，祈祷神灵的保佑或宽恕。这种模式随着生产力水平的提高和人们对疾病的深入认识虽然已失去存在的意义，但当今世界的一些偏远地区或某些群体还有它的遗迹，如非洲某些原始部落仍然存在族长用复杂的仪式来驱病。有些方法的存在也反映了人类对于生命本质的认识还有尚未解决的问题。

2. 自然哲学医学模式　自然哲学医学模式（nature philosophical pedical model）是以朴素的唯物论和辩证法来解释疾病和防治疾病的医学思想，它出现在公元前 3000 年左右，以一些传统医学理论为代表。我国中医学经典《黄帝内经》中提出的“天人相应”观点，将人与宇宙联系在一起探讨疾病和健康的问题；“内伤七情”“外感六淫”则强调身心统一，指出人所患疾病与所处的环境密切相关，在治疗方面主

笔记

张对患者身心兼顾“辨证施治”和“因时、因地、因人而宜”等。在西方，希波克拉底提出的医学思想体系及体液学说也代表了这一模式。他提出了“治病先治人”的观点，“知道患者是什么样的人比知道某人患什么病更为重要”，还提出“语言比药物更重要”的治疗观。这些观点对于今天的医学仍有许多启迪和指导作用，但限于当时的科学发展水平，人们对生命的本质、对健康和疾病的认识仍有较大局限性。

3. 生物医学模式 生物医学模式（biomedical model）形成于 14～15 世纪。西方的文艺复兴运动极大地促进了科学的进步，人们对于疾病病因的认识随着历史和科学研究的发展而变化。哈维（Harvey）创立了血液循环说并建立了实验生理学的基础，摩尔根尼（Morgani）关于疾病的器官定位研究等一系列成果奠定了现代医学的基石。生物医学模式由此而出现。同时，身心二元论和机械唯物论的哲学思想逐渐成为主导。其基本观点是：每一种疾病都应该在器官、组织、细胞或生物分子水平上找到可测量的形态学或病理的变化，且都有确定的生物学或理化方面的特定原因，从而找到相应的治疗手段。近百年来，生物医学模式极大地促进了医学科学的发展，使得生物致病因素引起的传染病、寄生虫病、营养缺乏等逐渐得到有效控制，但也给人们造成一种印象，似乎每一种疾病都有一种特殊的生物学原因和特异的治疗方法。

4. 生物 - 心理 - 社会医学模式（biopsychosocial medical model） 第二次世界大战以后，随着生产力的发展和社会进步，人们的生活与工作方式也发生了巨大变化。精神紧张、环境和心理社会因素在人类健康和疾病中的作用变得日益突出。无论是在西方发达国家还是在发展中国家所作的“疾病谱”及死亡原因调查都表明，当今威胁人类健康、造成死亡的主要疾病已不是昔日的传染病、营养不良，而是心脑血管疾病、肿瘤、糖尿病等所谓“文明病”。在这样一种背景下，生物医学模式已不能概括和解释现代医学所面临的全部课题。对一些功能性障碍及行为问题更是束手无策，表现出生物医学模式的内在缺陷和消极影响。

1977 年，美国著名的医学家恩格尔（Engel）在《科学》杂志上发表文章《需要一种新的医学模式——对生物医学的挑战》。他认为生物医学模式使医学取得了巨大的进步，但已不能适应现代医学发展的要求，而应从生物医学模式向生物 - 心理 - 社会医学模式转变。此模式的主要特征是强调人的整体性，即人具有生物、社会的双重属性，疾病是由生物、心理、社会因素结合体内外环境综合导致的，生物、心理、社会因素是相互作用的，因此对疾病的治疗必须采取心身综合疗法。生物 - 心理 - 社会医学模式的确立动因主要是：①“疾病谱”和“死亡谱”的变化；②心理负荷的加重，心理疾病的上升；③人们对生命质量要求的提高和健康观的改变等。

生物 - 心理 - 社会医学模式是一种系统论和整体观的医学模式，为人们提供了更为广阔的健康观和疾病观，要求医学把人看成一个多层次、完整的连续体，在疾病和健康问题上，同时考虑生物的、心理和行为的、社会的各种因素的综合作用，从而使医学能更好地适应人们的需求。作为中医药院校的学生必须具备生物 - 心理 - 社会医学思想和技能，才能适应时代发展的需要，使医疗水平和人类健康水平不断提高。

笔记

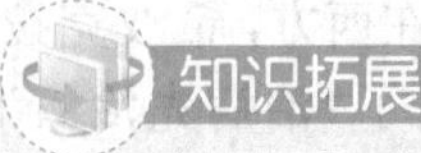

中国医学心理学的发展

20 世纪 80 年代初，在卫生部领导下，全国各重点医学院通过培训班形式培养医学心理学师资，逐步为医科生开设了医学心理学课程。80 年代中期，卫生部将医学心理学纳入医学专业学生必修课程，各医学院校均设立了医学心理学教研室。

随着我国医学心理学的兴起与发展，中国心理学会在 1979 年成立了医学心理学专业委员会；1985 年，中国心理卫生协会成立；1987 年，《中国心理卫生杂志》创刊；1992 年，《中国行为医学科学》创刊；1993 年，《中国临床心理学杂志》创刊。

（四）医学心理学对疾病与健康的思考

医学心理学始终坚持用生物 - 心理 - 社会医学模式来看待健康和疾病的关系，坚持整体性和系统性的观点，把人看成是一个与社会环境、自然环境相互作用的多层次的、完整的连续体（图 1-1）。医学心理学对疾病与健康的认识主要有如下 4 个方面：

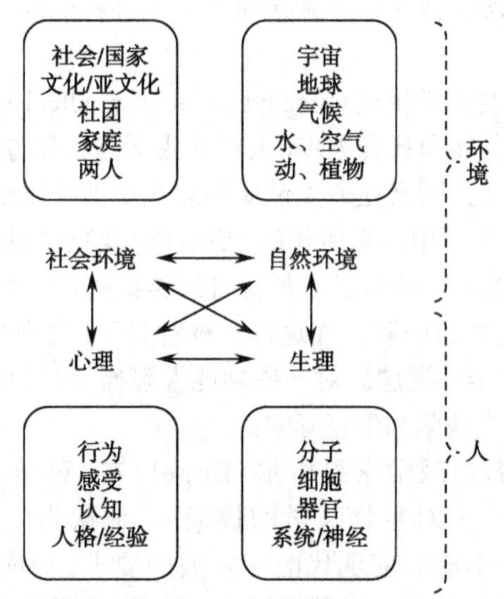

图 1-1 生物 - 心理 - 社会医学模式下的人与环境相互作用

1. 人是一个完整的系统　大脑通过神经系统将各系统、器官、组织、细胞、分子、基因等部分统一起来。如果只重视某个器官和系统功能，或将各个器官和系统分别看待，而忽视它们之间的整体联系，都是不恰当且有害的，易造成在临床工作中只见树木、不见森林的被动局面。

2. 人具有生理活动和心理活动，心、身之间相互联系并相互作用　个体的心理行为活动通过心身中介机制影响生理功能，相反，生理活动也影响心理功能。因此，在思考健康和疾病的问题上，须注意心身之间的相互影响。

3. 人与环境是密切联系的　人不仅是自然的人，同时也是社会的人，社会环境和自然环境的各种变化都会对人的心身健康产生不同程度的影响。

4. 心理因素在人类调节和适应内外环境活动中具有一定的能动作用　个人作为

笔记

一个整体，对社会、自然环境和个体的内环境的变化能随时作出主动的适应性调整，以保持自身的健康水平。

因此，医学心理学的发展促进了传统的生物医学模式向生物 - 心理 - 社会医学模式的转变，同时这种新的医学模式也对医学心理学的发展具有重要指导意义。作为医学生需要树立上述认识，对今后的中医临床和科研工作将大有裨益。

三、医学心理学的研究对象、学科性质和任务

（一）医学心理学的研究对象和范围

医学心理学研究和服务的对象是人。人是既有躯体生理活动，又有更为复杂的心理活动的统一体。人的心身活动始终是相互作用、相互制约、相互影响的，所以人类的健康与疾病是个体的生理现象与心理现象共同活动的结果。

人的心理现象包括心理过程和人格特征。大量研究表明，心理过程中认知、情感、意志和人格特征中的能力、气质和性格与人的健康有密切关系。社会因素或个体的生物因素都须通过个体的心理反应才能主动调节人际关系和自身的心身关系，而这两个关系的和谐程度在健康和疾病的问题上起着重要的作用。

医学心理学研究医学中的心理及行为问题，包括各种患者的心理或行为特点、各种疾病或疾病不同阶段的心理或行为变化等；从心理学分支学科来看，医学心理学研究如何把心理学的系统知识和技术应用于医学各个方面，包括在疾病过程中如何应用有关心理科学知识和技术来解决医学问题。归纳起来，医学心理学的研究范围主要包括：

1. 研究心理或行为的生物学和社会学基础及其在健康和疾病中的意义。
2. 研究心身相互作用关系及其机制。
3. 研究心理社会因素在疾病过程中的作用规律。
4. 研究各种疾病过程中的心理和行为特征及变化规律。
5. 研究如何将心理学原理及技术应用于人类的健康促进及疾病防治。

（二）医学心理学的学科性质

就学科性质而言，医学心理学是涉及多学科知识的一门交叉学科。从基础和应用的角度来看，它不仅是一门基础学科，也是一门临床应用学科。

1. 交叉学科　首先，医学心理学不仅有自然科学，同时也有社会科学的知识基础，所以它既是自然科学也是社会科学。其次，医学心理学是医学与心理或行为科学的交叉学科。就医学来说，医学心理学涉及基础医学（如神经生物学、病理学等）、临床医学（含内、外、妇、儿、神经精神等各科）、预防医学和康复医学等学科知识。就心理和行为科学来说，医学心理学涉及了几乎所有心理学各分支学科，以及人类学、社会学等众多学科领域的相关知识。以心理社会因素与恶性肿瘤的关系研究为例，心理社会因素本身涉及人格特征、情绪、生活方式、工作压力、工业化等多方面的生活事件，这又与人类学、社会学、生态学等知识密切相关；而社会心理因素影响恶性肿瘤的发生和转归的机制，又涉及生物学、神经科学、基础与临床医学等学科知识。

2. 基础学科　医学心理学从其研究内容上看是医学和心理学的基础学科。它揭示了人类心理及行为的生物学和社会学基础，心理和生物活动的相互作用，及其对健

笔记

康促进和疾病防治的作用，从而为战胜疾病、维护健康提供基础研究的依据，为整个医学事业的发展提供心身相关的科学思维方法。

3. 应用学科 医学心理学具有解决医学和心理学问题的知识和技术，具有应用学科的属性。首先，医学心理学的理论与技术可以应用于临床医学各个领域的实践工作。例如，心身相关的知识和技术可以应用于临床各科，提供符合现代医疗模式的诊疗思路和有效的辅助治疗；医学心理学知识与技术已经在医院、疗养院、康复中心、社区服务中心等领域中得到了广泛应用。其次，医学心理学的知识与技术独立应用于社会人群，帮助人们解决与健康有关的心理问题与精神痛苦，从而增进人们心身健康，防止疾病的发生。目前，在我国大部分三级医院已经开展了心理咨询与治疗的专科服务，各大专院校及部分中小学开展了学校心理健康的教育实践，这些都是医学心理学广泛应用于社会的具体体现。

（三）学习医学心理学课程的主要目的

1. 培养医学生的整体医学观 开设医学心理学课程是为了应对医学模式的转变，首要目的是梳理医学生的整体医学观。让学生了解基本心理学原理与知识，理解心理社会因素在健康和疾病时起怎样的作用和如何起作用。因此，医学生既要具有良好的生物医学知识和技能，又要掌握必要的心理学和社会学知识，使其医学知识体系更加全面，这将对其未来的医学理论思维和医疗实践产生有益影响。

2. 掌握医学心理学的研究和实践方法 在医学心理学体系中，心理评估（psychological assessment）、心理治疗（psychotherapy）和心理咨询（counseling）具有学科特点，作为用于临床各科的研究和实践的方法，对医学的发展有重要意义。同时，临床各科运用医学心理学方法取得的成果，也将不断丰富医学心理学的知识体系。

3. 掌握应对和处理个人可能出现的人生难题的方法 在人的整个生命历程中，不可避免地会出现一些问题，如各种心理冲突、挫折、婚姻家庭问题、急重或慢性疾病等。作为医学生不仅应该知道如何应对和处理这些问题，而且能够教育病人或身边的人了解应对困境的方法，以帮助人们提高生活质量，促进心身健康，预防疾病的发生。

（四）医学心理学的研究领域（或关联学科）

医学心理学是医学与心理学相结合的学科，是心理学在医学领域的应用。其涉及的研究领域相当广阔，可以说在医学领域中与人有关的几乎所有问题都存在心理学问题。因此，医学心理学与许多心理学、医学的学科交叉关联。

1. 神经心理学（neuropsychology） 脑的神经过程与心理活动的关系是神经心理学研究的基本问题。传统的神经心理学主要采用行为学研究方法，侧重探讨脑损伤的定位、定性与行为的关系；当前的神经心理学吸收了的神经科学与认知心理学的最新研究成果，关注人类大脑在正常和病理状态下与外在行为变化的关系。神经心理学的研究成果为医学心理学提供了理论知识。

2. 异常心理学（abnormal psychology） 又称病理心理学，是研究病人的心理活动和行为的异常现象，用心理学的原理和方法研究心理异常现象的发生、发展、变化的原因与规律，并探讨其机制，如幻觉、妄想等精神症状。研究成果也应用于临床精神疾病的诊断、心理评估及其治疗，它对心理健康的维护具有重要的意义。

笔记

3. 临床心理学(clinical psychology)　"临床心理学"这一术语由美国心理学家 L. Witmer 在 1896 年首次提出。到目前为止，临床心理学已经成为美国最大的心理学分支，从事这项工作的人很多，被称为临床心理学家或心理治疗师。临床心理学是根据心理学原理、知识和技术，解决人们心理问题的应用心理学科。该学科主要借助心理测验对病人的心理和行为进行评估，并通过心理咨询和心理治疗等途径调整和解决个体的心理问题。临床心理学服务的人群也很广，工作范围遍布学校、医院、政府、商业和法律等。我国在 1979 年才成立中国心理学会医学心理学专业委员会，并在高等医学院校开设了医学心理学课程。临床心理学是医学心理学中的最大临床学科分支，属于应用心理学范畴；其内容与医学心理学很接近，两者为相似学科。

4. 护理心理学(nursing psychology)　护理心理学是将心理学原理和方法运用于现代护理领域而形成的应用学科。它侧重研究护理工作中的心理学问题，从护理情境与个体(护理人员和病人)相互作用的观点出发，研究特定的护理情境中个体的心理活动发生、发展和变化规律，以取得最佳心理护理的学科。

5. 健康心理学(health psychology)　健康心理学是应用心理学知识与技术来维护和促进心身健康和预防各种疾病(如精神病、神经症、病态人格、心身疾病和适应不良等)。本学科主要探讨心理因素在人们维持健康、生病及生病后反应中的影响，强调健康的促进和维持；研究疾病防治中的心理学问题，尤其重视高应激职业人群如何有效地处理应激，从而使应激不会对健康产生负面影响；关注健康、疾病及功能不良的病因学和行为或社会相关因素分析，并尝试改进健康保健系统和卫生政策等。由此可见，本学科是医学心理学在预防医学中的分支。

6. 康复心理学(rehabilitation psychology)　康复心理学是康复医学的重要组成部分。它主要研究解决伤残、慢性病患者和老年患者的心理行为问题，促进其适应社会、适应生活、适应工作，最大限度地降低残废程度。

7. 心身医学(psychosomatic medicine)　从狭义上讲，心身医学是研究心身疾病的病因、病理、诊断、治疗和预防的学科，是医学心理学的一个重要分支。从广义上讲，心身医学主要是研究人类在健康和疾病中的生物学、心理学和社会学等因素的相互关系，其内容几乎涉及目前整个医学心理学所包括的各个领域，在这种情况下，心身医学与医学心理学也是相似学科。

8. 生理心理学(physiological psychology)　生理心理学是研究心理活动与各种行为引起某些生理变化的机制的一门学科。生理心理学研究的自变量是心理和行为活动，因变量是生理或生物学变化过程，因而不同于神经生理学。生理心理学着重探讨生理活动尤其是脑神经活动所导致的心理功能的变化，其研究成果为医学心理学的心身中介机制提供了基本理论依据，是医学心理学的重要基础分支学科。

9. 行为医学(behavioral medicine)　行为医学是将行为科学的成果与生物医学的知识与技术整合而应用于医学领域的学科。研究者主要是将行为治疗方法应用到医学临床以及常见的不良行为(如成瘾、贪食、A 型行为、自杀等)上；也研究行为因素与疾病发生、诊断、治疗和预防等之间的关系。从这一角度看，可将行为医学归于医学心理学的分支。

笔记

第二节 心理学的主要理论流派

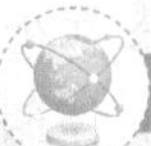

知识链接

中医心理学思想

美国心理学家莫菲在《近代心理学历史导引》中指出："世界心理学的第一个故乡是中国。"我国传统的中医理论及实践体系，是经过数千年科学积累发展起来的，其中蕴含了丰富的医学心理学思想。在《黄帝内经》中就已经形成了中医心理学理论思想的雏形。如强调"形神合一"的心身观，"七情致病"的病因观，"以情胜情"为治疗法、"顺自然，和喜怒"的心理健康观，不仅在当时领先于世界医学，而且至今仍对现代医学心理学有所启迪。

以中医学理论为指导，结合文献整理和临床实践，经过30年的探索和研究，中医心理学思想体系已经初步形成，主要包括形神合一论、心主神明论、藏象五志说、人格体质论、七情学说、阴阳睡梦论等。

心理学是一门既古老又年轻的科学。"有人就有人的心理"，人们对自身心理的探索可以说与人类的历史一样久远，可以追溯到古代的哲学思想。哲学和宗教很早就讨论了身和心的关系，以及人的认识是怎样产生的问题。

一、心理学的历史

（一）从古希腊到文艺复兴时期的心理学

西方哲学开始于古希腊时期，当时有3位著名的哲学家，其心理学思想有一定的代表性：一位是德谟克里特（约公元前460—前370），唯物主义哲学家，其哲学是原子论，认为世界万物都是原子构成的，是公开否认灵魂不灭的思想家；另一位哲学家柏拉图（约公元前427—前347）是个唯心主义者，认为灵魂与肉体完全不同，灵魂是永存不死的，它指导肉体，可独立于肉体而存在；第三位哲学家是亚里士多德（公元前384—前322），他在灵魂问题上和德谟克里特相似，认为灵魂不能单独存在。亚里士多德的《论灵魂》，可以说是历史上第一部论述各种心理现象的著作。

从文艺复兴到19世纪中叶，人的心理特性一直是哲学家研究的对象，心理学是哲学的一部分。这一时期的许多思想家都试图纠正中古时代被神学歪曲了的心理学思想，并给予符合科学的解释。培根的归纳科学方法论对整个近代自然科学的发展起了很大作用，霍布斯提出人的认识来源于外在世界，洛克最早提出联想的概念，这都推动了心理学的发展。

（二）科学心理学的产生

19世纪中叶，由于生产力的进一步发展，自然科学取得了长足的进步，为心理学成为一门独立的学科奠定了基础。科学心理学诞生的标志是德国心理学家冯特1879年在莱比锡建立了世界上第一个心理学实验室。科学心理学发展至今经历了100多年的历史，其间，关于心理学研究对象有过几次大的讨论。最初，冯特认为心理学是研究人的直接经验或意识的科学，复杂的心理活动是由简单的单元构成的，心理学的任务就是把心理活动分解为一些心理元素。后人把冯特的心理学体系称作元素心理学或构造心理学。

笔记

二、心理学的主要理论流派

20世纪以来，科学心理学得到了很快的发展，并先后出现了不同的理论和学派，分别从理论和实践方面研究人的心理和行为问题，包括精神分析学派、行为主义学派、人本主义学派、认知心理学等。

1. 精神分析学派 精神分析学派又称心理动力学派，产生于20世纪20年代，代表人物有弗洛伊德、荣格和阿德勒。精神分析学派是弗洛伊德在毕生的精神医疗实践中，对人的病态心理经过无数次总结、多年累积而逐渐形成的。

弗洛伊德把一个人的人格看成是由本我、自我和超我三部分构成的系统。一个人的精神状态就是人格的三部分相互矛盾、冲突的结果。当自我很好地平衡三者关系时，人格便处于常态；当自我失去对本我和超我的控制时，人就会产生各种焦虑。为了减轻焦虑，自我便发展出各种无意识的防御机制。在弗洛伊德看来，意识仅仅是人整个精神活动位于表层的一小部分；无意识才是人精神活动的主体，处于心理深层。它是被压抑的或从未变成意识的本能冲动，对人的精神和行为有着重大影响；通过对失言、梦等的分析可以窥见其一斑。

精神分析理论的消极方面主要表现在，它过分夸大了人的自然性而贬低了人的社会性；他的泛性论基本上是非科学的，而他的精神分析学说因把精神提高到了物质之上，故基本上是唯心主义的。

2. 行为主义学派 行为主义学派产生于20世纪的美国，20～50年代在美国心理学研究中一直处于统治地位，成为美国和世界心理学史上绝无仅有的一大学派，代表人物是华生和斯金纳。

行为主义学派反对传统心理学主张对人的意识进行研究的观点，认为应去研究那种从人的意识中折射出来的看得见、摸得着的客观东西，即人的行为。该学派认为，行为就是有机体用以适应环境变化的各种身体反应的组合；具体的行为反应取决于具体的刺激强度，因此，他们把“S—R”（刺激—反应）作为解释人的一切行为的公式。行为主义理论认为，心理学的任务就在于发现刺激与反应之间的规律性联系，这样就能根据刺激而推知反应，反过来又可通过反应推知刺激，从而达到预测和控制行为的目的。在研究方法上，行为主义主张采用客观的实验方法，而不使用内省法。

行为主义学派促进了心理学客观研究的发展，扩展了心理学的研究领域。对行为的突出强调，不仅促进了心理学的应用，而且使人们看到新的希望。该理论的不足之处在于研究行为时过分简化、机械化，较少考虑选择性和适应性。

3. 人本主义学派 人本主义学派于20世纪50～60年代兴起于美国，是美国当代心理学主要流派之一，被称为心理学中的“第三思潮”，代表人物是马斯洛和罗杰斯等。

马斯洛认为，人类行为的心理驱力不是性本能，而是人的需要，并将其分为两大类、七个层次，就像一座金字塔，由下而上依次是生理需要、安全需要、归属与爱的需要、尊重的需要、认识需要、审美需要、自我实现需要。这种理论又被称为自我实现论。

罗杰斯让人领悟自己的本性，不再倚重外来的价值观念，让人重新信赖、依靠机体估价过程来处理经验，消除外界环境通过内化而强加给他的价值观，让人可以自由表达自己的思想和感情，由自己的意志来决定自己的行为，掌握自己的命运，修复被

笔记

破坏的自我实现潜力，促进人格的健康发展。这种理论称为自我理论。

人本主义学派反对将人的心理低俗化、动物化的倾向，反对仅仅以病态人作为研究对象，主张研究对人类进步富有意义的问题，关心人的价值和尊严。不足之处是，忽视时代条件和社会环境对人的先天潜能的制约和影响。

4. 认知心理学 认知心理学派起始于20世纪60年代，奠基者是美国的奈瑟和西蒙。1967年美国心理学家奈瑟《认知心理学》一书的出版，标志着认知心理学已成为一个独立的流派。

广义的认知心理学主张，凡是研究人的认识过程的，都属于认知心理学，而目前西方心理学界通常所指的认知心理学，是指狭义的认知心理学，也就是所谓的信息加工心理学。

该学派认为，人的行为主要决定于认识活动，包括感性认识和理性认识，人的意识支配人的行为。强调人是进行信息加工的生命机体，人对外界的认知实际就是一种信息的接受、编码、操作、提取和使用的过程。认知心理学就是要研究人类认识的信息加工的过程，提供信息加工的模型。

认知心理学强调了意识（理性）在行为上的重要作用，强调了人的主动性，重视了各心理过程的联系、制约，尤其是认知心理学的研究成果对计算机科学的发展有较大贡献。认知心理学的缺陷是，忽视了人的客观现实生活条件和人的实践活动的意义，而集中于人的主观经验世界。

第三节 医学心理学的研究方法

任何一门学科都需要进行科学研究，而医学心理学尚属正在发展的新兴学科，更需要进行研究。学科自身既有自然科学属性又具社会科学属性，决定了其研究方法的多样性。因此，在研究方法上主张定性研究和定量研究相结合，纵向研究与横向研究相结合。

1. 基础理论的多样性 医学心理学有关的理论很多，理论的多样性反映了对心理实质认识的不一致，同时也使研究和工作方法不统一。

2. 心理因素的主观性 与某些自然现象不同，许多心理现象的定量难度更大，常常有主观成分。这就需要在实际工作过程中更要注意方法学问题。

3. 研究对象的多学科属性 在医学心理学工作中常同时涉及社会、心理、生物等多学科的有关因素和变量。为了保证结果的科学性，需要我们同时掌握这些学科的一些基本研究方法和手段。

以上特点导致医学心理学研究方法学具有自身的特殊性，可出现宏观和微观并重，实证与思辨同行，形态与功能结合，单因素与多因素分析并存的特殊现象。

医学心理学所涉及的研究内容可概括为如下几大类：病因学研究、心理社会因素作用机制的研究、临床心理评估方法的研究和心理干预方法及其疗效的研究。此外，还包括医患关系、病人心理等其他问题。

一般来讲，医学心理学研究过程包括提出问题和假设、收集资料、检验假设、建立理论4个步骤。具体到医学心理学临床研究，研究过程可细分为6个步骤：提出假设、选择关键变量及其检查方法、确定临床研究范式、选定研究样本、检验假设、结果的解释和发布。

笔记

一、根据研究涉及的时间分类

研究分类方法有很多种，如根据研究目的分为基础研究和应用研究，根据研究性质分为描述性研究和控制性研究。常见的分类方法是按照研究所涉及的时间特点，将研究分为横断面研究（cross sectional study）和纵向研究（longitudinal study）。

横断面研究是指选取几组在某些方面匹配的受试者在同一时间内进行观察和评定，或者进行不同的处理及治疗，以比较其后果、效果或副作用。

纵向研究是指对同一个或同一组对象在指定的时间内进行追踪研究，可用于同一个人或者同一组被试的个案研究。纵向研究又分为前瞻性研究（prospective study）和回顾性研究（retrospective study）。

前瞻性研究是以现在为起点追踪到将来的研究方法，可弥补回顾性研究的缺陷。例如在临床心理实验中，对一批A型行为类型者使用自我行为管理策略指导，并追踪此后整个行为干预策略实施过程中研究对象A型行为的改变情况，从而证明这种治疗技术的实际效果。但由于前瞻性研究条件限制过多，实施比较困难，使用并不很普遍。

回顾性研究是以现在为结果，回溯到过去的研究，是目前医学心理学常见的研究方式之一。这一研究方式由于条件限制较少，有其优点，但是缺陷是被试目前的心身状态会影响对过去资料报告的真实性和准确性。例如，一位患严重疾病者往往将目前的病况归因于自己的过去，结果可能会报告较多的既往负性生活事件，对负性事件严重程度的估计也可能偏高，从而造成了生活事件与现患疾病有关的假阳性结果。

二、根据研究的手段分类

医学心理学研究的手段根据所使用的方式分类，可分为观察法、实验法、测验法、个案法和调查法。在实际工作中，针对研究对象、时间、场所等因素，往往综合使用几种方法。

1. 观察法 观察法在心理评估、心理咨询和心理治疗中被广泛应用。观察法是通过对被观察者的动作、表情、言语等外显行为的观察，来了解人的心理活动的一种方法。通过对研究对象的科学观察与分析，研究各种环境因素影响人的心理行为的规律。即使在主要采用其他研究方法时，观察法也是不可缺少的，通过各种方法搜集来的资料也常常需要用观察法加以核实。

（1）主观观察法与客观观察法：主观观察法是个人对自己的心理活动进行观察和分析，传统上称作内省法。这种方法存在较大的局限性，因为只有当事人自己的体验，往往影响对结果的验证、推广和交流。有时对研究的对象不可能进行直接的客观观察，也可采用听口头报告（或录音报告），查看书信、日记、自传和回忆录的形式进行间接的主观观察与分析。

客观观察法是研究者对个体或群体的行为进行观察和分析研究。科学心理学广泛采用客观观察法开展研究工作。这种方法要求按严格的客观规律真实地记录，以正确反映实际情况，并对观察获得的资料进行科学分析，以解释心理活动变化的本质。

（2）自然观察法与控制观察法：自然观察法是在自然情境中对被观察者的行为进行直接观察、记录，然后分析研究，其优点是不改变被观察者的自然生活条件，所获

笔记

取的资料比较真实；控制观察法则是在预先设置的某种情境下进行的直接或间接的观察，这样能较快、集中地取得观察资料，但由于人为设置的情境可能会对被试产生影响，因此不易反映真实情况，而且观察的质量在很大程度上依赖于观察者的能力。

（3）临床观察法：是通过医学临床的观察记录来获取资料进行分析研究的一种方法。临床观察在医学心理学研究中十分重要，它可以借此探讨行为变异时人的心理现象的病理生理机制和深入研究病人的超限内心冲突与心理创伤所造成的心理障碍、心身疾病及精神疾病等。

2．实验法　实验法是一种经过精心设计，并在严格控制的条件下，通过操作某些因素，来研究变量之间相关或因果关系的方法。根据实验方式的不同，可分为实验室实验、现场实验和临床实验。

（1）实验室实验：是在实验室的条件下，借助各种仪器设备，在严格控制实验条件的情况下进行的实验。它不仅便于观察某一操作变量引发的行为反应，而且可通过仪器精确记录所致的生理变化。实验室可以实现程序自动化控制的各种模拟环境，借此可以研究特殊环境中的生理机制、心理现象和健康情况，故具有实际应用价值。

（2）现场实验：是在工作、学习或各种社会生活情境中，通过实验技术上的改进，尽量使现场条件单一化，分析研究其中的规律的实验方式。现场实地研究可避免由于过度改变习以为常的环境条件对被试造成的心理活动误差。但现场实验对实验设计的要求很高，期限长，一般成本较高。

（3）临床实验：临床实验是现场实验的特殊形式，对医学心理学研究更为重要。例如，神经外科曾经为人的心理学研究提供大量的宝贵资料，Sperry关于割裂脑病人的研究为大脑优势半球学说作了重大修正。临床实验对心身疾病的生理与心理、病理与心理、心身交互作用的研究，不仅可通过仪器等手段探讨病因、确立诊断，还可通过反馈系统进行治疗。随着现代医学技术的进步，临床实验将取得更为重大的发展。

3．测验法　测验法又称心理测量，是指以心理测验或评定量表作为心理或行为评定的主要依据，使用经过信度、效度检验的现成测验工具或量表，包括人格测验、智力测验、症状量表等。目前，我国多采用的是经修订的韦氏智力测验、明尼苏达多相人格测验、艾森克人格测验等等。由于个体的心理特性极为复杂，心理测验的量表种类繁多，因此要有针对性地选择适宜的测验量表，严格按照心理测量规范实施，正确看待并解释测量结果，不要草率地作出结论。

4．个案法　个案研究是对个体单一案例的研究，一般是由训练有素的研究者实施，依据被试者的历史记录、晤谈资料、测验或实验所得到的观察结果，构成一个系统的个人传记。这种深入的、发展的描述性研究，非常适用于医学心理学心理问题的干预、心身疾病或心理障碍的疗效分析，进行心理行为疗法的前后自身比较研究等等。个案法特别适用于一些少见案例，例如对狼孩、猪孩等全面、深入的考察、研究。个案法十分重视研究结果对于样本所属整体的普遍意义，有时作为大规模抽样研究的准备阶段。

5．调查法　调查法一般在不能用直接手段获得可靠资料时使用。它通过会谈、填写问卷、调查、访问等方式获得资料。调查范围包括家庭、学校、工作单位，有时还包括医学和司法档案。调查获得的信息，要特别注意其真实程度，应细致地加以分析、取舍，以科学的态度作出结论。

笔记

学习小结

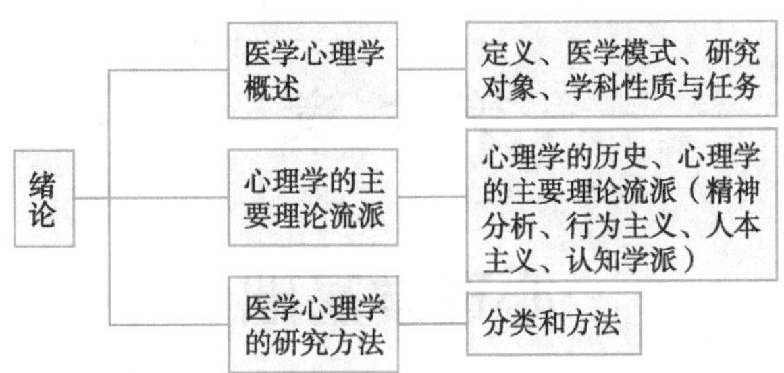

（孔军辉）

复习思考题

1. 试述医学心理学的定义、学科性质和发展现状。
2. 试述医学模式的转变和医学心理学的兴起。
3. 医学心理学的研究对象是什么？研究领域有哪些？
4. 试述医学心理学的主要研究方法。
5. 心理学的主要流派和学术思想有哪些？
6. 试述学习医学心理学的目的。

笔记

第二章

心理学基础

学习目的

通过学习心理学的基础知识，对人的心理过程和人格有系统完整的理解，为学习医学心理学及其涉及的研究领域，维护人类的健康水平，预防心身疾病和心理问题的发生奠定坚实的基础。

学习要点

人的心理现象的实质、大脑的结构和功能；心理过程中认识、情感和意志过程的内容；感知觉、记忆、想象、思维和注意的概念和分类；人格心理的能力、气质和性格。

心理学是研究心理现象和活动规律的科学，主要研究人的心理现象。人的心理现象具有普遍性和复杂性；有人类活动的地方，就有人的心理现象，但每个人的心理现象都不尽相同。一般把心理现象分为心理过程和人格两个方面，这两个方面既相互区别又紧密联系。心理过程包括认识过程、情感过程和意志过程；人格包括人格倾向性和人格心理特征。

第一节　心理的实质

人的心理是什么？它的实质是怎样的？这是心理学研究过程中首先要解决的问题。辩证唯物主义认为，心理是脑的功能，是脑对客观现实的能动反映。要科学地解释心理的实质，应从心理的发生、发展历程入手加以分析。

一、心理的起源和发展

生物由单细胞发展到多细胞以后，有机体各个部分为适应生活环境的变化而逐渐分化，有了专门接受某种刺激的特殊细胞，这些细胞逐渐整合，形成了专门的感觉器官和运动器官，同时出现了协调身体各部分功能的神经系统，这时生物体获得了新的反映形式——感觉。随着生物的进化，脊椎动物出现管状神经，为脑的形成创造了条件。大脑皮质的出现是神经系统演化过程的新阶段，伴随神经系统特别是脑的进一步发展，各种感觉器官和运动器官也相应完善起来，有机体开始对直接作用于感觉器官的复合刺激和事物整体作出反映，就此心理现象正式产生了。

笔记

在目前人类所掌握的世界里，物质反映特性经历了以下阶段：非生物的物态反映（物理的、化学的、机械的），低等生物（包括植物）的刺激感应性，高等动物的感知觉、表象，以及人类的想象（内含了记忆）与思维。由此可见，心理现象是物质世界长期进化所衍生出来的现象，是物质对外界刺激的一种高级反映形式。

二、心理是脑的功能

人们曾经认为精神活动是心的功能，如我国古代孟子"心之官则思"的观点。随着科技的发展，我们早已认识到心理乃是人的神经系统的功能。其中，脑是中枢神经系统的重要组成部分，并且中枢神经系统的高级功能主要是指大脑皮质的生理活动。因此，脑是心理活动的主要器官。

（一）神经系统的组成

神经系统由中枢神经系统和周围神经系统组成（图 2-1）。中枢神经系统由位于颅腔内的脑和椎管中的脊髓组成。按解剖分，周围神经系统由脊髓发出的 31 对脊神经和脑发出的 12 对脑神经组成。按功能分，包括传入神经、传出神经。传出神经中的支配内脏器官活动的自主神经系统（又称植物神经系统）由交感神经和副交感神经两部分组成。部分脑神经和脊神经中含有自主神经成分。

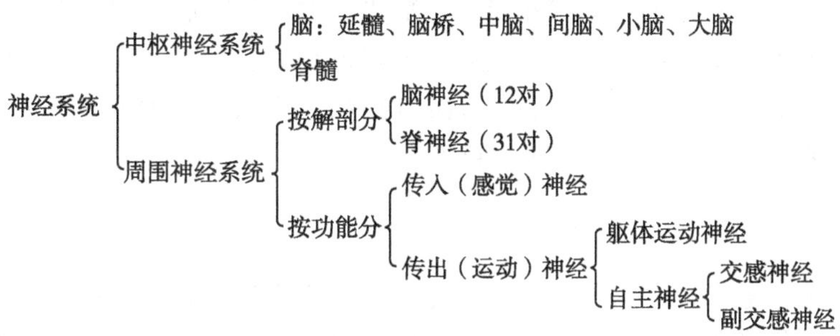

图 2-1　神经系统的组成

（二）脑的结构与功能

1. 脑的结构　脑位于颅腔内，由脑干（延髓、脑桥和中脑）、间脑、小脑和端脑（大脑）组成（图 2-2）。

（1）脑干：脑干自下而上又分为延髓、脑桥和中脑 3 个部分。它的下端在枕骨大孔处与脊髓相连，上端与间脑相连。脑干对脊髓具有一定的调节和控制作用，而且重要的生命中枢多存在于脑干中。

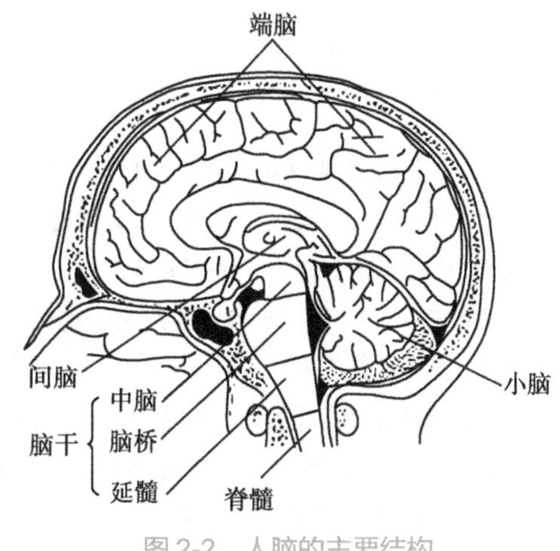

图 2-2　人脑的主要结构

（2）间脑：间脑位于中脑的上方，左右大脑半球之间，与左右大脑半球紧密相连。间脑也是大脑皮质下的一个较高级的整合中枢，与感觉、内脏和内分泌等功能活动有关。间脑包括丘脑与下丘脑，除嗅觉之外的所有感觉以丘脑为信息传递的中转站，丘脑还参与调控睡眠和觉醒，下丘脑与情

笔记

绪的产生有关。

（3）小脑：小脑位于大脑半球枕叶的下方、延髓与脑桥的背侧。其作用是协调大脑皮质发动的随意运动、调节脑干运动神经核和脊髓前角运动神经的活动，从而协调全身各肌群的收缩活动和肌紧张。

（4）端脑：又称大脑，主要包括左、右大脑半球，两半球之间以一纵裂分隔，裂底有联系两半球的横行纤维，称为胼胝体。大脑半球表面凹凸不平，布满许多深浅不同的沟和裂，沟裂之间的隆起称为脑回。沟裂将大脑半球分为四叶：额叶、顶叶、枕叶和颞叶。大脑半球由灰质和白质构成，灰质覆盖在半球表面，称为大脑皮质，大脑皮质是神经元胞体集中的地方。皮质的深部是髓质，髓质内有侧脑室和灰质核团（基底核）。大脑尤其是大脑皮质是人类各种功能活动的最高中枢，是人类进行思维、意识等活动的最重要部位。

2. 大脑皮质及其功能　大脑皮质是脑最重要的部分，作为机体各种功能活动的最高级场所，较为初级的感觉、运动功能在大脑皮质中具有基本确定的代表区，而思维、意识等高级功能则有较广泛的代表区。功能代表区的存在是相对的，如果某个功能区受到损伤，其周围皮质具有一定的代偿能力，个体年龄愈小，其代偿能力愈强。

科学研究表明，人的大脑的左、右两半球，其功能并非均等，而是具有单侧优势化特点。现在已知右侧大脑半球在对抽象形式、空间关系认识、整体知觉、情绪表达等方面较左侧大脑半球具有优势；左侧大脑半球则与语言、数学分析、逻辑推理等密切相关。应该指出的是，尽管大脑两半球在功能上具有单侧优势化的特点，但是完成高级神经精神活动仍然需要两者的协同作用。

三、心理是客观现实的反映

从心理的对象和内容来看，心理是人脑对客观现实的反映。脑为心理的产生提供了物质基础和可能性，但它本身并不能自发地产生心理，只有在与客观现实的相互作用中，才能产生心理。人的心理现象是客观现实在头脑中的映象，心理依赖于客观现实而存在，客观现实是心理的源头。离开了客观现实，心理便无从产生。客观现实是在意识之外、不依赖主观意识而存在的事物。自然、社会都是人的心理的重要源泉，相对而言，社会对于人的心理更为重要并具有决定性的作用。

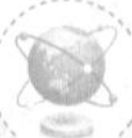
知识链接

印度狼孩的故事

1920年，印度牧师辛格在丛林中发现两个狼孩。大的女孩约8岁，叫卡玛拉；小的1岁半左右，叫阿玛拉。当她们被领进孤儿院时，一切生活习惯都同野兽一样，只能用四肢走路；白天睡觉，晚上则活泼起来。每夜定点发出非人非兽的尖锐的怪声。她们完全不懂语言，也不发出人类的音节。她们吃起东西真是狼吞虎咽，喝水也和狼一样用舌头舔。她们不肯洗澡，也不肯穿衣服，并随地便溺。

在孤儿院里，她们受到异常爱护，耐心抚养和教育。遗憾的是，阿玛拉进院不到1年，便死了。卡玛拉用了25个月才开始说第一个词“ma”，4年后一共只学会了6个字，5年多才会用两脚走路，直到17岁死时还没真正学会说话，智力只相当于三四岁的孩子。

笔记

一个脱离现实的人不可能有正常的心理活动，甚至人的身体发展都会受到影响。人既具有自然属性，又具有社会属性。正是由于客观现实中的事物作用于人脑，人才能产生各种认识活动、情意活动，形成人格倾向性和稳定的心理特征。所以说，客观现实是人的心理活动的内容和源泉。

四、心理的主观性与实践性

人具有主观能动性，心理是人对客观现实的能动反映，它不可避免地带有一定的主观性。人与动物在生物属性上的根本区别在于人具有高度发展的大脑和语言。正是因为人具有思维和意识的属性，具有高等的心理活动，才能认识和正确运用自然规律和社会规律，才能做自然和社会的主人。人的心理活动不是对客观现实的消极的、被动的镜像，而是积极的、能动的反映，人的心理活动对实践具有指导意义。

人的心理的主观性还表现在，它是在人的活动中产生的，受个体的生活经历、全部的知识经验以及人格心理特征等的影响和制约。因此，这就必然使人的心理活动带有人格化色彩，表现出对客观事物反映的主观性。比如，对于某地的同一棵松树，有着不同知识经验的人，就可能有不同的反映。在植物学家眼里，这是一棵油松，属松科、长绿乔木；在建筑师看来，这棵松树高大、笔直，是建造房屋的栋梁之才；在画家的眼里，它可能成为绘画的素材等。

心理是在实践中发生发展的。当人掌握了语言，参与社会的实践与交往，不断积累经验接受人类的知识财富，也就产生了反映客观现实的日益丰富和不断概括的主观世界。

五、心理学的研究对象

心理学是研究人的心理现象发生、发展和活动规律的科学。心理现象则是人的内心活动的外部形态和联系，包括认知过程、情感过程、意志过程等心理过程以及人格倾向性和人格心理特征。

心理学以人的心理为主要研究对象。人的心理结构是异常复杂的(图 2-3)，为研究之便，通常将人的心理划分为心理过程和人格两个方面。心理过程就是心理活动发生、发展和完成的过程，它又包括认知过程、情感过程和意志过程 3 个方面。

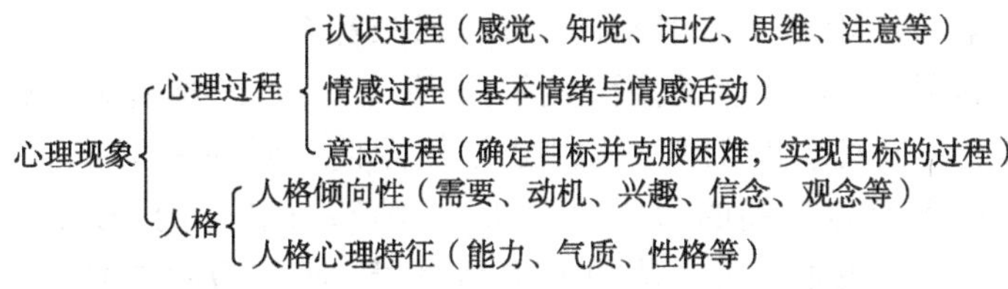

图 2-3　心理现象结构示意图

心理过程与人格心理相互影响、相互作用。人格心理是在心理过程的基础上逐渐形成和建立起来的，并总是在各种心理活动中表现出来。反过来，个体已形成的人格心理又会使其心理过程总是带有人格化色彩。

笔记

第二节　心理过程

心理过程是心理现象的动态表现形式，它是针对心理发生的一般的、共同的方面而言的，它包括认知过程、情感过程与意志过程。

一、认知过程

认知过程是人类最基本的心理活动过程，是人们对事物特点的认识，即信息加工过程。认知过程主要包括感觉、知觉、注意、记忆、想象、思维和言语等多种形式。

（一）感觉与知觉

1. 感觉与知觉的概念　感觉是人脑对直接作用于感觉器官的客观事物的个别属性的反映。例如，物体的颜色、形状、大小、硬度、气味，有机体的疼痛、舒适、凉、热、饥、渴、饱等。当这些个别属性直接作用于人的感觉器官就会在人脑中引起相应的视觉、听觉等感觉。

知觉是人脑对直接作用于感觉器官的事物的整体属性的反映。例如，对一个苹果的知觉，是人脑对其颜色、味道、形状等许多属性的综合反映，需要味觉、视觉等多种感觉的协同活动。通过知觉，我们可以认识某个具有多种属性的事物整体，获得事物的完整印象。

2. 感觉与知觉的关系　感觉与知觉都是对具体事物的现象或外在形象的反映，反映是具体的、直观的、外在的。两者都是客观事物直接作用于人的感觉器官而产生的。

感觉是知觉形成的基础，知觉则是感觉的进一步深化。两者在现实生活中密不可分。当我们感觉到事物的个别属性时，也往往就同时知觉到具体事物的整体。

感觉反映事物的个别属性，知觉则反映事物的整体属性及外部联系。知觉比感觉复杂得多。知觉虽以感觉为基础，但是知觉不是各种感觉的简单集合或总和。在具体的知觉过程中，人脑在已有经验的参与下对各种感觉信息进行加工，给事物以名称，对事物作出解释。可见，单纯的感觉仅仅是有机体对某种刺激、信息的即时觉察过程，而知觉则是在此基础上的组织解释即赋予刺激以意义的过程。

3. 知觉的特性

(1) 知觉的选择性：知觉的选择性是指人们能迅速地从知觉背景中选择出知觉对象。人的生活环境是丰富多彩的，每时每刻都会有大量信息作用于我们，由于信息通道的容量、注意范围的局限性等原因，人只能选择出对其有意义的刺激作为知觉对象，而把其余的刺激当做背景，从而使知觉对象能得到清晰的反映，而对背景只能得到较为模糊的印象。例如，教师写板书时，黑板上的字便成为学生知觉的对象，而附近的墙壁、挂图便成为背景；而在教师讲挂图的时候，挂图便成为知觉对象，黑板上的字便成为背景了。可见，知觉中的对象与背景是相对的，是可以相互转换的，哪些事物成为知觉对象，哪些成为背景，随知觉任务的变化而变化。在一种情况下作为知觉对象的刺激物，在另一种情况下便成为知觉的背景，而原先是背景的刺激物，反倒成为知觉对象。图 2-4、图 2-5 也体现了知觉的选择性。

笔记

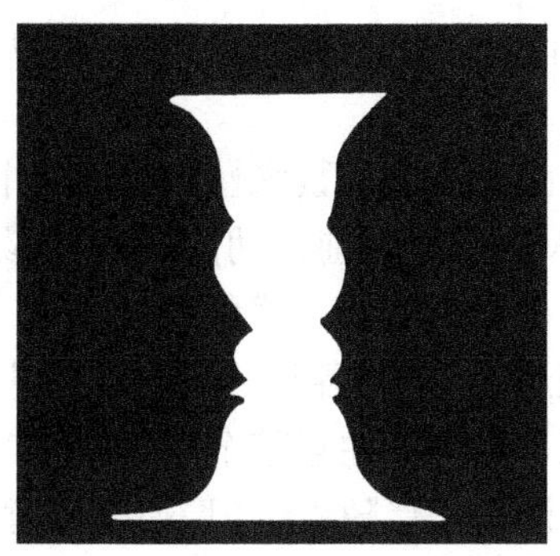
图2-4　花瓶人头双关图

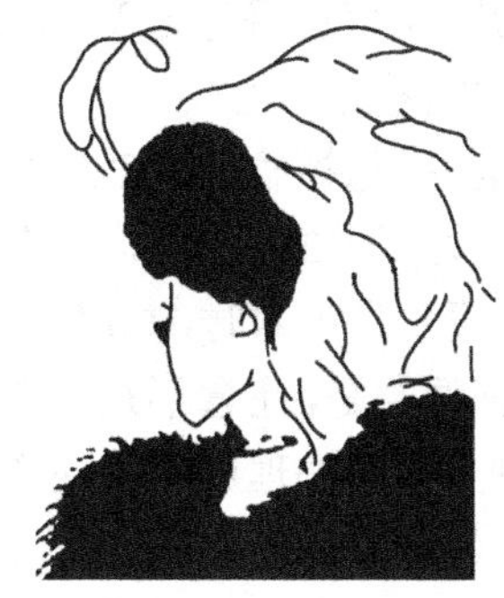
图2-5　少女老妇双关图

（2）知觉的整体性：知觉的整体性是指当刺激不完备时，知觉者仍然保持完整的认识。知觉对象是由许多部分组成的，各部分具有不同的特征，但是人们并不把对象知觉为许多个别的孤立部分，而总是把它知觉为一个整体。如图2-6，会被人们知觉成一个三角形，而不会被看成孤立的三个角。

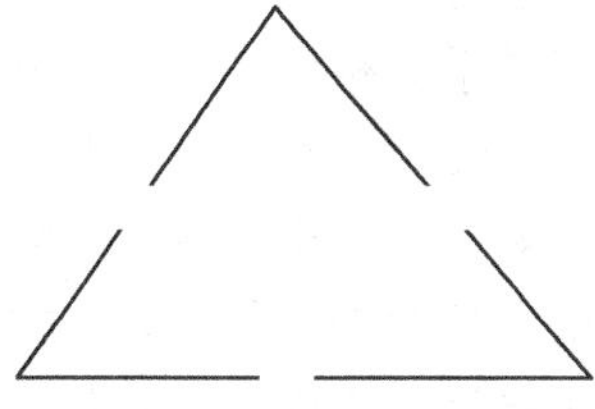
图2-6　知觉的整体性

知觉之所以具有整体性，是因为客观事物对人是一个复合的刺激物。由于过去经验的参与，大脑对来自感官的部分信息进行加工时，就会利用已有经验加以补充整合，把事物知觉为一个整体。

（3）知觉的理解性：根据已有的知识经验对感知的事物进行加工处理，并能用语言将它揭示出来的特性称为知觉的理解性。例如，当我们走进教室的时候，粗略一看就能把桌子、椅子等物体区别开来。

（4）知觉的恒常性：当知觉条件在一定范围内改变了的时候，知觉映象仍然保持相对不变，这就是知觉的恒常性。例如，煤块和粉笔的反射率不同，看上去粉笔总比煤块亮。若把粉笔放在暗处，把煤块放在光亮的地方，人们仍会认为粉笔比煤块亮，即知觉不受外界光亮条件的影响，保持对物体亮度知觉的恒常性。

知识链接

感觉剥夺实验

该实验要求被试安静地躺在实验室一张舒适的床上。室内听不到任何声音，看不到任何物体；两只手也戴上了手套，以减少触摸到的刺激；室内温度是恒温的，即被试感觉不到温度的变化。实验室备有各种食品，被试者在实验室里生活4天，便可得到一笔数目可观的奖金。可是，所有被试（普林斯顿大学的学生）竟无一人有“睡”享其成的福分。只过了2天，便出现了视幻觉，对时间和空间混淆不清，不能集中注意力，丧失清晰思维的能力和情绪烦躁等问题。因此，这些被试便纷纷敲打墙壁要求解除感觉剥夺的实验。这个实验科学地表明，个体通过感觉器官获得外界的信息，产生感知觉，对维护身心健康必不可缺。

（二）注意

1. 注意的概念　注意（attention）是指人的心理活动对一定对象的指向和集中。所谓指向，是指在某一瞬间，人们的心理活动有选择地朝向一定的对象。在丰富

笔记

多彩的世界中，信息瞬息万变，人们只能选择部分必要的信息作出反应，以保证认识的精确性和完整性。

所谓集中，是指心理活动保持在一定对象上的强度或紧张性。借助集中，心理活动可避开一切无关的事物，抑制多余的活动，从而保证当前活动的清晰、深刻和完善。例如，外科医生做手术时，高度集中的注意力，有效提高了手术的成功率。

应当强调的是，注意不是一个独立的心理过程，而是各种心理活动的一种伴随性特性，各种具体的心理过程是注意的内容依托。当我们注意某个对象时，实际上就是在注意看、注意听、注意记、注意想。所以说，注意是伴随着认识、情绪和意志等心理过程发生的，它是各种心理活动的必要条件。

2. 注意的品质 注意的品质是衡量注意效率的基本尺度。

(1) 注意的广度：是指在同一时间内人能清楚地把握注意对象的数量。注意的广度与人的知觉能力密切相关，人们知觉的对象越多，注意的广度就越大。注意的广度受多种因素影响，如注意对象呈现的集中程度、排列是否有规律、对象间能否形成相互联系的整体、当前活动的性质和任务的复杂程度以及个体知识经验的多寡等。

(2) 注意的稳定性：也叫注意的持久性，是指注意在某一对象上所能保持时间的长短。人在稳定注意的情况下，会沉浸于他所注意的对象，而无法顾及周围发生的事情。高度的责任心、浓厚的兴趣和坚强的意志力能引起一个人稳定的注意，而疲劳、厌倦等身心状态则会大大削弱注意的稳定性。

(3) 注意的分配：是指个体在同时进行多种活动时，注意能指向不同的对象。要实现良好的注意分配，必须满足以下条件：在同时进行的几种活动中，至少有一种活动达到自动化或部分自动化的程度；在同时进行的几种活动之间能建立一定的联系，形成一种相对固定的活动系统。注意分配有时很困难，例如“一手画圆，一手画方”。

(4) 注意的转移：注意的转移是指根据活动任务的要求，主动及时地把注意从一个对象转移到另一个对象上。注意的转移不同于注意的分散。前者是根据任务的需要，有目的、主动地把注意转向新的对象，使一种活动合理地被另一种活动所代替；后者则是指由于某些刺激物的干扰或者刺激活动过于单调，使人的注意离开了需要注意的对象，离开了应当进行的活动，是消极被动的。

(三) 记忆

1. 记忆的概念 记忆(memory)是人脑对经历过的事物的反映。人们对感知过的事物形象、思考过的问题、体验过的情绪以及做过的动作等，并不会因时过境迁就失去所有的印象，而是或多或少、或深或浅地在头脑中留下一些痕迹，在以后的生活实践中，依据一定条件仍会以各种形式表现出这些痕迹，这就是记忆过程。从信息加工学的观点看，记忆就是对信息进行输入、加工、储存、提取和输出的过程。

记忆是人脑积累经验的功能表现。个体经验的积累和行为的复杂化是靠记忆实现的。离开记忆就不可能形成和积累经验，也不可能有心理行为的发展。例如，古人有“思而不学则殆”、“终日而思不如须臾之所学”的论断。

2. 记忆的分类

(1) 依据记忆的内容分类：根据记忆的内容，可将记忆分为形象记忆、情绪记忆、逻辑记忆与动作记忆。

笔记

1）形象记忆：是以过去感知过的事物形象为内容的记忆。这种记忆所保持的是事物的具体形象，是在各种感知觉基础上形成的。例如，医护人员对患者体征和疾病症状的记忆。

2）情绪记忆：是以体验过的某种情绪或情感为内容的记忆。情绪记忆往往是一次形成的，而且印象深刻，经久难忘。例如，第一次抢救危重患者时紧张的情绪体验。

3）逻辑记忆：是以概念、判断、推理为内容的记忆。这种记忆所保持的不是事物的具体形象，而是通过词语概念或符号信息来反映事物的本质和规律的记忆。例如，对符号、公式、定理、定义和规则的记忆。

4）动作记忆：也称运动记忆，是以过去做过的动作或运动为内容的记忆。运动记忆一旦形成，保持时间较长。例如，打太极拳、游泳、骑自行车、操作计算机等。

（2）依据信息在人脑中储存时间的长短分类：人脑作为一个信息加工系统，根据其信息编码加工方式不同和存贮时间的长短，记忆可分为感觉记忆、短时记忆和长时记忆。

1）感觉记忆：又称瞬时记忆，是指当感觉刺激停止后头脑中仍能保持瞬间映像的记忆。瞬时记忆的保存时间极短，一般在几秒以内。如视觉的瞬时记忆在1秒以内，听觉的瞬时记忆在4～5秒以内。瞬时记忆的特点是：信息的保存形象生动，信息量大，但时间短暂。瞬时记忆中的信息受到特别注意就可转入短时记忆。

2）短时记忆：是指信息保存在1分钟之内的记忆。例如，临时查询一个电话号码，并凭借记忆去拨话机，但拨完后很快就忘了。短时记忆的特点是：进入短时记忆的材料多为听觉编码，因而极易混淆。短时记忆的容量有限，一般认为其容量为7±2组块（组块是一种记忆单位，可以是1个字、1个词或短语，也可以是1个句子）。由于组块的容量不同，短时记忆的绝对容量也不同。短时记忆的内容经过复述、运用或进一步的加工，就可以进入长时记忆。

3）长时记忆：是指信息的储存超过1分钟，并能在头脑中长久保留的记忆。与短时记忆相比，长时记忆的容量非常大，至今尚不能给它一个确定的范围。信息要进入长时记忆，一方面依靠对短时记忆的重复、应用或加工，即把新的材料纳入个体已有的知识系统中，对信息进行一定的分析与归类；另一方面则是因为有些信息由于印象深刻，一次就形成了长时记忆。

3．记忆的过程　一般认为，记忆过程包括识记、保持、再认或回忆3个环节，这3个环节相互统一、密切联系。识记和保持是再认或回忆的前提，再认或回忆是识记与保持的表现和结果。

按照信息加工学说的观点，记忆的过程包括：①信息作用于感官，进行感觉记忆；②若加以注意可进入短时记忆；③经过进一步的复述和编码则转入长时记忆；④长时记忆对信息进行最高水平的加工并储存信息，在解决问题时又从长时记忆中提取有用信息。以上记忆过程也称作记忆的三级加工模型（图2-7）。

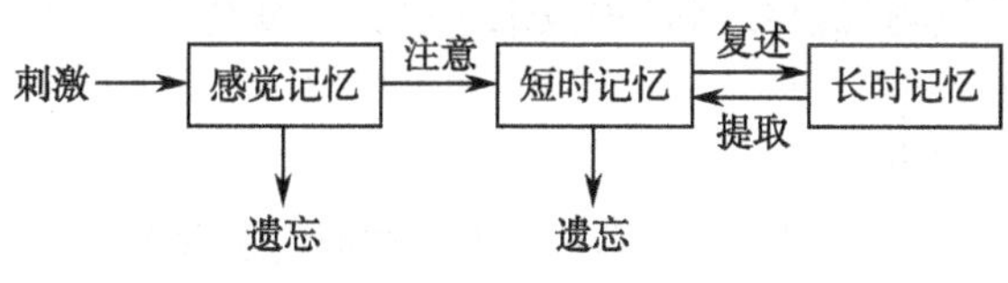

图2-7　记忆的三级加工模型

笔记

4. 遗忘　遗忘(forgetting)指记忆的内容不能保持或者提取时有困难。它是与保持相反的过程，是记忆内容的消失。遗忘是一种自然的、正常的心理现象。根据不同的标准可把遗忘分为不同的种类：根据遗忘时间的长短，可把遗忘分为暂时性遗忘和永久性遗忘；根据遗忘的内容，可把遗忘分为部分遗忘和整体遗忘。遗忘的原因既有生理方面的原因，如因疾病、疲劳等因素造成的遗忘；也有心理方面的原因，如记忆内容没有得到强化、学习材料间的相互干扰、主导性动机不明确等因素造成的遗忘。

德国心理学家艾宾浩斯最早对遗忘现象进行了研究。他用无意义音节作实验材料，自己作被试。在识记一些材料后，每隔一段时间重新学习，以再学时所节省的时间和次数为指标，来测量遗忘的进程。他将实验结果绘制成一条曲线，这就是心理学上著名的艾宾浩斯遗忘曲线(见图 2-8)。该曲线反映了遗忘变量和时间变量的关系，揭示了遗忘的规律，即遗忘的进程是先快后慢。具体来说，遗忘的进程是不均衡的，在识记后的最初阶段遗忘速度很快，以后逐渐减慢。

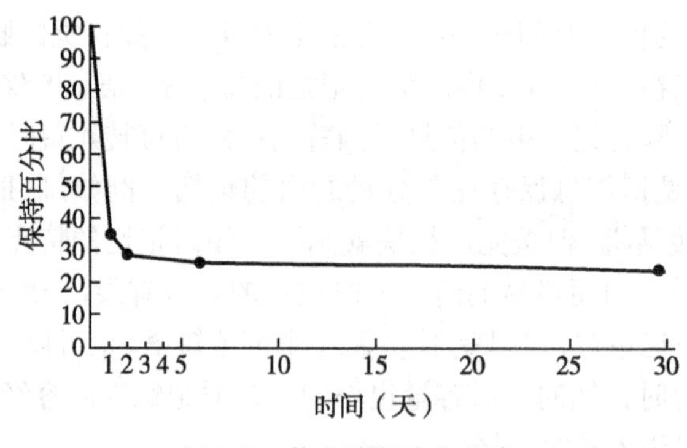

图 2-8　艾宾浩斯遗忘曲线

(四) 思维

1. 思维的概念　思维(thinking)是人脑对客观事物概括的、间接的反映，是对事物的本质和规律的认识。在现实生活中，无论对语言的理解、对事物的判断、对问题的分析和解决等，都要伴随思维活动。

思维的概括性和间接性是人类思维过程的重要特征。思维的概括性，是指所反映的不是个别事物或其个别特征，而是通过感知觉和记忆，人们从感性认识中获得的一类事物共同的本质特征。例如，人们根据杨树、柳树、枣树等具有根、茎、叶等特点，把它们归结为“树”；还可以把树、草、地衣、青苔等归成一类，称之为“植物”。概括的水平越高，就越能深入地反映事物共同的本质特征。

思维的间接性是指思维能够对感官所不能直接把握的或不在眼前的事物，借助某些媒介物和信息加工来进行反映。例如，中医医师通过“望、闻、问、切”来诊断病情，气象工作者通过观测气象数据来预报未来的天气变化等。

2. 思维的分类

(1) 根据思维的特点分类

1) 动作思维：是以实际操作来解决直观具体问题的思维活动。动作思维总是伴随实际动作而展开，是在操作物体的过程中进行的，随着动作的结束而停止。例如，

笔记

尚未掌握语言的幼儿，其思维活动基本上属于这一类。

2）形象思维：是运用已有表象进行的思维活动。例如，去某地旅游，我们事先会在头脑中规划可能的路线，经过分析与比较，最后选择一条最合理的路线。例如，艺术家、作家、导演与设计师在作品创作中经常运用这类思维。

3）抽象逻辑思维：是运用概念进行判断和推理的思维活动。如医生应用检验数据诊断疾病，科学家推导假设的科学命题等。抽象逻辑思维是人类思维的典型形式，是与动物心理的根本区别之一。

（2）根据思维探索目标的方向分类

1）发散思维：也称求异思维，其特点是沿着多个方向思考，求得多样性答案的思维。这种思维的主要特点是求异和创新。一般认为，发散思维具有流畅、变通和独特3个特征。例如，要回答如何保护生态环境这样的问题，人们可以从不同的方向去思考，提出多种措施，如增加植被、减少污染、提高民众保护环境的意识等。

2）聚合思维：也称求同思维，指解决问题时，用已掌握的知识和经验，遵循逻辑规则把问题所提供的各种信息聚合起来，进行比较与分析，从中选出解决问题的方法或答案。

（3）根据思维的创新程度分类

1）常规思维：是指人们运用已获得的知识经验，按现成的方案和程序直接解决问题的思维。如学生运用已学会的公式解决同一类型的问题。这种思维的创造性水平低，对原有的知识不需要进行明显的改组，也没有创造出新的思维成果，因而也称之为再造性思维。

2）创造性思维：是指重新组织已有的知识经验，提出新的方案或程序，并创造出新的思维成果的思维活动。例如，新的工具性软件的开发，新的科学理论的提出等。创造性思维是人类思维的高级形式。许多心理学家认为，创造性思维是多种思维的综合表现。它既是发散思维与聚合思维的结合，也是直觉思维与分析思维的结合。

3. 解决问题的思维过程和影响因素

（1）解决问题的思维过程

1）发现问题：指解决问题的开始阶段。善于发现问题是积极思维活动的重要前提和良好品质；善于发现问题的人一般均具备活动积极性高、求知欲强，对各种问题表现出追根究底的风格。

2）分析问题：指抓住问题的关键，找出问题的症结，明确问题的实质。它需要对事物加以分析，从中找出主要矛盾和矛盾的主要方面。

3）提出假设：解决问题的关键是找出解决问题的方案，即找到解决问题的原则、途径和方法，而这常以假设方式出现，并经过验证逐步完善。

4）检验假设：通过实践检验方式及智力活动，确定提出的假设是否符合实际情况，是否符合科学原理。

（2）影响思维活动的因素：影响思维活动的因素很多，如问题的性质、专业知识、经验、策略、动机等。单从经验方面看，影响思维活动的最常见心理因素有以下3种：

1）定势：若屡屡采用同一方法去做一件事，久而久之则成为习惯，以后每遇到类似情境，会不假思索地以同样方式处理，这种做事的习惯性倾向，称为定势。定势使人解决问题时带有一种倾向性，既有积极作用，也有消极作用；有时有助于思维活动

笔记

与问题的解决，有时却妨碍思维活动。

2）功能固着：指解决问题时，只看到事物的通用功能，而看不到它的其他功能，从而干扰思维活动，影响新问题的顺利解决。研究认为，要想在一大堆信息中选择适合问题解决的方法，依赖于个体在所处环境中以新异方式再现事物的能力。否则，容易使思维产生一种惰性，“一叶障目，不见泰山”，看不到事物的新异功能，而妨碍问题解决。

3）认知联想：指个人在处理某事物时遇到困难，从而引起对处理其他事物的联想，并从中找到解决当前问题的新途径和新方法。

二、情绪、情感过程

人们在认识和改造世界的活动中，总是要与现实事物发生多种多样的联系，每个人对客观事物的态度与认识不同，所引起的态度与体验也不同，这些体验以特殊的形式表现出来，就是情绪和情感。在西方的心理学著作中常把情绪和情感合称为感情。

（一）情绪与情感的概念

情绪与情感是人们对客观事物是否符合自身需要所产生的态度的体验。

人们在认识和改造客观世界的过程中，对于客观事物不是无动于衷的，总会产生不同的内心体验。俗话说，“人非草木，孰能无情”。日常生活中的喜、怒、哀、乐等都是情绪、情感的具体表现形式。情绪是以个体的愿望和需要为中介的一种心理活动。凡是能满足人的需要的事物，就能引起积极的内心体验；凡是不能满足人的需要的事物，就会伴之以消极的内心体验。

（二）情绪与情感的区别与联系

情绪与情感就其本质来说，都是人脑对客观事物与主体需要之间关系的反映，是人的主观体验，属同一类而不同层次的心理体验，因而人们常常将两者看做同义语。但是，仔细研究起来，它们是有区别的。

首先，从情绪与情感的产生原因来看，情绪是由生物性需要是否得到满足而引起的体验，如饮食、安全等需要引起的愉快或不愉快、恐惧等体验；而情感则是由社会性需要是否得到满足而引起的体验，如尊重、交往等需要引起的体验。因此，情绪是低级的，是人和动物所共有的；情感是高级的，是人类所特有的。

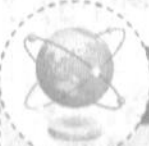

知识链接

情商

美国哈佛大学心理学家丹尼尔•戈尔曼在《情绪智力》一书中，最早提出了“情商”的概念。情商(EQ)又称情感智商或情绪智力，是相对于智商而言提出的。智商就是对一个人的智力因素的测定。而情商指的是一些非智力因素的测定，它包含4个方面的能力，即情绪的认知、评估和表达能力，思维过程的情绪促进能力，理解与分析情绪、获得情绪知识的能力以及对情绪进行成熟调节的能力。或者说，情商是一个人感受、理解、控制、运用和表达自己及他人情绪的能力，通常表现为工作热情，有责任心、主动性、协作能力、组织管理能力、人际交往能力、解决问题的能力以及面对挫折的能力等。

其次，从情绪与情感的发生来看，情绪出现得早，情感出现得晚。在个体发展过程中，最先出现的是情绪反应，之后随着个体发展，有了社会性需要，才有情感体验

笔记

的出现。

再次，从情绪与情感的表现来看，情绪具有较大的情境性、外显性、冲动性，它往往随着情境的改变和需要的满足而减弱或消失。情绪发生时，总是伴随着强烈的生理变化，具有较强的表现性，如高兴时手舞足蹈，愤怒时暴跳如雷等。而情感则具有稳定性、深刻性、持久性等特点，如爱情、良心、自豪等，它更深沉、内隐，不易外露，一旦形成便成为相对稳定的结构。

情绪与情感之间虽有区别，但两者又是密不可分的。首先，情绪是情感的基础，情感离不开情绪。这表现在：情感是在情绪的稳定固着基础上发展建立起来的；情感通过情绪的形式表达出来。其次，对人类而言，情绪离不开情感，是情感的具体表现。这表现在：情感的深度决定着情绪的强度，情感的性质决定了一定情境下情绪的表现形式；情绪发生过程中往往深含着情感因素。

（三）情绪的两极性

情绪的两极性是指每一种情绪与情感都能找到与之对立的情绪。具体表现为以下几个方面：

在性质上，两极表现为“肯定—否定”。一般来说，人们的需要得到满足时产生肯定的情绪，没有得到满足时产生否定的情绪。肯定的情绪是积极的、增力的，可提高人们的活动能力；否定的情绪是消极的、减力的，会降低人们的活动能力。

在强度上，两极表现为“强—弱”。一般来说，人的任何情绪在强度上都有着一系列由弱到强的变化等级。例如，喜可以从愉快、欢乐到大喜、狂喜；怒可以从轻微的不满、生气、愤怒到大怒、暴怒等。情绪的强度取决于引起情绪的事件对人的意义的大小，也和个体的既定目的和动机能否实现有关。

在紧张度上，两极表现为“紧张—轻松”。紧张的体验通常是与活动的紧要关头或对人具有决定性意义的时刻相联系的。在活动的进程中通常存在着关系到活动成败的关键时刻，当这种时刻在实际上或想象中临近时，人就会体验到紧张的情绪情感。紧张的程度既决定于当前事件的紧迫性，也取决于人的心理准备状态和个体的人格品质。与紧张相对的另一极是轻松，是一种情绪松弛状态。

情绪的紧张程度对人的行为有一定的影响。一般来说，紧张程度中等时，人的操作行为效果最佳，过度紧张或松弛都会降低操作效率。

在快感度上，两极表现为“愉快—不愉快”。这种体验与主体需要满足的程度相联系。当情绪由积极向消极变化时，就伴随着愉快和不愉快两种对立的反应，如快乐与悲哀、热爱与憎恨等。

在激动水平上，两极表现为“激动—平静”。激动水平在很大程度上反映着个体的功能状态，激动和平静两极反应过度，即兴奋和抑制状态，如狂喜、暴怒、麻木、冷漠等。平静的情绪是人们正常学习、工作和生活的基本条件。激动水平对情绪的快感度有一定的影响，如愉快的情绪在激动时是狂喜，在平静时是恬淡的欣喜。

（四）情绪状态的分类

根据情绪发生时的强度、速度、持续时间的长短和外部表现的不同，可分为心境、激情、应激 3 种情绪状态。

1. 心境　是一种带有某种倾向性的微弱而持久的情绪状态。

心境具有弥散性特点。它是在一个较长的时间内，较微弱平静的并使人的一切

笔记

活动都渲染上某种特定的情绪色彩的体验状态，类似于心理活动的背景。古语说的“忧者见之则忧，喜者见之则喜”恰当地道出了心境的弥散性特点。

引发心境的原因很多。如工作的好坏、学习成绩的优劣、生活习惯的改变、自我感觉以及气候的变化等，都可能成为心境发生的原因。

2. 激情　是一种强烈的、短暂的、暴发式的情绪状态。

激情通常是由对个人具有重大意义的事件引起的。人产生激情时伴有明显的外部表现，例如，暴怒时，血压升高、肌肉紧张、怒发冲冠等；狂喜时，眉开眼笑、手舞足蹈等；恐惧时，面如土色、一身冷汗等。

激情有积极和消极之分。积极的激情与理智和坚强的意志相联系，能激励人们克服困难，攻克难关；消极的激情则对机体活动具有抑制作用，使人的自制力显著下降。在出现激情时，人的认识范围缩小，理智分析能力受到抑制，自我控制能力减弱，很容易使行为失去控制，做出轻率的行为。因此，要控制消极的激情，一般来说，控制消极情绪的最好办法是加强自我修养，形成处理问题冷静、待人谦虚、宽容忍让等良好品质。

3. 应激　是在出乎意料的紧迫与危险情况下引起的急速而高度紧张的情绪状态。

应激能使人产生生理、心理和行为上的急剧变化。在生理上，心跳过速，呼吸急促，血压升高；在行为上，动作不协调，姿态失常，语无伦次；在心理上，思维混乱，判断能力减弱，记忆错误。有些人在应激状态下，全身发生抑制，使身体一切活动受阻，呆若木鸡；而另一些人可能身体功能失调，发生休克现象。但是，在中等强度的应激状态下，人不但不会出现上述情况，还会产生特殊的积极性，使思想清晰、精确、灵敏，增强反应能力。

（五）情感的种类

依据情感内容、性质及表现方式的不同，可将其分为道德感、理智感和美感3种。

1. 道德感　是人根据一定的道德需要和规范评价自己和他人的言行时所产生的内心体验。

道德感是人类所特有的一种高级情感，它是人们把自己或别人的行为和已经转化为道德信念的道德标准加以比较的结果，体现了客观事物与主体道德需要之间的关系，如义务感、友谊感、同情感等。当自己的言行符合道德需要和规范时，就会产生自豪感、幸福感等肯定的情感；反之，则感到不安、自责和内疚等。

当他人言行符合道德需要和规范时，就会产生爱慕、尊敬、钦佩等体验；反之，则产生厌恶、蔑视和愤怒等体验。道德感在情感中占有特殊的地位，它对人的言行起着重要的控制与调节作用，它可以促使人按照道德准则去衡量和影响别人的言行，同时也以此规范自己的言行，促使自己成为一个道德高尚的人。

2. 理智感　是人在智力活动过程中认识、探求和维护真理的需要是否得到满足而产生的主观体验。

理智感与人的好奇心、求知欲等需要相联系。例如，人在认识事物或研究问题时，对于新的还未认识的东西表现出求知欲、新异感；对于不能理解或不能解决的问题，表现出惊奇和疑惑；如果努力思考与钻研，使问题得以解决，会表现出无比的喜悦；对于自己有能力解决的问题，则会产生自信。

笔记

理智感随着人的认识和实践的逐步深入而得到不断发展。人的认识活动越深刻，求知欲越强，追求真理的兴趣越浓，则理智感越深厚。反过来，理智感对人的认识活动的深化及问题的解决起着重要的推动作用，是人们进一步认识世界、追求真理的巨大动力，例如，热爱真理、抛弃偏见等都是顺利完成学习和工作任务的重要条件。

3. 美感　是人们的审美需要是否得到满足而产生的主观体验，是对事物美的体验。

美感的产生与人对美的标准的理解和掌握是分不开的，人们总是按照美的需要，根据个人所掌握的美的标准，对客观事物进行审美评价。例如，对自然景色的欣赏、对祖国山河的赞美、对新人新事的喜爱、对艺术作品的鉴赏，都是美的体验和表现。任何人的美感，总是由一定对象引起的，而且美感具有社会性和民族性。不同民族由于在文化、风俗习惯、传统观念、地理环境、气候条件等方面存在差异，于是便形成了具有民族特点的不同的审美意识，形成了美感的民族差异。

三、意志过程

个体成就的取得并非全部取决于他们的聪明才智，而且还与他们的意志品质有紧密的联系。无论从事什么活动，没有良好的意志品质，都将难以成功。

（一）意志的概念

意志（Volition）是人自觉地确定目的，并根据目的调节支配自己的行动，克服各种困难，以实现预定目的的心理过程。

意志是人类所特有的心理现象，是意识的能动性、积极性的集中表现。人脑的构成方式，使得人不仅能够通过感觉、知觉、记忆、思维等心理过程认识客观规律，而且还能够制订行动计划，积极地控制自己的行为。例如，学生某门课程的学习成绩不佳，为了改变这种情况，便需要制订努力的目标，并克服学习中的各种困难，最后达到提高成绩的目的。这个心理过程就叫意志。意志与行动是密不可分的，意志调节支配行动，但又必须通过行动表现出来。离开了行动，意志就无从表现。意志对行动的支配和调节表现在两个方面：一是发动，表现为推动人去从事达到一定的目的所必需的行动，如不怕困难、克服困难、坚持到底、不达目的誓不罢休；二是抑制，表现为制止与预定目的相矛盾的愿望和行动，如为了达到预定的目的，抵制各种诱惑和干扰。这两个方面在人的实际活动中不是相互排斥，而是统一的，都是为了实现预定的目的。人的意志不仅能够调节人的外显行为，还可以调节人的心理状态，包括人的认知活动和情绪状态。例如，一个人有了抓紧时间复习功课的决心，就会一方面付诸行动，另一方面努力抵制外界的诱惑和干扰，达到复习功课的目的。意志正是通过发动和抑制这两种作用，实现对人的活动的支配和调节的。在某些情况下，意志对心理状态的调节，在整个意志行动中处于极为重要的地位。

（二）意志行为的特征

1. 意志行动具有自觉目的性　人的意志行动是以自觉目的性为特征的活动，是经过深思熟虑对行动目的有了充分认识之后所采取的行动。人之所以不同于动物，是因为人具有根据自觉的目的去行动的能力，意志是在这种有目的的行动中表现出来的。人在行动之前就能预见到行动的结果。人的行动目的受客观现实制约，具有一定的社会价值。

笔记

2. 意志行动是与克服困难相联系　意志行动具有自觉目的性。实现目标的过程中，个体往往会遇到种种困难。因此，意志行动是与克服困难相联系的行动。意志行动中需要克服的困难有两类：一类是外部困难，它是在实现目标的过程中遇到的客观阻力，如物质设备不足、社会环境恶劣、自然条件很差等；另一类是内部困难，它是指主体在心理和生理方面的障碍，如经验不足、能力较差、思想矛盾、情绪干扰、健康欠佳等。有无意志努力的一个标志就在于能否发挥意识的能动作用，想尽一切办法去克服内外困难，排除前进道路上的阻力。因此，一个人意志的坚强水平，是以行动中所遇到的困难的大小、性质以及克服困难的难易程度来衡量的。

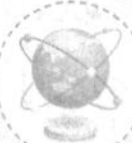

知识链接

糖果实验

美国心理学家瓦尔特·米斯切尔于20世纪60年代在斯坦福大学的一所幼儿园做了一个著名的实验。在实验中，事先在每个儿童的面前放上一颗棉花糖。然后告诉他们："你们可以吃掉这颗糖，但如果能等到我出去一会儿回来再吃，就能吃到两颗。"当他刚离去，有的小孩就迫不及待地吃掉了那颗糖；有的小孩等待了一会儿，但还是忍不住把糖吃掉了；剩下的那些孩子则坚持等候了对他们来说很漫长的20分钟，吃到了两颗棉花糖。

十多年后，这些孩子长大了，参加了大学入学考试，结果那些坚持得到两颗糖的孩子的平均分比得到一颗糖的孩子要高出210分（总分800分），但他们的智商水平并没有明显的差别。

（三）意志的品质

意志的个体差异很大，有的人意志坚强，有的人意志薄弱。而这种差异主要表现为意志品质的不同。意志的品质是人在意志行动中形成的比较稳定的意志特征，它包括自觉性、果断性、自制性和坚持性4个方面。

1. 自觉性　是指一个人对行动的目的和意义有充分的、自觉的认识，并随时监控自己的行动，使之合乎正确目的的心理品质。这种品质反映了坚定的立场和信念，是人意志行动的力量源泉，贯穿于意志行动的始终。与自觉性相反的品质是盲目性和独断性。盲目性是指易受外界影响，盲目地听信别人的意见，轻易改变行动目的，缺乏原则性。独断性则表现为不听别人的忠告，一意孤行，盲目地作决定。

2. 果断性　是指一个人根据实际情况，迅速地明辨是非，适时采取和执行决定的心理品质。果断性是以自觉性为前提的，绝非草率行事。果断性强的人，在紧急情况下能够审时度势，以大胆勇敢和深思熟虑为条件，不失时机地作出决定并加以执行。与果断性相反的品质是优柔寡断。优柔寡断者的显著特点是无休止的动机冲突。在采取决定时，迟疑不决，三心二意；到了紧急关头，只好不假思索，仓促决定，作出决定后又后悔，甚至开始行动之后，还怀疑自己的决定是否正确。优柔寡断是缺乏勇气、缺乏主见、意志薄弱的表现。

3. 自制性　是指一个人善于控制自己的冲动，并有意识地调节和支配自己的情感和行动的心理品质。自制性表现了意志的抑制职能。自制性强的人，在采取决定时，能够冷静分析，作出合理决策；在执行决定时，则善于克服内外干扰，坚决执行决

笔记

定，而且胜利时不骄傲自满，失败时不悲观失望。与自制性相反的品质是任性。任性的人表现为放纵自己，肆无忌惮，不能约束自己的言行。任性者在顺利的情况下为所欲为，在不顺利的情况下易受激情所支配，常常因冲动而说错话、办错事。所以，任性是消极的意志品质。

4. 坚持性　是指一个人在行动中能够长期地保持旺盛的精力，百折不挠地克服困难，坚持到底实现预定目的的心理品质。坚持性强的人，表现为有顽强的毅力，充满必胜的信念，不怕任何困难和失败，始终坚持不渝，具有不达目的绝不罢休的顽强精神。所谓"富贵不能淫，贫贱不能移，威武不能屈"就是意志的坚持性的表现。与坚持性相反的品质是动摇性和顽固性。动摇性指遇到困难便怀疑预定目的，不加分析便放弃对预定目的的追求。具有这种品质的人不善于迫使自己去达到预定目的，偶遇挫折便望而却步，做事见异思迁，虎头蛇尾，不时地改变自己行动的方向。顽固性指对自己的行动不作理智的评价，总是我行我素，固执到底。这种人不能客观地认识形势，尽管事实证明他的行为是错的，但仍一成不变，自以为是。动摇性和顽固性尽管表面上不同，但都是对待困难的消极意志品质。

第三节 人　格

人格（personality）一词源于拉丁语，原意是指演员所戴的面具。关于人格的定义，迄今尚无统一的说法。国内更多的学者把人格定义为：一个人的精神面貌，即具有不同遗传素质的个体在不尽相同的社会环境中形成的，带有一定倾向的、比较稳定的心理特征的总和。

一、人格的倾向性

人格倾向性（personality inclination）是人格中的动力结构，是人格结构中最活跃的因素。它以积极性和选择性为特征，决定个体对客观事物的态度和行为对象的选择，制约着人的全部心理活动。人格倾向性主要包括需要、动机、兴趣、理想、信念和世界观等心理活动。

（一）需要

1. 需要的概念　需要（need）是指有机体内部由于生理或心理上的某种匮乏而产生的不平衡状态。

一般情况下，生理上的需要是人类所有需要中最基本的。生理上的不平衡主要包括诸如体内缺少水分会产生喝水的需要，血糖下降会产生求食的需要等。心理上的不平衡主要包括诸如人际交往的需要、爱的需要、尊重的需要、成就的需要等。例如，文艺作品的创作、科技的发明与应用、追求自尊和别人的赞许等，都是在心理需要的基础上产生的。

2. 需要的种类　人类社会丰富多彩，人类的需要也多种多样，根据需要的不同性质，可将需要分为不同的种类。

（1）自然需要和社会需要：根据需要的起源，可以将需要分为自然需要和社会需要。自然需要也称生物需要，包括饮食、排泄、性交、睡眠、生育等。此类需要由个体内部生理上的不平衡引起，对个体生命安全、延续生命具有极为重要的意义和价值。

笔记

人类和动物均有自然需要。但需要的内容不同，满足需要的手段也不一样。人生活在社会中，人的自然需要不仅可以通过自然界的物体得到满足，而且可以通过社会的产品得到满足。如人类可以使用空调达到对适宜温度的需求，可以使用各种交通工具满足到达目的地的要求，而动物却做不到。此外，人的自然需要还受社会性需要的调节。如人类在进食时，要考虑社会风俗以及周围人的感受，否则会遭到他人的厌恶。

社会需要是人类特有的需要，如劳动的需要、交往的需要、成就的需要、社会赞许的需要、求知的需要等。这些需要反映了人类社会的要求，对维系人类社会生活、推动社会进步具有重要作用。

（2）物质需要与精神需要：根据需要对象的性质，可以将需要分为物质需要和精神需要。物质需要指向社会的物质产品，并以占有这些产品而获得满足，例如，对劳动的需要、对生活日用品的需要、对住宅条件的需要等。精神需要指向社会的各种精神产品并以占有这些产品而得到满足，例如，对音乐绘画的需要、对电影艺术作品的需要、对哲学道德的需要等。

物质需要和精神需要存在紧密的联系。个体在对某物质产品表现出需要时，同时也表现出精神上的需要。同样，精神需要的满足大多又离不开物质产品。

（二）动机

1. 动机的概念　在心理学上，动机（motivation）是指一种激发和维持个体活动，并促使该活动朝向某一目标进行的内在动力。

动机是一种内部心理过程。因此，不能直接进行观察，但是可以通过任务选择、努力程度、活动的坚持性和言语表示等外部行为进行推断。动机是构成人类大部分行为的基础。动机必须有目标，目标引导个体行为的方向，并且提供外部引力。

2. 动机的功能　大多数心理学家根据动机与行为之间的关系，认为动机具有以下几种功能：

（1）激活功能：动机是个体主观能动性的一个方面，能够唤起个体行为，使个体由静止转向活动状态。例如，为了解除饥饿而引发个体的进食活动；为了取得优秀成绩，个体会努力学习。动机活动量的大小，是由动机的性质和强度决定的。一般认为，中等强度的动机有利于任务的完成。

（2）指向功能：动机能够引导个体行为指向一定的对象和目标。例如，一名学生在进食动机引导下可能会去饭馆或食堂吃饭；在成就动机的引导下，个体可能会主动地寻求一些具有挑战性的任务。动机不同，个体行为活动的朝向和所追求的目标也不相同。

（3）维持和调整功能：动机的维持功能表现在对行为的坚持性上。当动机激发个体产生行为活动后，活动是否能够持续下去受动机的调节和支配。动机的维持功能是由个体的活动与他所预期的目标的一致程度共同决定的。当活动指向个体所追求的目标时，活动就会在相应动机的维持下继续下去；相反，当活动背离了个体所追求的目标时，活动的积极性就会降低，或者完全停止。有时，人们在成功的机会很小时，也会坚持某种行为，这时往往是人的信念在起着决定作用。

3. 动机的类型　根据动机的性质，可以将人的动机分为生理性动机（physiological motivation）和社会性动机（social motivation）。

笔记

（1）生理性动机：由生理需要所驱动的动机称为生理性动机。例如，饥饿、渴、排泄、睡眠、性等均属于生理性动机。生理性动机推动个体行为，从而满足生理需要。但是，由于人是生活在社会中，满足生理性需要的方式要符合社会要求。因此，纯粹的生理性动机实际上很少。

（2）社会性动机：起源于社会性需要的动机称为社会性动机。例如，权力的需要、人际交往的需要、归属和爱的需要、审美的需要、求知的需要等。正是由于这些需要的产生，才产生了相应的社会性动机（权力动机、交往动机、亲和动机）。这些动机推动个体追求权力、进行人际交往活动、追求美的享受、学习科学文化等。由于社会性动机是后天习得的，所以人与人之间存在个体差异，满足社会性需要的方式和手段也各有不同。

4．动机与需要　动机是在需要的基础上产生的。当某种需要没有得到满足时，它就会推动人们去寻找满足需要的对象，从而产生活动的动机。例如，热时寻找比较凉爽的地方；饿时寻找食物并奔向有食物的场所；渴时寻找水源等。

5．动机与行为　动机与人类行为之间的关系十分复杂，同一种动机可以产生不同的行为。例如，有三位青年，他们都想拥有一辆高级轿车（动机相同），但各自的努力方式不同（行为不同），其中一位努力学习，其中一位做生意，而另一位则做股票投资。同样，不同的动机也可以产生同一种行为。例如，在同一个班级中，有的同学想成为科学家，有的同学想成为医生，有的同学想成为诗人等（动机不同），但是要想实现愿望，现在必须好好学习（行为相同）。

个体的活动往往不是受单一动机的驱使，而是由该个体的动机体系所推动，在同一个人身上，行为的动机也是多种多样。其中，有些动机占主导地位，这些动机是最强烈、最稳定的，称为主导动机；有些动机处于从属地位，这些动机相对而言比较微弱而不稳定，称为从属动机。例如，一个学生的主导学习动机是学到真才实学，长大后为人民服务；但是他也有成为优等生、报答父母养育之恩的愿望，这些动机则处于从属地位。主导动机和从属动机的结合，组成个体的动机体系，推动个体的行为。

知识拓展

耶克斯－道德森定律

人们一般认为动机强度越高对行为的影响越大，工作效率也越高；反之，动机强度越低则工作效率越低。但事实并非如此，美国心理学家耶克斯和道德森的研究表明，各种活动都存在一个最佳的动机水平。动机不足或过分强烈，都会使工作效率下降。研究还发现，动机的最佳水平随任务性质的不同而不同。在比较容易的任务中，工作效率随动机的提高而上升；随着任务难度的增大，动机的最佳水平有逐渐下降的趋势。也就是说，在难度较大的任务中，适中的动机水平反而有利于任务的完成。

二、人格心理特征

人格心理特征（personality characteristics）是人格的特征结构，是指在心理过程中表现出来的比较稳定的心理活动。人格心理特征主要包括能力、气质和性格。气质和性格两种心理特征的结合，就形成了西方心理学界强调的不同人格。

笔记

（一）能力

1. 能力　能力（ability）是直接影响人的活动效率，使活动得以顺利完成的人格心理特征。它是人们顺利完成某种活动的必要的心理条件。

在所有活动中表现出来的心理特征并不都是能力。只有那些直接影响活动效率，使活动任务得以顺利完成的心理特征才是能力。如活泼、沉静、暴躁、谦虚、骄傲等心理特征，虽然和活动能否顺利进行有一定的关系，但在一般情况下，不直接影响活动的效率，不直接决定活动的顺利完成，因而不能称之为能力。

2. 能力的分类　能力是多种多样的。根据不同的划分标准，能力可进行如下分类：

（1）一般能力与特殊能力：按照能力的倾向性，可把能力分为一般能力与特殊能力。

一般能力是指在许多基本活动中都表现出来的，完成各种活动都必须具备的能力。例如，观察力、记忆力、抽象思维能力、想象力、创造力等。其中，抽象思维能力是一般能力的核心。人要完成任何一种活动，都和这些能力的发展分不开。平时我们所说的智力概念，其含义是指一般能力的综合。

特殊能力是指在某项专业和特殊活动中所表现出来的能力。这些能力是顺利完成相应的专业活动所必须具备的。每一种特殊能力都是由该活动性质所制约的几种心理品质构成的。例如，文学家的敏锐的观察力、创造想象能力、精确的文字表达能力等；画家的色彩鉴别力、形象记忆力等。

（2）液态能力和晶态能力：根据能力在人的一生中的不同发展趋势以及能力与先天禀赋、后天社会文化因素的关系，可以将能力分为液态能力和晶态能力。

液态智力（fluid intelligence）是指受先天遗传因素影响较大，受后天文化教育和知识经验影响较小的能力。它主要包括对新奇事物的快速辨认、记忆、理解等，属于人类的基本能力。研究发现，液态能力的水平不是固定不变的。液态能力的发展与年龄有密切的关系，一般人在20岁以后，液态能力的发展达到顶峰，30岁以后随年龄的增长而降低。

晶态智力（crystallized intelligence）是指受后天文化教育和知识经验影响较大，主要表现在运用已有的知识和技能去吸收新的知识或解决问题的能力方面。显然，晶态能力与教育、环境的影响有密切的关系，但与年龄的变化关系不大。与液态能力不同的是，晶态能力与个体的知识水平有关。晶态能力在人的一生中一直在发展，到25岁前后发展速度才逐渐趋于平缓，并保持至个体的晚年。

通常，液态能力和晶态能力包含在任何一种活动中，很难分开。液态能力是晶态能力的基础，晶态能力是液态能力学习的结果。

3. 能力发展的个体差异

（1）能力结构的差异：主要表现为质的差异。能力有各种各样的成分，它们可以按不同的方式结合起来。不同的结合方式，构成了能力结构的差异。能力结构的差异主要表现在知觉、记忆、表象、思维等认知能力方面。

在感知方面，有的人属于分析型，其特点是善于分析，对细节感知清晰，但整体性不够；有的人属于综合型，其特点是善于概括和把握整体，但分析性较差；有的人属于分析—综合型，兼有上述两种类型的特点。在记忆方面，有视觉记忆型、听觉记忆型、运动记忆型和混合记忆型。以识记材料的性质为根据，又可分为直观形象型和

笔记

抽象逻辑记忆型。在思维方面，有的人长于形象思维，有的人则善于抽象逻辑思维。想象方面的差异表现在想象力的强弱上。想象力强的人，想象表象鲜明生动；想象力贫乏的人，想象表象模糊不清。此外，在想象范围的广阔性、想象内容的丰富性、想象形式的独创性及想象活动的敏捷性等方面也存在着个别差异。

能力结构的差异，并不表明一个人能力的高低，只体现一个人能力的倾向。

（2）能力发展水平的差异：主要指一般能力，即能力量的差异，也称智力的发展水平。研究发现，智力的发展水平在全国人口中的分布表现为常态分布“两头小，中间大”，即智力特别高或特别低的人数量极少，而智力中等的人则占大多数。为此，心理学家根据智力发展水平的差异，一般将智力分为超常、中常和低常三级水平。

智力超常，是指智力发展显著超过同年龄常态人的水平或智商（IQ）高于140，或具有某方面突出发展的特殊才能，能创造性地完成活动。智力超常者的心理特征：有浓厚的认识兴趣、旺盛的求知欲；注意力集中、记忆力强；感知敏锐、观察仔细；思维敏捷、理解力强、有独创性；自信、好强、坚韧。

智力低常，是指智力明显落后于同年龄人的平均水平或智商（IQ）低于70。智力低常者不仅智力水平远远落后于同年龄人，而且社会适应不良。智力低常者的心理特征：感知速度慢；思维迟钝，不能理解抽象的东西；言语发展迟缓，表达模糊或失真；技能性学习有困难；缺乏自信、情绪紧张、压抑，社会适应能力差，不能较好地处理人际关系。

（二）气质

1．气质的概念　气质（temperament）这一概念与人们通常所说的“秉性”“脾气”相近似，是指表现在心理活动的强度、速度和灵活性等方面的典型的、稳定的动力特征。所谓心理活动的动力特征，是指心理过程的强度（如情绪体验的强度、意志努力的程度）、心理过程的速度和稳定性（如思维的灵活程度、注意力集中时间的长短）以及心理活动指向性等方面在行为上的表现。例如，一个易动怒的人，在任何场合都难以控制自己的情绪。

气质是人格结构中受先天生物学因素影响较大的一部分，它使人的活动带有显著的个人色彩。例如，在日常生活中，有的人活泼好动、反应灵活；有的人安静沉稳、反应缓慢，这些属于气质方面的差异。

2．气质学说　关于人们在气质方面存在的差异，学者们提出了不同的解释。

（1）体液说：最早对气质现象进行研究的是古希腊著名医生希波克拉底（Hippocrates）。他在长期的医学实践中观察到人有不同的气质。他认为，人有血液、黄胆汁、黏液、黑胆汁等4种体液；人的“气质差异”是由这4种体液不同的配合比例形成的。希波克拉底认为，气质差异按4种体液在人体中的不同分配，可分为多血质、胆汁质、黏液质、抑郁质；人体内血液成分多的为多血质，黄胆汁多的为胆汁质，黏液多的为黏液质，黑胆汁多的为抑郁质。公元2世纪，古罗马医生盖伦继承和发展了希波克拉底的学说，首次使用了气质这个概念。近代生理学的研究证明，用体液说来解释气质类型是缺乏科学依据的，但由于他们对气质类型的四分法具有较好的代表性，故一直沿用至今。

（2）高级神经活动类型学说：高级神经活动类型学说是俄国生理学家巴甫洛夫创立的。他通过动物实验发现，不同动物的高级神经活动的兴奋和抑制过程有独特的、稳定的结合方式，从而提出高级神经活动类型学说。

高级神经活动具有3个基本特性：兴奋和抑制的强度、兴奋和抑制过程的平衡

笔记

性、兴奋和抑制过程的灵活性。巴甫洛夫根据这3种特性的独特结合，把高级神经活动划分为4种类型（表2-1）。

表2-1　高级神经活动类型与气质类型对照表

神经活动特点			神经活动类型	气质类型
强度	平衡型	灵活型		
强	不平衡		不可遏止型	胆汁质
	平衡	灵活性高	活泼型	多血质
		灵活性低	安静型	黏液质
	弱		弱型	抑郁质

1）强而不平衡型（胆汁质）：兴奋比抑制占优势，具有容易激动、奔放不羁的特点，称之为“不可遏止型”。

2）强、平衡、灵活型（多血质）：兴奋和抑制都比较强，两种神经活动过程易转化，具有反应灵活、外表活泼的特点，称之为“活泼型”。

3）强、平衡、不灵活型（黏液质）：兴奋和抑制都比较强，两种神经活动过程不易转化，具有坚毅、迟缓的行为特点，称之为“安静型”。

4）弱型（抑郁质）：兴奋和抑制都比较弱，而且弱的抑制过程强，具有胆小、经不起打击、消极防御的特征，称之为“抑郁型”。

巴甫洛夫认为，从动物身上所确定的4种神经类型与人类神经活动类型相吻合，而且这种一般类型的外部表现恰恰相当于古希腊和古罗马学者对气质的分类。因此，巴甫洛夫认为，高级神经活动类型是气质类型的生理基础；同时他还指出，属于这4种典型类型的人在人群中并不占多数，大多数人属于两种或三种类型结合的中间型。

3．气质类型　气质类型是指人类共同具有的各种气质特征的有规律的结合，不同的气质类型有其典型的心理特征。

（1）胆汁质：具有这种气质的人热情直率，精力旺盛，脾气暴躁，好冲动，反应迅速，情绪反应强烈，外倾性明显。他们能以极大的热情投入到工作和学习中去，但缺乏持久的耐心。在正确的教育之下，他们也能具备坚强的毅力、主动性和独创性等良好的心理品质。

（2）多血质：具有这种气质的人活泼好动，反应迅速，对一切引起他注意的事物都能作出兴致勃勃的反应。行动敏捷，有高度的可塑性、灵活性，容易适应新环境，善于结交新朋友。情绪易于发生也易于改变，表情生动，言语表达能力强。在良好的教育之下，多血质的人可以培养出高度的集体主义情感，易于对学习、劳动形成积极主动的态度。

（3）黏液质：具有这种气质的人反应速度慢，动作迟缓，态度稳重，沉默寡言，善于克制、忍耐，具有实干精神，情绪不易发生，也不易外露。具有这种气质的人可塑性差，表现不够灵活，行为和情绪表现为内倾性。在良好的教育之下，黏液质的人容易形成勤勉、实事求是、坚毅等心理特性。

（4）抑郁质：这种气质类型的人具有较高的感受性，情绪体验深刻、细腻，易多愁善感，行为孤僻，不善交际。具备这种气质的人往往富于想象，能在力所能及的工作中表现出负责的精神。在友好的集体中，多表现出温顺、委婉、耐心的心理品质；但在危险、紧张等的氛围中，常表现出恐惧、怯懦、畏缩、优柔寡断的心理特点。

笔记

以上4种类型的气质没有好坏之分，任何一种气质类型都有积极的一面和消极的一面。例如，有人对俄国的几位著名文学家进行过比较研究，结果发现赫尔岑是多血质，普希金是胆汁质，克雷洛夫为黏液质，果戈里则是抑郁质。他们虽然气质类型不同，但都在文学创作上取得了很高的成就。

（三）性格

1. 性格的概念　性格（character）是指人对现实典型的、稳定的态度和行为方式等方面的心理特征。性格是人格心理中比较稳定的、独特的心理特征。

性格的内涵包括：

（1）性格是个体在社会实践中逐渐形成的对现实的态度：外界客观事物的种种影响，特别是社会环境的影响，往往通过认识、情感和意志活动在个体的心理反应机制中保存、固定下来，构成一定的态度体系，并以一定的方式表现在个体的行为之中，并形成个人所特有的行为方式。例如，有的人待人热情忠厚、与人为善；有的人待人尖酸刻薄、冷嘲热讽；有的领导者勤政廉洁、大公无私；有的领导者碌碌无为、以权谋私等。不同的人由于各自所受的社会影响不同，对现实的态度各异，受态度支配的行为方式也就千差万别。

（2）性格是一种典型的、稳定的心理特征：性格是一个人与众不同的心理特征。正因为如此，文学家总是对人物的最本质、最具有代表性的性格特征加以描绘，刻画出许多鲜明、生动、有血有肉、活灵活现的人物形象，让读者感到栩栩如生、如见其形、如闻其声。但是，人在特殊情境中偶然表现出的态度和行为方式却不能称其为性格。例如，一个人偶尔表现出胆怯，我们不能据此认为他就是一个胆小怕事的人。换句话说，构成性格的态度和行为方式，必须是经常出现的、稳定的态度和行为方式。

（3）性格具有社会评价意义：性格与人的需要、动机、信念和世界观联系密切，是构成人格心理的核心。人对现实生活的态度直接构成了个体的人生观体系，人的各种行为方式也是在这种态度体系的影响和指导下逐渐形成的。因此，性格是一个人道德观和人生观的集中体现，是一种最能表征人格差异的心理特征，具有直接的社会评价意义。

2. 性格的结构　性格是由许多特征所组成的复杂的心理结构。可以从静态和动态两个方面对性格的结构进行分析。我国学者一般把性格的静态结构要素分为以下4个方面：

（1）性格的态度特征：表现在对现实的态度方面的性格特征，是性格的重要组成部分。这些特征主要表现为3种：①对社会、对集体、对他人态度的性格特征，如关心社会、热爱集体、具有社会责任感和集体义务感、富有同情心、乐于助人、待人诚恳；或者表现为无视社会公德、不关心集体、对人冷酷、虚伪、自私自利等。②在劳动、工作、学习以及劳动成果方面的态度的性格特征，如认真、勤劳、细心、节俭等；或者表现为敷衍、懒惰、粗心大意、浪费等。③对自己的态度的性格特征，如自信、自尊、自爱、谦虚、严于律己等；或者表现为自负、自卑、骄傲、放任自流等。

（2）性格的意志特征：人自觉地调节自己的行为方式和水平则表现为性格的意志特征。主要表现在：①行为目标明确程度的特征，如目的性或冲动性、独立性或易受暗示性、组织纪律性或放纵性；②行为自觉控制水平的特征，如主动性和自制力等；③在紧急和困难情况下表现出来的意志特征，如勇敢、果断、镇定、顽强或怯懦、优柔寡断、手忙脚乱、鲁莽等；④对已作出决定贯彻执行方面的特征，如恒心、坚韧性或执拗、顽固性等。

笔记

（3）性格的情绪特征：对情绪的控制水平和方式方面的特征就是性格的情绪特征。分为以下 4 个方面：①情绪强度方面的性格特征。表现为一个人的情绪对工作、生活的影响程度和人的情绪受意志控制的程度。有的人情绪反应强烈、明显，容易受情绪的支配和感染；有的人情绪反应比较微弱、隐晦。②情绪稳定性方面的性格特征。表现为情绪的起伏或波动程度。有的人情绪平稳、安定，也有的人情绪容易波动、大起大落。③情绪持久性方面的性格特征。它是指情绪对身心影响的持久性。有的人情绪比较持久，有的人情绪容易减弱或消退。④主导心境方面的性格特征。它是指情绪对身心各方面稳定而持久的影响状态。有的人终日精神饱满、笑口常开，也有的人总是郁郁寡欢、愁眉不展、闷闷不乐。这些都体现出主导心境不同所形成的性格差异。

（4）性格的理智特征：表现在感知、记忆、思维、想象等认知方面的性格特征属于性格的理智特征。在认知过程中，有的人主动认真，不容易受外界的干扰；有的人则容易受周围环境刺激的影响；有的人注意细节，有的人注意轮廓；有的人善于独立思考，敢于冒险，也有的人则习惯于旧有的思维模式，倾向于保守；有的人擅长分析，有的人擅长综合；有的人喜爱联想，有的人习惯于死记硬背。正如有的人主动想象，想象丰富而大胆；有的人被动想象，想象总是受许多主观因素的限制。

3. 性格的类型　所谓性格的类型，就是某一类人身上共同具有或相似的性格特征的独特结合。由于分类的标准不同，人们很难在性格问题上形成统一的认识。在此，介绍几种主要的性格类型学说：

（1）内倾型和外倾型：著名的心理学家荣格是向性说的代表人物，他把人的性格分为外倾型和内倾型，也称外向型和内向型。外倾者，心胸开阔，易于与人相处，好动不好静，适合从事推销、采购、社交、公关等工作。内倾者不善谈吐，做事细心，适合从事工作设计、财务会计、文书档案等工作。实际上，绝大多数人既不是外倾，也不是内倾，而是兼有此两者的中间型。

（2）场独立型和场依存型：美国心理学家威特金根据人的信息加工方式的不同提出了场依存、场独立学说，把人的性格分成场独立型和场依存型这两类。场独立型的人往往倾向于更多地利用自身内在的参照标准去主动地对信息进行加工。这类人社会敏感性差，对他人不感兴趣，不善社会交往。比较喜欢独立地发现问题和解决问题，不易受次要因素干扰，受暗示性也较小。在活动中易于发挥自己的能力，比较有创造性。有时喜欢把意志强加于人，带有支配倾向。场依存型者常处于被动、服从的地位，缺乏主见，受暗示性强。这类人常对他人感兴趣，社会敏感性强，善于社会交际。但在紧急情况下易惊慌失措，抗应激能力差。威特金强调，这两个类型的性格特征属于个人性格维度连续体的两端，每一个人的性格特征都处于这个链条的某一点上。

（3）A 型人格和 B 型人格：美国心脏病学家弗雷德曼在研究心脏病与人格特征的关系时，把人的性格划分为 A 型人格和 B 型人格。划分 A 型人格与 B 型人格的依据是对人们人格特质。A 型人格者属于较具进取心、侵略性、自信心、成就感，并且容易紧张。A 型人格者总愿意从事高强度的竞争活动，不断驱动自己要在最短的时间里干最多的事，并对阻碍自己努力的其他人或其他事进行攻击。B 型人格者则属较松散、与世无争，对任何事皆处之泰然。

（4）卡特尔的特质理论：美国心理学家卡特尔认为，人格是由人格特质构成的。特质是个人在不同的时期，环境下表现出的稳定而一致的行为特点或行为倾向。人

笔记

格特质可以作为人格分析和人格测量的单元。

卡特尔人格理论中，最有影响的是对表面特质和根源特质的区分。表面特质是能够直接从外部行为中观察到的特质，换言之，即经常发生的、可以直接观察到的行为表现；而根源特质则是隐蔽在表面特质深处并制约着表面特质的特质，是内在的因素，是个人行为的最终根源。例如，自我主张、自以为是、高傲是表面特质，都是“支配性”这个根源特质的表现。表面特质是直接与环境接触的特质，比较容易随环境的变化而呈现出多样性。但根源特质确实相当稳定，其数量也相当有限。卡特尔通过因素分析，从表面特质中抽出了16种根源特质，编制了“16种人格因素问卷”。每个人都具有相同数量的根源特质。但这些特质在每个人身上的强度不同。所以，人与人之间就显出了人格结构的差异。

三、影响人格形成的因素

塑造和培养良好的人格是个体成长与发展的关键。在早期心理学家的研究中，有人认为人格形成主要由先天遗传决定，也有人认为人格主要受后天环境的影响。现代心理学家认为，人格的塑造是先天与后天因素共同作用的结果，即人格是遗传与环境因素交互作用的产物。

（一）生物遗传因素

遗传（heredity）是指父母的形态特征、生理特征、心理特征和行为特征通过遗传基因传给子代的生物学过程。个体的身体特征，如身高、骨骼结构、皮肤颜色和眼珠颜色等，主要是从父母那里遗传下来的。

心理学家为了研究遗传与环境因素在人格发展中的作用，采用了双生子研究的方法。双生子可分为同卵双生子与异卵双生子，同卵双生子是从同一个受精卵发育而成的，其染色体内的基因完全相同，即遗传基础完全相同；异卵双生子，是从不同的两个（或多个）受精卵发育而成的，其遗传基因存在较大的差异。因此，研究同卵双生子的特征，并与不同血缘关系的人比较，可以推论遗传对心理特征的不同影响。科学研究表明，同卵双生子即使不在同一社会环境中成长，在其智力、情绪、气质、性格等方面有许多相近的表现；而异卵双生子次之，同胞再次之，堂兄弟姐妹相关更小。另外，心理学家还发现与养父母比较，寄养儿童在许多方面更像自己的亲生父母。

（二）家庭环境因素

心理学家研究发现，从出生到五六岁是人格形成的最主要阶段。在该阶段，父母的爱抚、教养方式和家庭氛围等因素对个体人格形成和发展具有重要而深远的影响。

1. 父母的爱抚　许多研究表明，父母的爱抚，尤其是母爱，是儿童人格发展的必要条件。例如，婴儿3～4个月后有种“天真快乐”反应，若父母与婴儿接触很少且缺乏爱抚，或对婴儿采取冷漠态度，这种快乐的情绪反应就会延缓出现。缺乏母爱的儿童就会形成孤僻、情绪反应迟钝、不易合群等不良人格特征。

2. 教养方式　父母的教养方式对儿童人格的形成也有重要影响。成长在权威型教养方式下的孩子容易形成消极、被动、依赖、服从、懦弱，做事缺乏主动性，甚至会形成不诚实的性格特征；成长在放纵型教养方式下的孩子多表现为任性、自私、无礼、依赖、蛮横等性格特征；而成长在民主型教养方式下的孩子形成了一些积极的人格品质，如活泼、乐观、自立、有礼、善于交往、富于合作等。

笔记

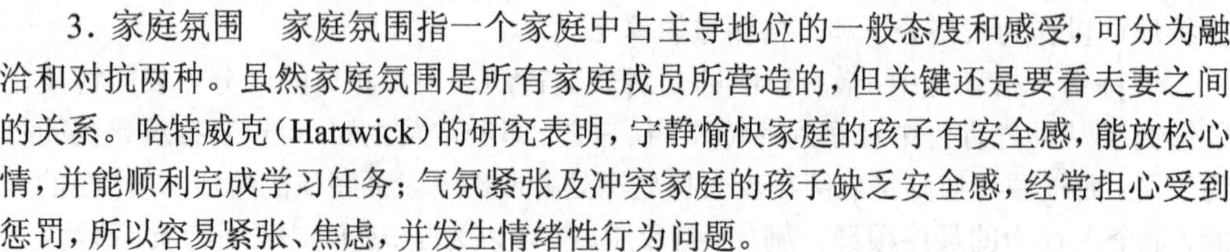

3. 家庭氛围　家庭氛围指一个家庭中占主导地位的一般态度和感受，可分为融洽和对抗两种。虽然家庭氛围是所有家庭成员所营造的，但关键还是要看夫妻之间的关系。哈特威克（Hartwick）的研究表明，宁静愉快家庭的孩子有安全感，能放松心情，并能顺利完成学习任务；气氛紧张及冲突家庭的孩子缺乏安全感，经常担心受到惩罚，所以容易紧张、焦虑，并发生情绪性行为问题。

（三）学校教育因素

教师对学生人格的发展具有指导和定向作用。教师的人格特征、思维方式与行为模式等都会对学生产生重要的影响。每个教师都有自己独特的风格，这种风格为学生设定了一个"气氛区"。在教师的不同气氛区内，学生表现出不同的行为特征。洛奇（Lodge）的研究发现，在性情冷酷、刻板、专横的老师所管辖的班集体中，学生的欺骗行为增多；在友好、民主的教师气氛区中，学生的欺骗行为明显减少。另外，生活在学校班集体中有利于培养学生的组织性、纪律性、自制力等积极的人格特征。

（四）社会文化因素

人一出生便置身于社会文化之中并受到社会文化的熏陶与影响，文化对人格的影响伴随人的终生。社会文化塑造了社会成员的人格特征，使其成员的人格结构朝着相似性的方向发展，而这种相似性又具有维系一个社会稳定的功能。但是，如果一个人极端偏离其社会文化所要求的人格特征，就不能融入社会文化环境之中，就可能会被视为行为偏差或心理疾病。此外，职业要求对人格发展也具有重要影响，个体长期从事某种特定职业，就会逐渐形成与职业特点相适应的人格特征。例如，长跑运动员的顽强、医护人员的细致、军人的忍耐等人格特征，都与自己长期的职业训练有关。

学习小结

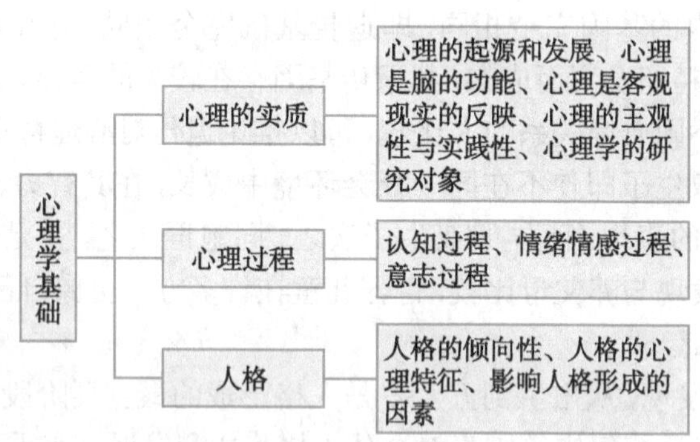

（江陆平　许凯丽）

复习思考题

1. 如何理解心理的实质？
2. 试分析认知、情绪与意志过程之间的关系。
3. 记忆的一般过程是什么？如何提高自己的记忆效率？
4. 试分析解决问题的思维过程和影响因素。
5. 如何培养良好的意志品质？
6. 影响人格形成的因素有哪些？

笔记

第三章

心理应激

学习目的

通过对“心理应激”相关知识的学习，帮助学生理解应激是如何影响人们的健康和疾病的，为应对各种压力事件和有效地解决问题提供有效的干预途径。

学习要点

掌握心理应激的相关概念、理解应激的中介机制的构成及作用、理解应激对健康的影响、熟悉应激管理的方法、了解应激的理论取向。

第一节　心理应激概述

一、应激的概念

应激(stress)是指“紧张”或“压力”。对应激的研究始于生理学领域，1857 年法国实验生理学家 Claude Bernard(1813—1878)提出“内环境”概念，认为保持内环境恒定是维持生命所必需的。20 世纪初美国生理学家 Walter B.Cannon(1871—1945)发现动物在面对威胁性的紧张环境或强烈躯体刺激时，会出现“应激反应”，也称为“战斗 - 逃跑”反应，这种反应是机体通过神经内分泌系统的自动调节实现内环境稳定的表现。1936 年，加拿大生理学家 Hans Selye(1907—1982)率先将“应激”这一概念引入生物医学领域，用以描述严重威胁有机体内稳态的任何刺激，并认为应激反应是个体生存和适应所必需的非特异性反应。

自从 Hans Selye 提出“应激”这一概念以后，引起了医学、心理学、社会学等多学科的广泛关注和研究，应激概念不断被重新定义，也不断被丰富和完善。应激的相关研究大致从三方面开展：

1. 将应激看做是引起机体发生应激反应的刺激物，即把应激作为自变量，研究各种有害刺激物的性质和特征。这里，应激与应激源基本被视为同一个概念。但心理学家所指的应激源不仅仅是躯体性刺激，还包括心理、社会和文化性刺激。

2. 将应激看做是机体对有害刺激的反应，即把应激作为因变量或是反应。不仅注意应激状态下的生理反应，还更加强调心理反应和行为变化，以及心理反应与生理

笔记

反应之间的相互作用和影响。

3. 认为应激是应激源和应激反应的中间变量，即个体不能对环境要求作出适应反应时所产生的一种心身紧张状态。这方面研究探讨介于刺激物和应激心理生理反应之间的中介变量，如认知评价、应对方式、社会支持、个人经历和个性特征等。

以上3条途径都重视心理社会因素在应激中的作用，但将3条途径作为一种整体过程来认识，更有助于揭示应激的本质。对于心理应激的概念，目前大部分学者认为，心理应激是指由心理刺激引起的个体非特异性生理和心理反应，是机体对外界刺激的适应过程。该定义突出强调了应激是机体的一种适应过程，是一个多因素的集合概念，包括应激源、认知因素、应对方式、社会支持、个性特征及其他有关心理社会生物学因素。

二、应激的理论模式

自从Hans Selye的应激学说提出后，许多学者表示关注并开展研究，促进了应激概念的不断发展和完善，形成了“应激反应模型”“应激刺激模型”“应激认知评价模型”“应激过程模型”以及“应激系统模型”等，这些模型是在生理学和心理学两大理论背景下形成的。

（一）生理学取向的应激理论

应激的研究源于生理学对有机体生命现象的关注和研究。从19世纪中叶的法国实验生理学家Claude Bernard到20世纪初美国生理学家Walter B.Cannon，再到加拿大生理学家Hans Selye，均对有机体如何在复杂环境刺激里生存而感兴趣，并进行了大量研究，从而形成生理学取向的应激理论。Hans Selye是该理论取向的代表人物，他在临床上观察到患有不同疾病的病人很多症状和体征都非常相似，例如发热、呕吐、出血、感染、晚期癌症病人都出现食欲减退、体重下降、乏力等病态表现。后来，他通过动物实验得到了相同的结果，于是，他将这些反应统称为“一般适应综合征”(general adaptation syndrome，GAS)。他采用“应激”的概念，认为应激是“多种有害因素刺激产生的一种综合征”，即机体受到有害刺激时产生的非特异的适应性生理反应。这种综合征与刺激的类型无关，而是与机体的生理反应过程直接相关。机体受到有害因素刺激后，通过兴奋“下丘脑-垂体-肾上腺皮质”轴所产生的具有普遍形式的适应性反应。

塞里认为全身性适应综合征经历警戒期、阻抗期和衰竭期3个阶段。

1. 警戒期　当机体受到有害刺激之后，警报系统被激活，开始动员各种资源来抵抗应激源。机体通过“交感神经-肾上腺髓质”兴奋，迅速调动防御并作出自我保护性调节，使机体处于“战斗-逃跑”的最佳状态。如果有害刺激消失或防御性反应有效，警戒就会消退，机体也会逐渐恢复到正常活动水平。如果刺激突然、强烈而机体不能应对则会危及生命。

2. 阻抗期　如果一定强度的刺激持续存在，机体会进一步作全身动员，通过使垂体促肾上腺皮质激素和肾上腺皮质激素分泌增加，继续增强身体机能的变化以加强防御。此时，机体的适应性处于最高水平。

3. 衰竭期　如果有害刺激持久存在或过于严重，肾上腺皮质激素继续升高，但体内激素受体敏感度下降，体内环境明显失衡，机体就会耗尽内在资源，出现心身疾病或精神疾病，甚至丧失抵抗能力而衰竭或死亡。

笔记

对一般适应综合征的研究表明，机体适应应激是在不同发展阶段出现的非特异性反应，并探索了应激影响健康的生理机制，对生物学和医学领域有着重要意义。Hans Selye 的学说为应激理论研究开了头，此后许多应激研究都是在此基础上的修正、充实和发展。但 Hans Selye 的学说随后被证明存在不足，除了非特异性反应内容方面的局限外，其不足主要在于只强调应激的生理因素，忽视了心理、社会因素在应激中的作用。

（二）心理学取向的应激理论

早期心理学界对应激的关注集中在引发应激的心理社会因素方面，研究者对引发应激的心理社会因素进行分类、量化，制作了多种“生活事件”问卷，探求生活事件与应激间的关系。

美国心理学家 Lazarus 及其同事在 1968 年提出应激的交互作用模型，认为应激是需求与理性应对之间的联系。理解应激时应把环境与人视为相互作用的整体统一考虑，所以，应激是包含了应激源、中介机制、应激反应和应激结果的综合适应过程。

实际生活中，同一环境刺激对某些人能产生应激而对另外一些人却不产生应激，即便是同一个人面对同一刺激但由于情境不同，是否产生应激或应激的强度也不同，因此 Lazarus 及其同事认为，在环境刺激与人的互动应激过程中，人的认知评价起关键性作用。至少有 3 种认知评价类型影响着应激和应对的过程。分述如下：

1. 初级评价　是个体通过判断来确认应激源与自己的关系。评价结果可能是：没有关系、积极关系、消极关系。一旦确认利害关系，则进入次级评价阶段。

2. 次级评价　主要是对自己应对能力的评估。通过初级评价和次级评价权衡而产生应激体验。当事件对主体存在严重利害关系且应对能力薄弱时，个体就会产生强烈应激体验；当个体认为自己应对能力充足时，即便是严重的事件也会表现得沉着冷静。

3. 再评价　发生在前两种评价之后。个体面对环境事件经过初次评价和次级评价，会尝试作出一定应对反应，此过程中又会有新的信息出现，如事件出现新的发展变化、主体的应对成功或无效等。个体又会根据新情境的信息进行再评价，重新评估事件的意义以及调整应对方式等。再评价既可能降低也可能提升应激的强度。

近年我国有学者提出应激的“系统”理论模式。该理论认为：应激是一个多因素的心理压力系统，各因素之间存在着交互的影响并以动态平衡的方式维持和影响着健康。该理论促使针对应激的研究关注更为广泛的范围，这种多因素的数学模型正引导人们对于心理应激的认识逐步深入。

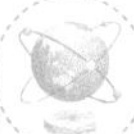

知识链接

应激动物模型的制备

在应激研究中，可以把人直接当做研究对象，但更多研究需要通过制备相应的动物模型来进行。常用的应激动物模型有 2 种：

1. 单一应激源动物模型　是指以一种应激源独立作用于实验动物而建立的应激动物模型。根据应激作用机制不同，模型可分为躯体性应激动物模型和心理性应激动物模型两种。

笔记

(1) 躯体性应激动物模型：指应激源仅作用于动物躯体的应激动物模型。如让大鼠在自动旋转的滚轮上被迫持续的长时间跑动或在泳槽里长时间游泳，以达到疲劳应激的效果，以模拟人类长期超负荷劳动的疲劳应激状态。实际上这种模型很难做到没有心理应激。

(2) 心理性应激动物模型：指应激源只作用于动物心理而没有作用于躯体，也没有造成身体任何损伤的应激动物模型。最为常用有两种类型：愤怒攻击型心理应激动物模型和恐惧型心理应激动物模型。

2. 复合性应激源动物模型　是指让实验动物在同一时间内同时应对两个或两个以上应激源所制作出的动物模型。这种由多个应激源所造成的动物应激模型能更好地模拟人类实际的生活环境。

第二节 应激过程

应激是多种因素综合作用的过程，这一过程涉及应激源、认知评价、应对方式、社会支持、人格特征和心身症状等有关变量。应激过程诸变量可概括为四个环节：应激源形成、应激的中介影响因素、应激反应和应激结果。其中应激的中介因素，按其在应激过程中的作用可分为内部资源与外部资源，内部资源主要包括认知评价、应对、人格等，外部资源主要是社会支持。

一、应激源

(一) 应激源的概念及分类

应激源是指那些能对个体造成威胁或挑战并引起应激反应的各种刺激物。按应激源来进行分类，一般可分为以下5类：

1. 躯体性应激源　躯体性应激源指作用于人的肉体，直接产生刺激作用的刺激物，包括各种物理、化学和生物刺激，如噪声、高温、辐射、毒物、微生物、疾病等。

2. 心理性应激源　心理性应激源包括各种情绪、人际关系的冲突、个体的强烈需求或过高期望、能力不足或认知障碍等。如焦虑、抑郁、恐惧等消极情绪。

3. 社会性应激源　社会性应激源可以概括为两大类：一是客观的社会学指标：指个人的年龄、受教育程度、婚姻状况、从事职业、经济状况等。二是社会变动与社会地位的不适应：如政治经济制度变革、战争、动乱等。

4. 文化性应激源　文化性应激源指因语言、风俗、习惯、生活方式、宗教信仰等改变造成的刺激或情境。如去国外留学或移民国外的人，由于社会文化、风俗习惯的巨大差异容易产生应激。

5. 自然性应激源　自然性应激源主要指自然灾害，如地震、飓风、火山爆发等。

(二) 生活事件

生活事件是指生活中遭遇的可以扰乱人们的心理和生理稳态的事件。生活事件有正性生活事件和负性生活事件之分。正性生活事件是指对个体身心健康具有积极作用的愉快事件，其对个体具有激励作用。不愉快事件称为负性生活事件。无论是正性应激源还是负性应激源都会引起个体的应激反应。

笔记

1967年美国华盛顿大学医学院的精神病学专家霍姆斯(Holmes)和雷赫(Rahe)通过对5000多人进行社会调查和实验所获得的资料编制了“社会再适应评定量表(SRRS)”,对生活事件进行了量化(表3-1)。量表共列出43种生活事件,每种生活事件标以不同的生活变化单位(LCU),用以检测事件对个体的心理刺激强度。其中配偶死亡事件的心理刺激强度最高,为100LCU,需要个体作出重新适应的努力也最强,其他有关事件LCU量值依次递减。霍姆斯早期研究发现,LCU一年累计超过300,第二年有86%的人将会患病;若一年LCU为150～300,则有50%的人可能在第二年患病;若一年LCU小于150,第二年可能身体健康。

拉扎勒斯(Richard Lazarus)等提出,应激更多来自于小烦恼的累积。坎纳(Kanner)等据此理论编制了两个量表“日常生活小困扰量表”和“日常生活振奋事件量表”。戴隆基斯(Delongis)于1982年使用这两个量表在100个成年人中连续9个月作测试研究发现,与生活事件的数目和严重性相比,被试的健康状况与小困扰出现的频度和强度更相关。

表3-1　社会再适应评定量表

生活事件	LCU	生活事件	LCU
1. 配偶死亡	100	23. 子女离家	29
2. 离婚	73	24. 姻亲纠纷	29
3. 夫妇分居	65	25. 个人取得显著成就	28
4. 坐牢	63	26. 配偶参加或停止工作	26
5. 亲密家庭成员丧亡	63	27. 入学或毕业	26
6. 个人受伤或患病	53	28. 生活条件变化	25
7. 结婚	50	29. 个人习惯的改变(如衣着、习俗、交际等)	24
8. 被解雇	47	30. 与上级矛盾	23
9. 复婚	45	31. 工作时间或条件变化	20
10. 退休	45	32. 迁居	20
11. 家庭成员健康变化	44	33. 转学	20
12. 妊娠	40	34. 消遣娱乐的变化	19
13. 性功能障碍	39	35. 宗教活动的变化(远多于或少于正常)	19
14. 增加新的家庭成员(如出生、过继、老人迁入)	39	36. 社会活动的变化	18
15. 业务上的再调整	39	37. 少量负债	17
16. 经济状态的变化	38	38. 睡眠习惯变异	16
17. 好友丧事	37	39. 生活在一起的家庭人数变化	15
18. 改行	36	40. 饮食习惯变异	15
19. 夫妻多次吵架	35	41. 休假	13
20. 中等负债	31	42. 圣诞节	12
21. 取消赎回抵押品	30	43. 微小的违法行为	11
22. 所担负工作责任方面的变化	29		

(资料来源:Holmes TH,Rahe RH.The social Readjustment Rating Scale.J.Psychosom.Res,1967,11:213-218)

二、应激中介机制

应激中介机制是指机体将传入的信息（应激源、环境的需求）转变为输出信息（应激反应）的内在加工过程，是应激源到应激反应的中间过程。在这个中间过程中，个人的认知评价、应对方式、社会支持、人格特征和文化背景等因素直接或间接地起作用。它们之间或与应激源之间的相互作用可以影响心理应激反应强度和机体对应激的耐受力，从而影响人的健康状态。如图3-1所示。

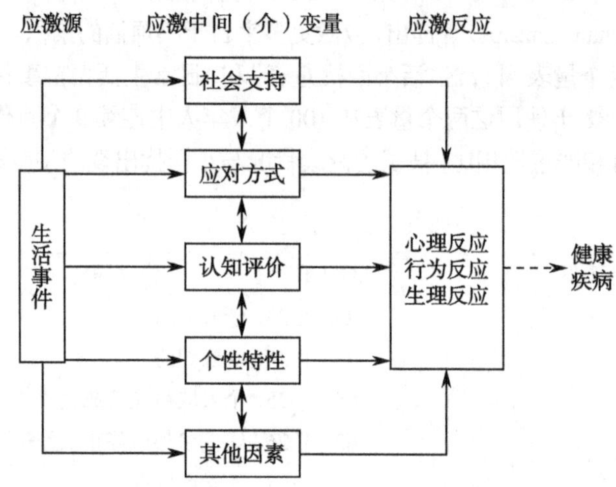

图3-1 心理应激作用过程示意图

（一）认知评价

认知评价是个体从自己的角度对所面临生活事件的性质、重要性、危险性以及对自身能力等作出的估计。例如，事物本身是否是应激源，它们能够引起多大的心理应激反应等。

1. 两种不同的认知评价结果 由于个人的认知应对特点不同，对同一应激源作出的评价可能不同。不同的认知评价可以引起不同的反应。积极的评价可以适度提高大脑皮质的唤醒水平，振奋精神，集中注意，积极思维，有助于应对能力的发挥；消极的评价则引起不良的情绪反应：如焦虑、抑郁、恐惧，甚至听天由命，无所作为。

2. 影响应激的认知因素

(1) 应激源的可预测性：一般来说可预测的应激源对机体的影响相对较小。但预期性并不能全面对抗应激源，可预测的应激源若长期存在，可使紧张的心情持续，加重应激反应。

(2) 对应激源的控制：如果人们认为能够在某种程度上控制应激源，则可减轻其影响。实验表明，大学生在电脑上解数学题时，如果自己控制题目在电脑屏幕上出现的速度，那么对其造成的心理困扰要比那些解题时题目出现速度不是由自己控制，而是固定时间出现的大学生明显减轻。

(3) 对应激源的解释：知觉是大脑对感觉信息的解释和组织，知觉对事件的基本判断可以是令人愉快，或是令人不快的。因此，对应激源的解释可以增强或削弱应激源的作用。正如对于相同的挫折，有的人解释为不幸、倒霉，有的人解释为人生的另

笔记

类经验、宝贵的财富，显然会带来不同的应激反应。

（二）应对方式

应对方式是指个体解决生活事件和减轻事件对自身影响的各种策略，故又称为应对策略。不同人格特征的人在面对应激时会采用不同的应对方式，例如面对考试成绩不及格的事件，有人会沮丧以致当众哭泣，有人会立刻检查试卷是否有错判，有人会回避有关考试的谈论话题或人群……不同的应对方式又会产生不同的应对结果，从而对应激的强度产生增强或减弱的作用。（具体应对方式见本章第三节）

（三）社会支持

1. 社会支持的概念与分类　社会支持是指个体与社会各方面的联系程度，包括与亲属、朋友、同事等，以及家庭、单位、党团、工会等。这种联系可以是精神方面的，也可以是物质方面的。一般认为社会支持具有减轻应激的作用，是应激过程中个体可以利用的“外部资源”。

社会支持可分为主观支持、客观支持。主观支持指个人自我感觉获得别人支持的程度，包括尊重、理解、支持等情绪体验和满意程度。客观支持即个人实际上与社会或他人联系的情况，如物质的直接援助、信息的支持。

2. 社会支持与应激的关系　社会支持在应激中发挥的作用主要有提高应对能力、改进心理防御机制、解决事件后果。

然而，社会支持并非都能起到积极作用。如：应激中的个体具有注意的狭窄、思维的混乱、情绪的巨大波动等特点，意识不到社会支持的存在，此时的社会支持是无效的；有时应激个体所获得的社会支持并不是自己真正需要的，此时社会支持也难以取得较好的积极作用。

（四）人格

1. 人格影响应对方式　人格特质一定程度决定应对方式的倾向性，即应对风格。不同人格类型的个体在面临应激时可以表现出不同的应对策略。例如，乐观向上的人容易采取积极的应对方式；悲观厌世的人可能采取消极的应对方式。

2. 人格影响社会支持　人格特征间接影响客观社会支持的形成，也直接影响主观社会支持和社会支持的利用度。

3. 人格会影响心理障碍的产生和严重程度　个体气质不同，生理、情绪、行为的反应速度与强度也不同，那些反应速度快，强度高的个体，更容易引发心理问题。人格缺陷、变态人格往往会导致人际关系紧张，社会功能受损。

4. 人格与健康的关系　人格有缺陷的个体在应激源存在时更容易产生强烈的应激反应，因而易患某些疾病。人们曾经对人格与特定疾病之间的联系进行了研究：

（1）A 型行为模式：具有 A 型行为模式的人生活节奏快，缺乏耐心，不安于现状，具有很强的竞争意识和攻击性，很难处于放松状态。目前的研究认为，组成 A 型行为模式的敌对 / 愤怒（消极情绪）因素与冠状动脉疾病关系更为密切。

（2）C 型行为模式：近年来，国内外做了很多癌症与人格特征相关性的研究，发现许多癌症患者发病前有共同的性格特点，主要是内向、退缩、情绪不稳定、不表达负性情绪等，学者们称其为 C 型行为模式，其核心特征是过度社会化、压抑、自我克制，不表达负性情绪、过分耐心、过度合作、屈从让步，不知拒绝等。

笔记

三、应激反应

应激反应是指由应激源导致个体产生一系列的生理活动和心理行为变化。两者常同时发生并相互影响，几乎所有的应激反应都是综合性的反应。

（一）应激的生理反应

各种应激源刺激人的感觉器官产生神经冲动，通过神经传导到达中枢神经系统并且通过神经系统、内分泌系统、免疫系统3条途径的相互作用对应激源作出生理性反应。

1. 神经-神经中介机制　刺激性生活事件形成神经冲动到达个体的中枢神经系统，经过中枢的加工、处理后将冲动下传，激活交感神经，进而兴奋肾上腺髓质系统，释放大量的肾上腺素和去甲肾上腺素。这些激素通过兴奋网状结构提高心理上的警觉性，兴奋心血管系统导致心率加快、心肌收缩力增强、血压升高，增加对心、脑、骨骼肌等重要器官血液的供应以应付刺激情境。同时还引起胃肠蠕动减慢、消化腺分泌减少、呼吸加快、出汗、代谢增强、肝糖原和脂类分解加速。直到机体适应刺激情境后，这些生理反应才逐渐消失。

2. 神经-内分泌中介机制　持久而强烈的刺激传入中枢神经系统，在强烈激活交感神经-肾上腺髓质系统的基础上，进一步促进下丘脑合成促肾上腺皮质激素释放因子分泌，刺激垂体前叶释放促肾上腺皮质激素。促肾上腺皮质激素再刺激肾上腺皮质，促进肾上腺皮质激素特别是糖皮质激素的分泌。糖皮质激素作用于机体则发挥抗炎、升高血糖、促进脂肪和蛋白质的分解、增强机体对内毒素抵抗力的作用。盐皮质激素分泌增多则引起水钠潴留，排钾增多。研究表明，预期手术、亲人亡故、破产等应激情况下均有上述系统的激活。

在应激反应中，胰腺和甲状腺等内分泌腺也起一定作用。实验证明，在应激状态下，分解代谢类激素如肾上腺皮质激素、肾上腺髓质激素、甲状腺素和生长激素分泌增多，而合成代谢类激素如胰岛素分泌减少，为机体在应激情况下的需要提供必要的能量供应。

3. 神经-免疫系统中介机制　研究发现心理应激还可以影响免疫系统功能。包括大脑皮质、边缘系统、下丘脑及众多神经核团在内的中枢神经系统广泛参与了免疫功能的调节，如导致胸腺和淋巴组织退化或萎缩，抗体反应抑制，巨噬细胞活动能力下降，嗜酸性粒细胞减少和中性粒细胞向炎症部位移动受抑等。中等以上强度的应激可增强免疫应答，强烈而持久的应激则显著抑制免疫应答。例如，有学者曾经对澳大利亚一次火车失事死亡者的配偶进行研究，发现丧亡后第5周，这些配偶的淋巴细胞功能抑制十分显著，比对照组低10倍。考试压力及婚姻不和等情感性应激刺激常伴有自然杀伤细胞的百分比率和活性的降低。另外，精神疾患伴有免疫功能失调亦是公认的。

（二）应激的心理反应

1. 情绪反应　当个体受到应激源刺激时，会产生不同程度的情绪活动。常见的负性情绪如焦虑、抑郁、恐惧、愤怒等。

2. 应激的认知反应　轻、中度应激时，个体会出现感知觉增强、警觉性提高、注意力集中、思维活动加快等一系列应对反应。但严重或持续应激时，个体的认知反应

笔记

会出现抑制，可表现为感知混乱、注意狭窄、思维迟钝，甚至出现意识模糊状态。

3. 应激的行为反应　面对应激的外显行为活动，根据对应激源的指向可分为“战斗型”和“逃避型”两大类。战斗型是指面对应激源、接近应激源、攻击等；逃避型的主要表现包括：逃避和回避、敌对和攻击、无助与自怜、退化和依赖、过度消费和物质滥用等。

四、应激结果

应激的本质是适应，包括适应良好和适应不良。良好的适应状态可以促进人的身心健康，被称为“良性应激”。而过于强烈、持久的心理应激则损害健康，导致疾病，影响人的正常应对、适应能力的发挥。

（一）应激对健康的积极影响

1. 适度的心理应激可以促进人的成长和发展。有研究表明，早年的心理应激经历可以提高个体成年后在生活中的适应和应对能力，更好地耐受各种心理压力和致病因素的侵袭。

2. 适度的心理应激有助于维持人的正常心理、生理功能。剥夺感觉和单调状态的实验证实，缺乏适当的环境刺激会损害人的身心功能，造成疲乏、错觉、幻觉和智力功能障碍。

（二）应激对健康的消极影响

长期的、超过个体应对适应能力的心理应激会损害健康导致疾病。应激对健康的影响表现在以下3个方面：

1. 强烈而突然的应激　此类应激使心身功能和社会活动迅速出现障碍或崩溃，如强烈情绪唤醒、过度使用心理防御机制、各种躯体症状，严重者出现攻击行为、心理障碍，甚至自杀等危及生命的行为。

2. 持久的慢性应激　此类应激会持续消耗个体的心理和生理储备资源，心理问题引起持续的适应不良，或退行性行为，从而导致心身疾病、神经症、精神病等疾病的出现。现代社会的职业枯竭现象也可视为长期慢性应激的结果。

3. 多次未转向良好适应的应激　此类应激往往削弱甚至破坏个体的原有适应力，造成适应能力的下降，甚至在遇到新应激时出现退缩反应、过度反应或漠然的“无反应”。

第三节　应激的应对与管理

一、应激的应对

（一）应对方式的概念

应对一词最早由精神分析学派提出，被认为是解决心理冲突的自我防御机制。此后随着应激理论的发展，其内涵也逐渐发生变化。一般认为，应对是个体对生活事件以及因生活事件而出现的自身不平衡状态所采取的认知和行为措施，可以发挥预防、消除或减弱、或耐受应激带来的效应。应对活动涉及应激作用过程的各个环节，包括应激源（如面对、回避）、认知评价（如自卑、自负）、社会支持（如倾诉、

笔记

求助）和心身反应（如体育锻炼、物质滥用）。所谓应对方式是指个体在面对应激时所采用的认知和行为方式，又称为应对策略或应对风格。它代表着个体在现实生活中形成的一种较为稳定的应对倾向，并成为人格特征的一部分。

（二）应对方式分类

应对方式有不同的分类方法，但从应对指向的对象上分为问题关注应对和情绪关注应对，是一个广为接受的分类方法。

1. 问题关注应对　是直接处理问题的应对方式，既可以针对问题寻找各种解决途径，也可以想方设法提高自身能力，或调整自己的目标。值得注意的是，生活中的问题并不总能解决，当执著于不可能或难以解决的问题时反而会带来更大的应激。

2. 情绪关注应对　倾向于缓解应激引起的个体负性情绪反应的各种努力称为情绪关注应对，包括忍耐、发泄、幻想或否认等，一般不涉及问题的解决。如放声痛哭以缓解心中的悲痛，幻想未来的成功以缓解当前失败的痛苦等。

二、心理防御机制

（一）心理防御机制概述

心理防御机制（psychological defense mechanism）来自于精神分析理论。当个体面临挫折或冲突的紧张情境时，为了减少或避免心理上出现的焦虑和痛苦而采取的恢复心理平衡与稳定的一些自我保护的方式，我们称其为心理防御机制。

（二）心理防御机制常见类型

1. 压抑　是把引起焦虑的思想及个人无法接受的欲望和冲动压入潜意识中使之遗忘，是最基本的防御机制。压抑的表现之一是主动性遗忘，即有选择性地把能导致个体痛苦或紧张的思想观念转入了潜意识之中。例如，经历了严重创伤事件后的个体完全记不起引起创伤的经历，而在催眠状态下却回忆起当时的情景。

2. 投射　是把自己内心存在的不为社会所接受的欲望、态度和行为推诿到他人身上或归咎于别的原因。这种防御机制可以把自己的欲望、态度转移到别人身上，也可以把自己的错误、失误归于其他原因。弗洛伊德认为社会偏见等现象都是来自投射作用。

3. 否认　指个体拒绝承认已发生的痛苦事实的存在，以减轻内心的焦虑。例如，面对亲人死亡的消息，不少人都会不由自主地说“这不是真的”。否认不同于压抑，否认中重新解释占有很大成分，而压抑则是从意识中抹去某些经验。

4. 退行　是指当个体面临冲突、紧张，特别是遭受挫折时有时会放弃通常的成熟应对策略而以较幼稚的行为应付现实困境，以得到别人注意或同情、照顾从而减低自己的焦虑。例如，成年人受到委屈会回到幼时的哭泣行为以应对。

5. 反向　是由于社会道德规范的约束，个人有些隐藏在潜意识中的欲望和冲动不愿显露，在行为上采取与欲念相反的方向来表示。例如，心里对某人憎恨，因碍于身份或道德观念，不能显露憎恨之心，反而以特别的友善态度对待之。

6. 认同　是把某人的特征加到自己身上以某人自居，所以也称为自居作用。个体在现实生活中，如遭受挫折不能获得成功的满足时，即模仿成功的或厉害的人物，或比拟幻想中的偶像或强者，以此在心理上分享其成就或威严，从而缓解因挫折而产

笔记

生的焦虑和痛苦。

7. 转移　指个体将对某人或某事物不能发作的情绪反应（多属消极情绪如愤怒、憎恨等）转移至其他对象，以寻求发泄的过程。例如，一个因老板的训斥而恼怒的人，回家后打骂妻子、孩子。

8. 幽默　当个体处于不利或尴尬的境地时，采用自嘲、说俏皮话等方式坦然应对，从而摆脱困难或难堪的局面。这是一种积极的、成熟的防御机制，有益于身心健康。

9. 升华　是指将不能直接表达的冲动或欲望，改变冲动的目的和对象，用社会许可的思想和行为方式表达出来。例如歌德失恋后写下名著《少年维特之烦恼》。弗洛伊德认为升华是最高水平的、具有积极和创造意义的防御机制。

适当的、积极的心理防御机制往往能使个体在遭受困难与挫折后减轻或免除精神压力，恢复心理平衡，甚至激发个体的主观能动性，激励个体以顽强的毅力克服困难，战胜挫折。但过度使用心理防御机制则有可能使个体因压力的缓解而自足，或出现退缩甚至恐惧而导致心理疾病。

三、应激管理

过强或持续过久的应激往往对人们的生活及健康起着干扰和妨碍作用，因此，心理应激必须加以控制，或者使用妥善的办法加以应对。应激干预可以从两方面着手，其一是改变个体的外部生存环境，减少应激的来源；其二是改变内部条件，增强人们对抗应激的能力。

（一）应激管理的概念

应激管理就是设计和应用各种各样的心理学方法以减少潜在应激影响的过程。典型的应激管理程序包括教育、技术获得和实践三个阶段。在教育阶段，让人们了解应激的相关知识；在技术获得阶段，教人们学会并熟练掌握应激管理技术；在实践阶段，让人们在目标情境中练习所学的应激管理技术，并分析讨论其有效性，及影响有效性的原因。

（二）应激管理技术

常见的应激管理技术包括：

1. 应激预防

（1）避免接触应激源：虽然生活中完全不接触应激源是不可能的，但在某些情况下，采用回避应激源的方法也是可行的。如离开应激的场景、不看恐怖的电影等。

（2）完善人格特征：人格特征是应激过程的核心因素，与其他中介因素均有交互影响，因此培养健康的人格往往能更好地增强自身的适应能力和抗挫折能力。

（3）强健体魄：躯体健康的人比不健康的人能够承受更高的应激强度。可以通过均衡营养、体育锻炼、改善睡眠等方法强健体魄。

（4）时间管理：时间是人们的应对资源之一。时间管理并不是要把所有事情做完，而是帮助人们改变不良做事习惯，更有效地运用时间。意大利经济学家帕累托（Pareto）提出根据事情的重要性而不是紧迫性来区分事情的优先顺序，然后就要开始行动，停止拖延。

笔记

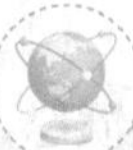

知识链接

危机事件应激管理（CISM）

最近10年，亚洲及太平洋地区相继发生大规模的地震、沉船、坠机等严重灾难，造成了重大的经济损失和心理及社会影响。危机事件应激管理（CISM）因此被广泛应用和研究。

CISM是一个由多种成分构成的综合性危机干预体系，包括危机前的准备、危机中的干预、消解危害、危机事件应激回溯、个别辅导、团体辅导和后续措施等内容，提供的心理疏泄和压力管理方法更加全面。在国外，CISM已被广泛应用于抢险救灾、工作场所和学校，取得了良好的社会效果，近年来在我国也有了初步介绍和相关应用。

究其实质，CISM是一种面对严重应激的预防、教育和紧急救助的理论框架，虽然其有效性及相关因素还在进一步研究中，但各国学者一致认为，做好危机事件应激管理的预案，有利于减少严重应激给人们带来的巨大损害。

2. 应激干预

（1）指导个体通过“问题解决”的应对方法，消除应激源所带来的影响：对于实际问题的解决，可以采用麦克纳马拉（McNamara）的问题解决应对技术。首先，清晰地判断问题的原因和影响问题解决的因素，这是关键的一环。其次，在清晰判断基础上，需要尽可能地多角度考虑问题，提出尽可能多的解决方案，经权衡比较找出最佳行动方案。最后就是积极行动解决问题。也可采用焦点解决疗法、理性情绪疗法等心理治疗方法帮助患者解决影响“问题解决”的心理问题。

（2）指导个体改变认知评价：改变个体对于事件本身以及自己解决问题方法的认知，有助于消除应激。可以采用认知行为疗法、理性情绪疗法等。

（3）提供或帮助个体寻求社会支持：个体如果拥有一个强大的社会支持系统（来自朋友、家庭和同事等），那么就可以承受更强烈的应激并保持心理平衡状态。

（4）指导个体改变情绪：应激情境下出现焦虑、恐惧、抑郁等负性情绪严重影响患者的社会功能，加剧应激反应。通过转移注意力、情绪宣泄、改变认知等方法都能有效缓解负性情绪。

（5）放松技术：放松技术目前在国外被广泛应用于缓解或消除应激。常用放松方法有渐进式肌肉放松法、呼吸放松、想象放松、音乐放松等。（放松技术详见第七章）

（6）医疗干预：借助药物可以有效阻断心身反应的恶性循环。短期应用抗焦虑、镇静药物有助于缓解应激引起的不良情绪，但长期应用容易形成依赖性并可能产生不良反应。

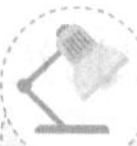

案例分析

案例：姜某，男，34岁。自述持续的心慌，情绪低落1周来诊。心理医生了解到：1周前姜某的母亲因脑梗死入院抢救无效去世。姜某从发现母亲突然晕倒，就有心慌害怕的感觉，这一周在家休息，心情依然悲伤低落，不想吃饭，睡眠不好；常常想念母亲，觉得母亲走得太早，后悔自己没能尽孝心；想干活，但浑身没劲。姜某自述时常出现短暂心慌，休息后缓解，在医院做

笔记

心电图显示大致正常。由于姜某的父亲当兵，他从小跟随母亲生活，与母亲感情深厚。姜某性格内向，不善表达。夫妻二人做生意，这段时间都是妻子里里外外地忙碌，对其关心较少。夫妻二人育有一女，5岁，暂时住在岳母家。没有兄弟姐妹。无重大疾病史和精神疾病史。

分析：该患者处于应激中。患者经历了母亲去世的不良生活应激事件后，出现对事件和对自己的不良认知评价，如“母亲不应该走”“我不孝”；采用了“在家休息”的应对方式，但没有有效缓解情绪；社会支持也不良，妻子对其关心不足，也没有其他的亲密关系的支持；患者的人格特点偏内向，不善表达。导致患者出现明显的应激反应，如心慌、食少、乏力、睡眠差、情绪低落、少言、不愿做事，所以可以对该患者进行应激干预。

学习小结

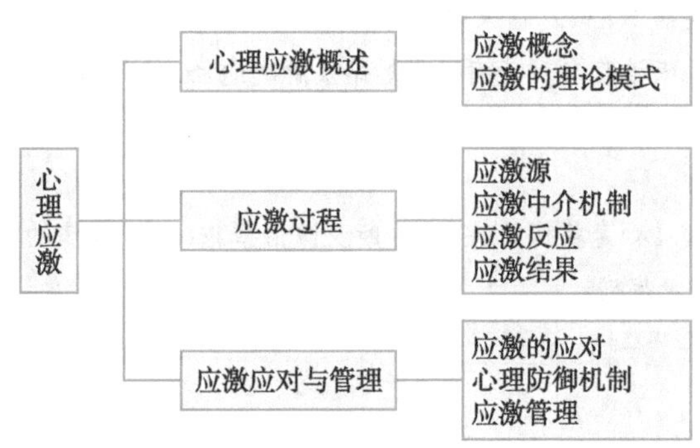

（胡 霜）

复习思考题

1. 什么是应激？
2. 什么是心理应激？
3. 应激的中介机制是什么？有何意义？
4. 联系实际谈谈现实生活中如何应对应激。

第四章

心身疾病

学习目的

通过对"心身疾病"理论及临床常见病的学习，帮助学生理解"社会 - 心理因素"与疾病的密切关系，为临床治疗各种疾病提供思路及解决途径，同时为预防心身疾病提供理论基础。

学习要点

心身疾病的概念、心身疾病的特点、诊断及防治措施；心身疾病的分类、发病机制；临床常见的、典型的心身疾病。

第一节 心身疾病概述

临床实践研究表明，一些疾病的发生、发展及预后都与心理社会因素密切相关，单纯躯体治疗的效果有限，或反复发作，或迁延不愈。有调查统计表明，在综合性医院就诊的初诊病人中，包括原发性高血压、糖尿病等典型的心身疾病患者占有比例高达 30% 以上，国外发达国家调查统计心身疾病发病率则高达 60%。其他如消化、泌尿、呼吸、神经或者儿科、妇科等疾病中，属于心身疾病的比率同样很高。因此，心身疾病的相关研究也越来越引起了医学及心理学界的重视。

一、心身疾病的概念

（一）心身疾病的概念

心身疾病（psychosomatic diseases）或称心理生理疾病（psychopsysiological diseases），有广义和狭义之分。广义上的心身疾病是指心理社会因素在疾病的发生、发展过程中起重要作用的躯体器质性疾病和躯体功能性障碍。与心理社会因素密切相关的躯体功能性障碍常习惯称之为心身障碍，因其虽有生理功能的紊乱，但未出现躯体器质上的改变。因此，狭义上的心身疾病则具体指心理社会因素在疾病的发生、发展过程中起到重要作用的躯体器质性疾病，例如原发性高血压、溃疡等。现在，心身疾病所包含的内容已成为并列于躯体疾病和精神疾病的第三类疾病，心身医学及心身相关的理念也成为"生物 - 心理 - 社会医学模式"的精髓。此外，由生物因素致病

笔记

如外伤、感染、传染病等，或严重心理疾病如神经症、情感障碍、精神分裂等不列入心身疾病。

（二）心身疾病的特点

1. 以躯体症状为主，有明确的病理生理过程。患者以明确的躯体不适求诊，经临床诊断有躯体性病变。

2. 疾病的发生发展与心理社会因素有关。详细了解病史，兼顾心理、社会、躯体三方面因素，并明确其时间关系。

3. 生物或躯体因素是某些心身疾病发病的基础，心理社会因素起“扳机”的作用。

4. 某种人格特质是疾病发生的易患因素，比如A型人格、C型人格等。

5. 心身疾病一般发生在自主神经支配的系统或器官。

6. 心身综合治疗效果较好。

（三）身心反应——躯体疾病的心理反应

在心身疾病研究中，通常比较注重“心 - 身”的联系，但实际上，躯体疾病同样可以成为应激源而导致心理反应，即身心反应的问题。如在发病后，引起以焦虑、忧郁为主的强烈的精神心理因素作用，促使原有症状恶化和复杂化，造成恶性循环，久久不愈，典型的身心疾病比如癌症患者心理反应的四期变化。这些心理反应不但影响患者的社会生活功能，又可以成为继发的躯体障碍的原因，导致继发性心身障碍。

1. 躯体疾病通过对神经系统的直接、间接作用影响心理活动，如心脑血管疾病引起的脑缺氧；电解质代谢紊乱导致的心理障碍，如血钾增高导致的意识障碍、知觉异常等症状；高血钙导致患者表情淡漠、出现幻觉等。

2. 躯体疾病引起患者的心理反应。包括自我意识转变；对疾病的认知反应、情绪反应、意志行为甚至是个性的改变。

3. 躯体疾病影响患者的社会功能。如，患病后与亲友的关系，对学习工作的影响，甚至家庭经济的改变、生活方式的改变等。

（四）心身疾病的分类

迄今尚未有国际公认的心身疾病分类方法。目前较有代表性的心身疾病分类包括美国精神病学分类法（DSM 分类系统）、世界卫生组织国际疾病分类法（ICD 分类系统），以及日本精神身体医学会分类法。

（1）心血管系统：冠心病、原发性高血压、急性心肌梗死、心源性猝死、二尖瓣脱垂症、雷诺病、心绞痛、心脏性偏头痛、情绪性心律失常、神经性低血压等。

（2）消化系统：消化道溃疡、慢性胃炎、慢性胰腺炎、神经性厌食、神经性呕吐、过敏性结肠炎、肠道激惹综合征等。

（3）呼吸系统：支气管哮喘、过度换气综合征、神经性咳嗽。

（4）内分泌系统：糖尿病、甲亢、单纯性肥胖、心因性多饮多尿多汗症、甲减、艾迪生病等。

（5）神经系统：偏头痛、自主神经功能紊乱、眩晕症、紧张性头痛、脑血管功能障碍、面肌痉挛等。

（6）生殖系统：功能性不孕不育、无菌性前列腺炎、性功能障碍等。

笔记

(7) 内科其他心身障碍:类风湿关节炎、坐骨神经痛、系统性红斑狼疮、痛风、过敏性紫癜、胃癌、原发性肝癌、乳腺癌、食管癌、肺癌等。

(8) 妇产科:功能失调性子宫出血、月经失调、经前期紧张、心因性不孕、乳腺增生、原发性痛经、产后综合征、更年期综合征等。

(9) 儿科:哮喘、儿童溃疡病、儿童肥胖、神经性厌食、神经性呕吐、遗尿、心因性发热、心因性呼吸困难、肠道功能紊乱、夜惊、口吃等。

(10) 骨伤及外科:骨科外科疼痛、肋软骨炎、骨质疏松、肩手综合征、胆道系统疾病、术后肠粘连、术后精神障碍等。

(11) 皮肤科:神经性皮炎、银屑病、荨麻疹、瘙痒症、多汗症、斑秃、湿疹等。

(12) 眼科:原发性青光眼、眼睑痉挛、眼睑下垂等。

(13) 耳鼻喉科:梅尼埃病、慢性鼻窦炎、突发性耳聋、咽部异物感等。

(14) 口腔科:口腔黏膜溃疡、心因性牙痛、颞颌关节炎、牙周炎等。

(15) 其他:如神经症及部分精神病所表现出的心身障碍;职业中毒性心身障碍;与生活相关的心身障碍等。

(五)中医心身医学相关理论

中医学在20世纪80年代以前并没有心身医学和心身疾病的概念,与心身相关的理论基本散见于中医各典籍当中。例如,"心身合一"、"心身并治"等。随着心身医学的不断发展,中医学者开展了用中医理论研究和辨证论治防治心身疾病的工作,并于1992年成立了中医心身医学研究会。

早在《管子·内业篇》中就有:"忧郁生疾,疾困乃死"的论述;《内经》认为:"形"包括脏腑经络、气血津液等,"神"包括精神活动和躯体生理功能,即身与心。《类经·针刺类》指出"形者神之体,神者形之用。无神则形不可活,无形则神无以生",概括出了形神即身心的整体观念,强调形神的和谐标志着健康,形神的失调则是疾病的基础。

关于心身疾病的治疗与预防,《黄帝内经》也提出了许多方法。包括:①调神以治形,即通过干预心理活动,治疗躯体疾病。如《素问·阴阳应象大论》提出"悲胜怒……恐胜喜……怒胜思……喜胜忧……思胜恐"的以情胜情法,以及移精变气、顺情从欲等方法。②治形以疗神,即通过治疗躯体疾病来干预心理活动,体现了心身同治原则。关于心身疾病的预防,中医则称之为养生,《黄帝内经》中就提出要形神兼养,养神为上,并提出"治未病"的理论。

二、心身疾病的发病机制

心身疾病的发病机制较为复杂,目前有多种理论对其进行解释,主要理论有心理动力学理论、心理生理学理论和行为学习理论。

(一)心理动力学理论

这一理论始终重视潜意识心理冲突在各种心身疾病发生中的作用。目前认为,潜意识的心理冲突是通过自主神经系统功能活动的改变来造成某些脆弱器官的病变而致病。例如潜意识心理冲突在迷走神经功能亢进的基础上可造成哮喘、溃疡病等;在交感神经功能亢进的基础上可造成原发性高血压、甲亢等。所以只要查明相应的潜意识心理冲突即可弄清发病机制。心理动力学理论认为心身疾病的发病有三要

笔记

素：①未解决的潜意识心理冲突；②自主神经系统的过度活动；③身体器官的脆弱易感性倾向。

心理动力学理论解释发病机制的缺陷在于夸大了潜意识的作用。

（二）心理生理学理论

心理生理学理论的研究则侧重于心身疾病的发病过程。其重点包括：有哪些心理社会因素，通过何种生物学机制，作用于何种状态的个体，导致何种疾病的发生。

心理生理学理论认为，心理神经中介途径、心理神经内分泌途径和心理神经免疫学途径是心身疾病发病的重要中介机制。由于不同的人可能产生不同的生物学反应并涉及不同的器官组织，因而可能存在不同的中介途径。免疫系统与心身疾病的联系，可能涉及以下3条途径：①下丘脑-垂体-肾上腺轴：应激造成暂时性皮质醇水平升高，从而损伤细胞的免疫作用。但长期应激与短期应激对免疫系统的影响效果不同，有时也可使细胞免疫功能增强；②自主神经系统：交感神经系统释放儿茶酚胺类物质，与淋巴细胞膜上的β受体相结合，影响淋巴细胞功能；③免疫系统：免疫抑制可因条件反射学习获得，从而改变免疫功能。

此外，心理生理学研究也重视不同种类的心理社会因素，如紧张劳动和抑郁情绪，可能产生不同的心身反应，以及在不同个体素质上的疾病易感性的重要作用。

（三）行为主义学习理论

巴甫洛夫经典条件反射说明条件反射是一种独立的生理反应。心理神经免疫学奠基人之一——艾德（Ader），通过厌恶性味觉实验证明免疫系统也可以形成条件反射。

行为主义学习理论认为某些社会环境刺激引发个体习得性心理生理反应，表现为情绪紧张、呼吸加快、血压升高等，由于个体素质上的或特殊环境因素的强化，或通过泛化，使得这些习得性心理和生理反应被固定下来，演变成为症状和疾病。

心身障碍部分属于条件反射性学习，如哮喘儿童哮喘发作可因获得父母的额外照顾而被强化；也有部分是通过观察或认知而习得的，如儿童的某些习惯可能是对大人的模仿。米勒（Miller）等关于“自主反应的操作条件反射性控制”的实验（即内脏学习实验），说明人的某些具有方向性改变的疾病可以通过学习而获得，如血压升高或降低、腺体分泌的增强或减弱、肌肉的舒张或收缩等。基于此原理提出的生物反馈疗法和其他行为治疗技术，已被广泛应用于心身疾病的治疗中。

（四）综合的认识

当前心身疾病的研究并不拘泥于某一学派，而是综合各种理论互为补充，发病机制的很多细节问题尚待进一步研究和证实。综合起来可以分为如下方面：

1. 心理社会刺激信息传入大脑　心理社会刺激信息传入大脑皮质并得到加工处理和储存，形成抽象观念。此过程在中介因素诸如认知评价、人格特征、观念、社会支持、应对类型和资源等综合作用下完成。其中认知评价是关键，人格特征是核心。

2. 大脑皮质联合区的信息加工　传入信息通过联合区与边缘系统的联络，转化为调节内脏活动的信号及情绪，通过与运动前区的联络，传达随意运动的信号。

3. 传出信息触发应激、应急相关系统并引起生理反应　即下丘脑-腺垂体-肾上

笔记

腺皮质轴和交感神经-肾上腺髓质系统，引起神经-内分泌-免疫的整体变化。

4．心身疾病的发生　遗传和环境因素决定个体的薄弱环节，机体适应应激需求的能量储存过度使用就会耗竭，在强烈、持久的心理社会刺激的作用下就会产生心身疾病。

无论哪种理论对心身疾病进行解释，均强调了心理、社会因素对于躯体的影响，而这也正是我们所努力向“生物-心理-社会医学模式”转变的核心思想。新的医学模式是一个完整统一的系统，在这个系统之下，传统的心身疾病名单已经逐渐淡化于临床之中，但心身疾病的精髓却已经随着医学模式的转变逐渐深入到临床各个范围，开始以心、身的相关问题考虑临床疾病。

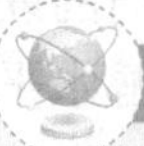

知识链接

循环叠加机制

心身疾病的发病机制，一直以来是国内外众多学者致力研究的重大课题。根据中医情志学说，结合现代医学的研究，项祖闯提出心身疾病发病机制——“循环叠加机制”的观点，认为“内生应激源”是心身疾病发病、发展过程中一个重要的发病环节。强调心理干预改善不良认知评价对于治疗心身疾病的重要性。

三、心身疾病的诊断与防治原则

（一）诊断原则

1．心身疾病的诊断原则

（1）疾病的发生发展有心理社会因素，与躯体症状有时间关系。

（2）有明确的躯体症状，存在器质性病变或病理生理学变化。

（3）排除躯体疾病、神经症或精神病。

2．心身疾病的诊断程序　诊断程序包括生物医学诊断和心理诊断。前者同诊断学，心理诊断涉及病史采集、体格检查、心理行为检查和综合分析。

在心身疾病的治疗过程中要随时关注患者的心理状态。患者旧的心理问题解决了，又会出现新的问题，要求医生针对情况重新评估并采取相应干预措施。

（二）心身疾病的治疗原则

心身疾病的治疗原则：急则治其标、缓则治其本。当然还要具体情况具体分析。干预目标包括：消除心理社会刺激因素，消除心理学病因，消除生物学症状。

（三）心身疾病的预防

心身疾病是心理社会因素和生物因素综合作用的结果，所以心身疾病的预防也应同时兼顾心、身。心理社会因素大多需要长时间刺激才会引起心身疾病，故心身疾病的心理学预防应及早做起。

具体的预防工作包括：对心理素质具有明显弱点的人，应用心理行为技术予以指导矫正；对那些生活和工作环境中存在明显应激源的人，应及时进行适当的调整，减少或消除心理刺激；对出现情绪危机的正常人，应及时进行心理疏导。至于某些具有心身疾病遗传倾向的人群（如高血压遗传史）或已经有心身疾病先兆征象（如临界高血压）的人群，则更应注意加强心理健康教育。

笔记

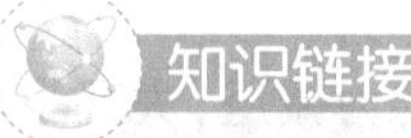

知识链接

心身疾病现阶段的预防

个体预防是目前心身疾病的主要预防方式。个体预防主要表现为学习现代科学知识，加强个人修养，提高自身辨别能力，从不同视角观察各种问题，培养健全的人格。健全的人格依赖于个体所处的社会文化背景、家庭和学校教育及个体有意识的培养等。

社会防御是通过改善个体社会生活环境来预防心身疾病。个体置于社会中，因社会分工、工作性质、社会地位等方面的区别，很难避免各种心理应激的发生及对个体的心身健康产生不良影响。因此，可通过社会力量为个体创造良好的生活、工作环境，形成和谐的社会氛围，有利于避免人为精神创伤。

第二节　常见心身疾病

一、原发性高血压

原发性高血压，又称高血压病，是最早确认的心身疾病之一。流行病学调查表明，高应激区人群的原发性高血压发病率比低应激区的人群多，说明精神高度紧张、责任过重或矛盾较多的职业与其发病密切相关。针对患高血压患者出现的心理反应，进行社会心理干预，往往会取得良好的效果。

（一）心理社会因素在高血压发生和发展中的重要作用

目前认为，高血压的发病机制是各种因素综合作用的结果，主要是由于机体外界及内在的不良刺激，引起剧烈的、长期的应激状态，使中枢神经系统的兴奋与抑制过程失调，全身细小动脉痉挛，外周血阻力增加，血压升高。在此过程中，心理、行为和社会因素起主导作用。

1．心理社会应激因素　有研究认为约有70%以上的原发性高血压患者经历有明显的心理社会应激事件。注意力高度集中、过度紧张、视听觉过度刺激等应激性事件，可使血压升高。

2．人格特征　心理学研究发现，患原发性高血压的个体多具有雄心壮志、争强好胜、办事过分认真、固执、求全、易激动和感到烦恼等人格特点。近年来的研究证实A型行为模式的个体也易患原发性高血压。

3．情绪因素　有实验研究表明，个体的情绪变化与血压的高低存在密切关系。负性情绪反应（如愤怒、抑郁、焦虑、苦闷等），能够提高肾上腺髓质释放肾上腺素，增加心排出量和外周血阻力，引发原发性高血压。长期反复的精神刺激，或强烈的负性情绪，能够激活大脑皮质、丘脑下部及交感肾上腺系统，逐渐导致血管系统的神经调节功能紊乱，而引起心率、心输出量、外周血管阻力、肾上腺皮质、肾上腺髓质等功能的变化，久之可形成持续性高血压。

4．其他因素　高血压的发病还与遗传、肥胖、不健康的生活方式（如大量吸烟、酗酒、长期熬夜）、不科学的饮食习惯（如高钠饮食、低钾摄入）等有关。存在上述因素者，患高血压的几率明显增高。

笔记

（二）原发性高血压的心理反应

高血压初期，患者表现为易激惹、易疲乏、注意力不集中、记忆力减退、失眠等。久之，患者可出现焦虑、恐惧、抑郁状态，表现为过分注意自己病情，或对病情感到恐惧、忧虑，甚至产生死亡恐惧感和疑病观念。晚期，可见假性脑肿瘤样综合征，表现为精神萎靡、表情呆板、思维贫乏、反应迟钝、乏力、无兴趣、动作迟缓；或突然发作意识障碍，出现朦胧、谵妄或精神错乱状态，伴有恐怖性的幻觉或片断的妄想，甚至自伤、伤人、冲动、言语不连贯、定向力丧失等。

（三）原发性高血压的心理社会干预

1．支持疗法　对已确诊者，要详细了解其生活习惯及生活经历，讲明高血压发生的可能原因，消除或减轻患者的烦躁焦虑情绪，增强患者战胜疾病的信心。指导患者改变不良的生活习惯，改善膳食结构，以促进病情好转。

2．松弛训练　对原发性高血压患者通常采用渐进放松的训练方法。一般每周训练1次，每次15～20分钟，并要求患者回家后按训练程序继续练习，每天2次。

3．生物反馈疗法　经临床验证，生物反馈疗法对原发性高血压具有较好的临床疗效。1984年，美国高血压预防、检测、评估与治疗高血压全国联合委员会将生物反馈疗法推荐为轻、中度高血压治疗的首选方法，为中、重度高血压治疗的一种辅助手段。生物反馈疗法多与松弛训练结合使用。

4．综合心理治疗　综合心理治疗是高血压治疗的基础方法，是指在内科生物学治疗的同时，采用心理疗法、运动疗法及其改变生活习惯等多种方法相结合的综合治疗干预方法。运动疗法多适用于轻度高血压患者，其中耐力训练和有氧训练均有较好的降压作用，如快走、慢跑、骑自行车、游泳等，此外，还要改变不良生活习惯，低钠饮食、戒烟、控制饮酒、减轻体重等。综合心理治疗的特点是系统、规律、长期坚持。

案例分析

案例：孙某，男，48岁，建筑工程师。劳累、恼怒后头痛3年，加重1周，血压145/92mmHg，血清胆固醇4.35mmol/L（3.4～5.2mmol/L），血清甘油三脂1.38mmol/L（0.56～1.7mmol/L），血清低密度脂蛋白1.13mmol/L（0.9～1.4mmol/L）。3年前体检时发现血压偏高，收缩压150mmHg、舒张压95mmHg，无明显自觉症状，偶感劳累后头痛，无头晕、乏力、失眠、多梦等症状。诊为"高血压1级"，3年来一直坚持药物治疗，但疗效不满意。心理医生了解到，患者性情急躁，常与工人发生口角；3年前丧母，悲痛不已，患者用加班、拼命工作来缓解丧母之痛；1周前，争取被派往国外援建的机会，与领导沟通未果，暴怒，导致头痛加重。

分析：心理医生分析，患者脾气比较暴躁、遇事易激惹、情绪控制能力较弱，处于中度的焦虑状态，其人格和行为特征符合A型行为模式。研究表明，A型性格是引起原发性高血压的危险因素之一。

二、冠状动脉粥样硬化性心脏病

冠状动脉粥样硬化性心脏病是最早确认的心身疾病之一，简称冠心病。目前，全世界至少有三四千万冠心病患者，每年死于冠心病者达数百万之众，在许多国家冠心

笔记

病已经成为造成人们死亡的主要原因。除公认的遗传、高血压、高血脂等生理学因素与冠心病的发生密切相关外，社会压力、A 型行为、不良情绪、吸烟、活动过少等心理社会因素也是冠心病发生和发展的重要危险因素。同时，患者会表现出明显的心理反应。对冠心病患者开展心理社会干预已越来越受到医疗工作者的青睐。

（一）心理社会因素在冠心病发生和发展中的重要作用

冠心病是由于冠状动脉管壁形成粥样斑块，造成血管腔狭窄所致的心脏病变。现代的大量研究证明，心理社会因素虽不是引起冠心病的决定因素，但因其所导致的紧张情绪能够影响中枢神经系统，刺激交感神经和肾上腺素的活动增加，释放儿茶酚胺，使血压升高和局部心肌缺氧而产生冠心病症状。

1. 心理社会应激因素　一般认为，经历的应激事件越多，冠心病的发生、复发及其死亡率越高。调查表明，英国居丧的鳏夫和寡妇，在他们配偶死亡的最初 6 个月内死于冠心病者较同龄居民高 6 倍。另一调查发现，在事业中经历过 4 次以上重大挫折者，比未受重大挫折者的冠心病患病率高 4 倍。有人对 100 名冠心病患者的病前生活进行了调查，发现有 91 名患者病前都曾从事冗长而紧张的工作，每天工作常在 10 个小时以上。

2. A 型行为　大样本研究发现，A 型行为的中年健康男性雇员在 8 年半的观察期内，冠心病的发生率为 B 型行为的 2 倍。有研究表明，A 型行为中的愤怒和敌意更具有病因学意义。早在 1979 年，国际心脏病与血液病学会就已经确认 A 型行为是引起冠心病的独立危险因素。

3. 情绪因素　冠心病病程长，反复发作，导致患者思想负担重，情绪低落，可出现愤怒、沮丧、焦虑、消沉、抑郁等不良情绪反应。调查显示，冠心病人群中约有 80% 能够意识到不良心理因素对冠心病的影响，但大多数人却不能很好地控制自己的情绪。不良情绪（如愤怒、焦虑、烦躁、抑郁、紧张、惊恐、憎恨、过分激动等）都会诱发冠心病发作，甚至导致猝死。研究表明，老年冠心病患者的情绪状态中，存在焦虑、恐惧、敌对、偏执、人际关系敏感等不良情绪者明显多于正常老年人。

4. 其他因素　公认的冠心病危险因素还包括吸烟、缺乏运动、多食与肥胖等。这些行为往往是对特定的社会环境或心理压力的不良适应造成的。

（二）冠心病的心理反应

1. 对诊断和症状的反应　许多患者在确诊前并无心理反应。一旦出现胸痛、胸闷症状而被确诊后，患者就会出现不同的心理反应，其反应特征与患病前个体的人格特征与对疾病的认识有关。一般来说，倾向于悲观归因思维模式者常常表现为紧张、焦虑不安，甚至出现惊恐发作，部分患者继发抑郁，以致整个生活方式发生重大改变，将疾病行为变为生活中的主要行为，进而加重冠心病，诱发心肌梗死；部分患者采用“否认”的心理防御机制，而延误诊治。

2. 心肌梗死患者急性期心理反应　国外对冠心病监护病房患者的研究发现，至少 80% 患者存在不同程度的焦虑、58% 出现抑郁情绪、22% 产生敌对情绪、16% 表现不安。这些心理因素对疾病的发展又起着重要的作用。通常，在入院的第 1 天焦虑情绪最为明显，主要是由于担心突然死亡、被遗弃感和各种躯体症状的影响等；第 2 天，部分患者呈现出“否认”的心理防御反应，漠视、淡化和回避疾病的存在，“否认”在急性期有利于心身的适应，而缺乏“否认”机制的患者往往表现为较高的焦虑和抑郁反应；第 3～5 天，患者主要表现为抑郁的情绪反应，且持续时间较长，近年来的研

笔记

究发现，重度抑郁与冠心病的患病率及死亡率有关，冠心病患者中抑郁症的时点患病率是普通人的3～4倍。

3．心肌梗死患者康复期的心理反应　冠心病康复期患者最常见的主诉是疲乏、焦虑、抑郁、睡眠障碍、对性生活的担心、不敢恢复工作等。衰弱感容易导致患者长期活动减少，而渐至肌肉萎缩，进一步加重疲乏感，疲乏又常被理解为心脏损害的症状。因此，对大多数病例，主张在恢复早期即指导其进行渐进性活动锻炼以及各种心理行为干预，必要时进行抗抑郁治疗。

（三）冠心病的心理社会干预

1．健康教育　在冠心病的不同临床阶段，针对患者的不同临床症状和心理反应，开展有针对性的健康教育指导工作，帮助患者认识疾病、减少焦虑，以利于疾病的康复。

2．矫正A型行为　通常采用松弛训练、改变期望、时间管理指导与康复训练相结合的综合方法。松弛训练可采用想象放松法、深呼吸放松法等；康复训练多采用分阶段康复训练方法，根据患者不同临床阶段，制订不同的康复训练计划，帮助患者逐渐克服恐惧。

3．改变生活和应对方式　建立健康的生活方式和行为方式，合理调配膳食结构，控制脂肪及蛋白质的摄入，低盐、低糖饮食，多食水果、蔬菜，戒烟限酒，适量运动。养成良好的生活习惯和行为方式能够帮助患者采取积极的应对方式，积极的应对方式有助于提高患者的行为能力。

4．焦虑、抑郁的治疗　一旦患者出现明显的焦虑、抑郁表现，则需要有针对性地进行的药物和心理治疗。抗焦虑药可选择苯二氮䓬类，如地西泮、氯氮䓬、奥沙西泮等；抗抑郁药可选择单胺氧化酶抑制剂、三环类抗抑郁药和选择性五羟色胺受体抑制剂（SSRIs），以SSRIs为首选，如氟西汀、帕罗西汀、舍曲林等。

三、糖尿病

糖尿病是由多种原因引起的以慢性高血糖为特征的代谢紊乱。随着医学模式向“生物-心理-社会医学模式”的转变，心理因素在糖尿病的发生、发展、治疗和预后中的重要作用越来越受到人们的关注，糖尿病已经成为全球公认的心身疾病。

（一）心理社会因素在糖尿病发生和发展中的重要作用

糖尿病是由于胰岛素分泌或作用缺陷，或者两者同时存在所致。心理因素可通过大脑边缘系统和自主神经影响胰岛素的分泌，诱发糖尿病。常见的心理因素包括慢性应激、个体的性格、应对方式、承受压力的能力等。

1．生活事件　有研究表明，青少年糖尿病患者中双亲去世和家庭破裂的严重生活事件远多于患其他慢性疾病者，并且77%的这类严重生活事件都发生在糖尿病发病前。大量临床研究也表明，生活事件与糖尿病的代谢控制密切相关，糖尿病患者会因为生活事件的突然袭击，而使病情发生迅速加剧，甚至出现严重的并发症。

2．心理应激　心理应激能使正常人显示出糖尿病的某些症状，如血糖升高、尿糖和酮体含量增多。正常人在应激过后很快恢复正常，而糖尿病患者则很难做到。

3．人格特征　1936年，邓巴（Dunbar）就把糖尿病看做经典的心身疾病，认为大多数糖尿病患者性格不成熟、被动依赖、做事优柔寡断、缺乏自信、缺乏安全感，有受虐狂的某些特征，这些人格特点当时被称作“糖尿病人格”。近代的研究也表明，糖尿

笔记

病患者的性格倾向于内向、被动、感情不易冲动。

4. 情绪因素 现代医学研究表明，不良情绪会导致糖尿病。另有研究证实，安定的情绪可以使糖尿病病情缓解，而忧郁、紧张和悲愤等情绪则常常导致病情加剧或恶化。

（二）糖尿病的心理反应

1. 青少年发病者的心理反应 一般来说，在青少年期发作糖尿病的患者中常可见到激动、愤怒、抑郁与失望的情绪反应，也能见到孤僻和不成熟的性格特点。

2. 成年期发病者的心理反应 成年期发病者的心理反应的性质、强度和持久性取决于多重因素，主要包括病情的严重程度、既往的健康状况、患者的生活经历、社会支持、对疾病的认识和对预后的评估以及应对能力和性格等。需要特别指出的是，由于糖尿病患者的病情易发生波动，所以患者的应对能力和预防病情波动的措施不一定总是导致病情稳定或好转。在这些情况下，患者就会感到失望、无所适从、悲哀、忧愁、苦闷，对生活和未来失去信心，应对外界挑战和适应生活的能力下降，甚至导致自杀行为。自杀意念的发生与抑郁严重程度和治疗依从性相关。

3. 抑郁 糖尿病是一种慢性长期疾病，长期的饮食控制、血糖监测、胰岛素的服药或注射，都极大地降低了患者的生活质量，从而导致糖尿病患者心理压力大，容易产生抑郁情绪。

（三）糖尿病的心理社会干预

1. 健康教育 通过解释、说理、疏导、安慰等，帮助患者了解糖尿病的基本知识，消除不适当的预测、误解和错误信念，消除各种消极情绪反应，指导患者控制饮食，教导患者自我监测血糖，定期随访，树立其治愈疾病的信心。

2. 行为疗法 为帮助患者遵从复杂的治疗计划，可采用行为疗法。与患者共同制订“行为协议”，为医生和患者规定一系列的责任和相互期待的行为。其中，医生的责任是根据患者的病情，为患者安排治疗和食谱；患者的责任是执行医嘱，严格控制饮食，按处方用药。医生与患者必须相互配合，共同为患者负责。也可以让患者每天记录治疗全过程，记录内容包括患者每天的饮食、活动、用药、血糖和尿糖等详细情况，自我检测治疗行为，医生定期检查和复核，以提高患者的遵医行为。

3. 治疗不良情绪 糖尿病患者的焦虑、抑郁情绪均可导致血糖波动，影响糖尿病的稳定。轻者可通过生物反馈疗法与松弛训练来降低血糖；重者需遵医嘱服用抗焦虑、抗抑郁药物。

4. 糖尿病并发症的治疗 对反复出现复杂并发症的糖尿病患者，在进行有效临床治疗的同时，还应及时向患者提供心理支持。

四、癌症

癌症是威胁人类生命的重要疾病之一，目前心理因素与癌症的关系已得到普遍公认，认为心理因素与癌症的发生、发展和转归有着不可忽视的联系。

（一）心理社会因素在癌症发生和发展中的重要作用

癌症是机体在各种致癌因素的作用下，细胞异常增生而形成的新生物。目前，公认的心理社会因素导致癌症发生的途径有三条：促进癌细胞生长；抑制机体免疫力；降低机体微粒体酶系活性，影响人体对化学致癌物质的降解。能够产生这些变化的心理社会因素主要包括生活事件、人格特征、不良情绪及社会支持等。

笔记

1. 生活事件　癌症患者发病前生活事件的发生率较其他患者为高。Miller对1400对夫妻进行观察，发现配偶中有一方患癌症或死于癌症，另一方也易患癌症。大量的临床实践表明，癌症发病前最常见的明显心理因素是失去亲人的情感体验。

2. C型行为　研究发现，C型行为的个体癌症发生率比其他人高3倍以上，并可促进癌的转移，使癌症发生恶化。

3. 情绪因素　现代医学认为，不良情绪一旦超过人体生理活动所能调节的范围，就有可能与其他内外因素交织在一起，引起癌症的发生。有调查表明，癌症患者病前有明显的不良心理因素影响者高达76%，而患一般疾病的人却只占32%；在食管癌患者中，有56.5%的人在病前有忧愁和急躁等不良情绪。

4. 社会支持　有研究表明，社会支持可以作为心理干预的有效手段之一，帮助癌症患者树立抗癌信心，使其保持豁达乐观的情绪，提高生存质量。

（二）癌症的心理反应

1. 诊断初期的心理反应　癌症患者多对于突如其来的癌症诊断难以接受，存在侥幸心理，通过各大医院反复检查，以否定诊断。一旦确诊，就会感觉焦虑、抑郁、恐惧和绝望，进而导致食欲、睡眠、行为异常，部分患者甚至还会有自残行为、自杀念头。随之出现被动依赖性增强，疑心加重，夸大身体的变化或过分警觉，自尊心增强，行为变得幼稚，渴望得到关怀和照顾。

2. 治疗康复阶段的心理反应　患者对不同治疗措施会产生不同的身心反应，担心疾病能否治愈，对治疗缺乏信心，甚至回避手术或寻求其他解决方法。

3. 复发阶段的心理反应　患者对治疗的信任感明显降低，努力寻求其他的非医学治疗方法者更为常见。在终极阶段常见的情绪反应是恐惧和绝望。

（三）癌症的心理社会干预

1. 支持性心理治疗　进行支持疗法时，态度必须真诚、尊重患者，对患者的身心痛苦给予高度同情，即使他们的想法和做法不对，也要尊重他们。

2. 认知疗法　对癌症患者的认识疗法主要任务之一是把患者所持的错误的观念调整成合理的、科学的、现实的、理智的、积极的、相对获益大而相对损失小等观念，在治疗时必须做到：良好的医患关系→详细的患者资料→找出错误认知观念→获得成长并纠正错误观念→产生相对良好的结果。

3. 生物反馈疗法　通过生物反馈，使患者很好地掌握松弛技术，使身体肌肉放松，进而使心理放松，减轻癌症对心理造成的巨大压力。

4. 抗焦虑和抑郁治疗　必要时可选择抗焦虑药和抗抑郁药。常用的抗焦虑药物有地西泮、硝西泮、氯硝西泮。抗抑郁药有盐酸帕罗西汀片（赛乐特）等。

五、消化性溃疡

消化性溃疡，主要指发生在胃和十二指肠的慢性溃疡，即胃溃疡和十二指肠溃疡，是最为常见的心身疾病，是临床常见病、多发病。流行病学调查显示，消化性溃疡呈世界性分布，估计全球约有10%的人一生中患过此病。

胃肠道被认为是最能表达情绪的器官。实验研究发现，心理因素可影响胃液的分泌、胃黏膜血管充盈的程度以及胃壁蠕动的变化。大量的临床实践也证实，心理社会因素与溃疡病的发生有直接的关系。

笔记

1. 生活事件　生活中的一些压力事件能对个体的胃部造成刺激，增强个体患溃疡病的可能性或加重其原有病情。加拿大研究人员用“人在一定时间内经受的生活改变”作为指标，来衡量人的应激。结果发现，6个月之内或前一年经历过较多应激性生活事件的人比普通人患病的机会更多，尤其是患胃溃疡。

2. 人格特征　邓巴总结了溃疡患者的易感人格，其特征为工作认真负责、进取心强、依赖愿望强烈、易怨恨不满并且常感压抑愤怒。艾森克人格问卷调查发现，溃疡病患者多具有内向及神经质特点。艾甫（Alp）等研究发现，溃疡病患者多具有孤独、自负、焦虑、抑郁等人格。具有上述人格特征的个体在遇到压力时很难排解不良情绪，更多地依靠抽烟、喝酒来缓解紧张，更容易导致溃疡病的发生。

3. 心理应激　持久的不良情绪反应可引起消化性溃疡。据统计，几乎在每次战争中，一些城市居民和军队里，消化性溃疡的发病率都显著上升；家长经常在吃饭时训斥甚至打骂孩子，易使儿童发生消化性溃疡。临床实践表明，溃疡病患者常伴有不同程度的抑郁症状，经抗抑郁治疗可取得一定的效果。

溃疡病的发生还与人们的职业有关系，那些需要不停适应新变化的职业，如驾驶员、警察、管理者、记者、急诊科医生等患溃疡病的比例更大。因此，溃疡病患者应学会调节情绪，尽力消除紧张，发泄愤怒烦恼情绪，解除心理上的悲伤等，消除不良情绪刺激所造成的危害。

案例分析

案例：李某，女，35岁，外企高管。近年来反复出现左上腹疼痛，因疼痛并不明显，加之工作较忙，未及时就诊。2年前症状加重，腹痛加剧并呈规律性疼痛，曾诊为“胃溃疡”“慢性胃炎”，常规治疗，疗效并不理想。1个月前，症状进一步加重，表现为餐后腹痛剧烈，腹胀，饮食减少，泛酸，腹泻，失眠，月经不调。经与患者交谈，心理医生得知：患者因在外企工作，结婚后未在公司公开，与丈夫处于隐婚状态。5年前，丈夫提出生子要求，患者以工作为由拒绝，自此夫妻感情出现裂痕。2年前，公司人事关系变动，部分员工被解雇，患者担心婚姻关系被发现，始终提心吊胆。1个月前，患者被提升为部门总管，工作压力增大，人际关系变化。心理医生为患者进行了量表评测，结果显示HAMD抑郁量表24分，HAMA焦虑量表21分。

分析：心理医生分析认为，患者的胃溃疡属于心身疾病。患者长期以来工作压力较大，又因家庭关系问题，不能向丈夫倾诉以缓解压力，逐渐产生焦虑、抑郁等负性情绪，以躯体形式表现出来，且逐渐加重。根本的干预措施是消除不良情绪，增强应对生活事件的能力。在常规临床治疗的同时，进行心理干预。经半年的心理调适，患者的病情得到控制。HAMD抑郁量表7分，HAMA焦虑量表6分。

六、支气管哮喘

支气管哮喘是一种慢性气道炎症性疾病。最新的资料表明，目前全球哮喘患者达3亿，而我国哮喘患者也已多达3000万左右。大量研究和临床实践证实，心理因素在哮喘的发作中具有重要作用。

通过对1150名成年人的前瞻性研究发现，对生活满意度差、应激状态、神经质人

笔记

格等均与哮喘的发病相关。心理因素可引起副交感神经兴奋，导致细支气管平滑肌收缩，增加气流阻力，引发哮喘。

与健康人相比，成年哮喘患者人际关系敏感、恐惧、焦虑、抑郁、敌对、偏执、有更多的强迫症状等，这些心理障碍进而又成为哮喘发作的诱发因素，如此恶性循环，不断加重病情。一般认为，愤怒、恐惧、抑郁和焦虑等不良情绪均可以诱发或加剧哮喘。研究还发现，40% 的哮喘患儿哭泣时喘息加重；看惊险影视镜头或突然受到责骂时，都会引起哮喘发作。

哮喘患者的人格特征大都表现为焦虑、激动、情绪不稳、幼稚、依赖性强、性格内向等。不良心境和性格的缺陷使患者机体免疫功能下降，对外界敏感性增强，易诱发和加重哮喘；而哮喘发作时又可引起患者情绪紧张及焦虑等症状。

支气管哮喘的治疗原则是去除病因、控制发作和预防复发。1994 年，世界卫生组织提出“哮喘全球防治战略”，认为药物治疗不是哮喘唯一的治疗途径，必须全面考虑生物、心理及社会因素在哮喘防治中的作用。

哮喘患者首先要对哮喘的一般知识有一个深入的了解，并进行深入的个体心理分析，提高自我认知水平，克服悲观情绪，树立哮喘可以治疗、可以控制的信心。患者应该学会自我心理调适，懂得运用相对应的理性观念来对抗并取代非理性观念，从而放弃非理性观念，形成良好的心境模式。

此外，情绪因素对支气管哮喘有一定的影响，因此，心理治疗常能取得一定效果，如催眠疗法、松弛疗法、系统脱敏疗法等。

心身医学研究的是心理社会因素与健康和疾病的关系。狭义的心身疾病则具体关注临床常见的心身疾病，如原发性高血压、冠心病、糖尿病、癌症、消化性溃疡、支气管哮喘等疾病在发病、治疗、转归中心理社会因素的重要作用。因此无论在维系健康还是在治疗疾病中，都要重视心身同一的原则。

学习小结

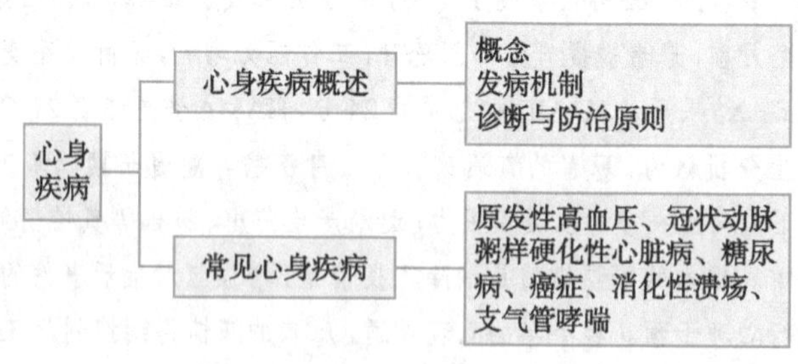

（王凌志）

复习思考题

1. 什么是心身疾病（广义与狭义）？
2. 心身疾病的特点有哪些？
3. 心身疾病的发病机制有哪些？
4. 原发性高血压、冠心病的心理社会因素有哪些？
5. 癌症的心理社会干预有哪些？糖尿病的心理社会干预有哪些？

笔记

第五章

心理健康与心理障碍

学习目的

通过学习心理健康与心理障碍的相关知识，使学生能对心理健康与心理障碍的概念、评判标准、临床表现以及各种心理问题和常见心理障碍有初步的认识，为心理评估与心理干预等后续章节内容的学习和医学心理学的临床应用奠定基础。

学习要点

人的心理发展与心理健康的概念及相互关系；心理发展各阶段的特点；群体对心理健康的影响；环境与职业发展过程中的压力与影响；心理问题与心理障碍的表现及其判断，常见心理障碍的临床类型。

第一节　心理发展与心理健康

一、心理健康的概述

个体的成长与发展表现在生理、心理及适应性行为 3 个方面，生理是心理活动的基础，适应性行为是心理活动的外在表现，包括对社会环境和自然环境的适应，心理活动是联系生理与适应性行为的纽带。三者之间在个体的成长与发展中相互制约、相互影响，决定着个体的心理发展与健康。

（一）心理发展的概念

心理发展是指个体的心理行为按照一定的规律，由低级到高级、由简单到复杂、由幼稚到成熟的变化过程。个体早期的心理发展往往表现为对较为具体事物的感知和行为反应，随着个体的成长，其认知活动水平逐步提高且不断完善，行为也日趋成熟。心理的发展是从个体出生到成年并一直持续到老年的过程。

（二）心理健康的概念

健康是人生存发展的基本要素，在现代生活中尤其受到关注。人们曾经把健康简单地理解为“健康就是无病、无伤、无残”的状态。随着时代的发展和观念的转变，人们对健康的认识也在逐步深入。1984 年世界卫生组织（WHO）把健康定义为“不仅仅是没有疾病或身体的虚弱现象，而是一种在身体、心理和社会的完满状态”。1990

笔记

年世界卫生组织进一步对健康的定义作了修正，将道德健康纳入健康标准。健康是指一个人在身体、心理、社会适应和道德水平4个方面都处于健全的状态，如图5-1所示。

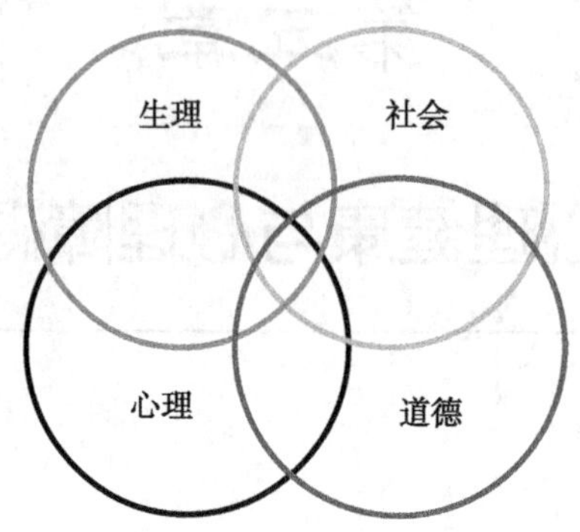

图5-1 健康的含义

1. 心理健康的概念 广义的心理健康是指一种高效、满意、持续的心理状态。狭义的心理健康是指人的心理活动和社会适应良好的状态，是人的基本心理活动协调一致的过程，其表现是认知、情感、意志、行为的协调和人格完善。

2. 心理健康的标准 由于人们对心理健康标准的理解不同，心理健康的标准也有一些分歧。其中影响较大的是马斯洛（Maslow）和米特尔曼（Mittelman）提出的心理健康10条标准：

（1）有足够的自我安全感。

（2）能充分地了解自己，并能对自己的能力作出适度的评价。

（3）生活理想切合实际。

（4）不脱离周围现实环境。

（5）能保持人格的完整与和谐。

（6）善于从经验中学习。

（7）能保持良好的人际关系。

（8）能适度地发泄情绪和控制情绪。

（9）在符合集体要求的前提下，能有限度地发挥个性。

（10）在不违背社会规范的前提下，能恰当地满足个人的基本要求。

我国学者也提出了心理健康的标准，内容如下：

（1）智力正常：包括正态分布曲线之内者、能对日常生活作出正常反应者以及智力超常者。

（2）情绪良好：包括能够经常保持愉快、开朗、自信的心情，善于从生活中寻找乐趣，对生活充满希望；具有稳定的情绪并能调节负面情绪的能力。

（3）人际和谐：包括乐于与人交结，有稳定而广泛的人际关系，有知己和朋友；在交往中保持独立而完整的人格，有自知之明，不卑不亢；能客观评价他人，善于取长补短，宽以待人，乐于助人等。

（4）适应环境：包括有均衡的处世态度，恰当的社会接触，对社会现状有较清晰正确的认识，具有顺应社会变化的能力，勇于改造现实环境，达到自我实现与社会奉

笔记

献的协调统一。

（5）人格完整：包括人格的各个结构要素不存在明显的缺陷与偏差；具有清醒的自我意识，不产生自我同一性混乱；以积极进取的人生观作为人格的核心，有相对完整的心理特征等。

心理健康是一个动态、开放的过程。心理健康的人在特别恶劣的环境中，可能也会出现某些失常的行为。判断一个人的心理是否健康，应从整体上根据经常性的行为方式作综合性的评估。

二、个体发展与心理健康

（一）儿童心理健康

不同年龄儿童的生理特点与大脑功能有着密切关系。随着儿童年龄的增长和大脑功能的成熟，儿童的心理水平亦从简单发展到复杂，从低级发展到高级，从不完善发展到完善。

1．胎儿期及婴幼儿期　胎儿期是指受精卵在母体生长直到分娩的整个时间段。人出生以后直到上小学时（6～7岁）结束被称为婴幼儿期。婴幼儿期可进一步分为婴儿期（出生～1岁）、婴幼儿期（1～3岁）、幼儿期（3～6岁、7岁）。

（1）胎儿期心理健康：母体的营养、健康状况以及孕妇情绪变化所产生的内分泌改变都构成了新机体生长的化学环境。注意孕期的营养、良好的生活行为方式、预防疾病、保持良好的情绪，会为胎儿的健康成长奠定基础。

中医学在汉代就提出“妊娠养胎”，并按照胎儿发育的进程提出“逐月养胎法”，以促进胎儿健康成长。妇人怀孕，母子一体，气血相通，如能精神内守，有益母子健康。七情过极往往伤及母子，故要重视孕妇的精神调摄，做到无悲愁、无思虑、无惊恐、无大言，喜怒哀乐适可而止。

（2）婴幼儿期心理健康：婴幼儿期是个体生理心理发展最迅速的时期，在这段时期，感觉、运动功能迅速发展。如果没能得到发展所需的必要条件和足够刺激，就会阻碍向下一个阶段的过渡。母爱对婴幼儿的心理健康发展起着举足轻重的作用，母爱的减少，容易导致小儿拒食、夜惊、呆板、好哭等。因此，0～3岁是大脑发育的关键期，也是心理发展的关键期。母乳喂养对婴儿营养和促进早期人际关系健康发展具有重要意义。哺乳可增加母亲与孩子在视、听、触摸、语言和情感的沟通，使孩子获得心理的满足，有助于神经系统的发育和健康情感的发展。

适宜而丰富的感觉刺激能促进婴幼儿运动、感觉器官和智力的发展。2～3个月的婴儿可帮助他做被动体操，空腹时可训练俯卧和渐渐俯卧抬头；4～5个月的婴儿可在俯卧的基础上训练四肢运动，或帮助他学翻身。半岁以后应训练他用手握东西；10个月以后可训练他站立、迈步走路。研究认为，婴儿的动作训练能促进脑的发育和动作的协调。

3岁以内是口头语言发展的关键期。语言是人际交流的工具，婴儿掌握语言的过程，也是心理发展的过程。有研究表明，儿童听到周围人的言语越多，大脑第二信号系统的发展和完善也越快。还应注意婴儿情绪和性格的培养。婴儿对母亲的依恋是从胎内就逐步建立的，这种依恋建立有助于孩子形成安全感和对人的信任。如到3岁仍未建立这种依恋，可能造成儿童情感或个性发展方面的问题或障碍。

（3）幼儿期心理健康：幼儿期的心理生理发展特点：幼儿期（3～6岁），又称学前

笔记

儿童。大脑调节控制能力逐步增强。7岁幼儿脑重已接近成人，这时的神经系统进一步发展，神经纤维的髓鞘基本形成，神经兴奋性逐渐增高，睡眠时间相对减少，条件反射比较稳定。皮亚杰将2～7岁儿童的认知发展称为运算前期。幼儿的认知特点有：①自我中心：以自己的观点推测周围的事物，无法站在别人的立场角度从事思考；②万物有灵论：幼儿相信自然界的物都有生命、有情绪；③符号功能：幼儿以某物、某字或某种心理表象来代表未在眼前出现的另一种东西，也称表象功能。

3岁以前的幼儿主要使用直观动作思维，5～6岁后开始出现逻辑思维。幼儿个性初步形成，自我意识逐渐发展。幼儿能调节自己的行为，但自我控制能力还较差，模仿能力强。情绪不稳定，易任性和冲动，易受外界感染，并富于幻想。

进入幼儿期后，孩子的心理活动范围开始增加，心理和行为问题开始显现，维护心理健康至关重要。

幼儿早期教育最有效的方法是父母以身作则，包括父母的互敬互爱、对人生和社会的正确认识、积极进取、勤奋、热情，都是为幼儿的心理发展作出表率。应重视非智力因素的培养。但随年龄的增长，在幼儿晚期已经发展起一定的控制能力。幼儿期的情感发展是随环境和教育发生着迅速改变的，他们喜欢看动画片、崇拜英雄、欣赏美的东西。3岁以后孩子就出现了独立的愿望，开始自行其事，心理学上称之为“第一反抗期”。这是自我意识发展的表现，有积极的意义，应该因势利导，培养他们的自我管理能力。

适量的玩耍和游戏能够促进孩子的能力发展。游戏可以帮助幼儿走出自我中心的世界，学会与人交往，与人合作，建立群体伙伴关系。玩具和游戏有利于幼儿增长知识、发展思维和想象力。幼儿之间的游戏，有利于社会交际、道德品质、自觉纪律、意志、性格和语言表达能力等的培养。

2. 儿童期　儿童期指6～12岁的时期，这一时期正值小学阶段，故也有人称之为学龄期。这是幼儿期和青春期之间的一个重要的发展时期。

(1) 儿童期的心理生理发展特点：幼儿开始了自我意识的萌芽，在童年时期的生活条件下，进入小学，获得“学生”这一社会角色。儿童进入学校学习，不再以游戏为主导活动，而是以学习为主导活动，儿童时期除生殖系统外其他器官已接近成人。脑的发育已趋成熟，是智力发展最快的时期，感知力、注意力、记忆力、想象力和思维能力都有了新的提高和发展。语言能力进一步发展，词汇日渐丰富，行为自控管理能力增强。此阶段的认知水平从量与质上与幼儿期相比有明显的提高，形象思维逐步向抽象逻辑思维过渡。

(2) 儿童期的心理健康：儿童具有的强烈的好奇心和求知欲，给他们布置过重的学习任务，或把学习作为惩罚手段，会阻碍儿童的求知欲和学习兴趣的正常发展。促进儿童心理健康发展，应注意避免以下情况：过分照顾、过于溺爱、过分冷漠、过分严厉、忽冷忽热、反复无常等。儿童入学后，接触的范围逐渐扩大，应及时教给儿童一些人际交往的技能，以帮助儿童适应新环境。要教育儿童在游戏中互相谦让、互相帮助、互相支持；增加儿童与家人以外的其他人相处的机会，从中学会人际交往，发展友谊感、同情心和责任心。

（二）青少年期心理健康

青少年期指12～18岁的时期，这是介于儿童与成年之间的成长时期，个体生理

笔记

发育和心理发展发生了急剧变化，也是人生观和世界观逐步形成的时期。

青少年时期是生长和发育的快速阶段。在内分泌激素的作用下，男女少年第二性征相继出现，性功能开始成熟，又称为性成熟期。脑和神经系统的发育基本完善，第二信号系统作用显著提高。逻辑思维的成熟是这个青少年期在认知能力上的最显著特点，个体的抽象逻辑思维明显占优势，并向理论性抽象逻辑思维发展，辩证思维基本形成。青少年的自我意识高度发展，心理冲突明显。一方面青少年逐渐意识到自己已长大成人，希望独立，强烈要求自作主张，不喜欢老师、家长过多的管束，好与同龄人集群；另一方面由于阅历还浅，实践少，在许多方面还不成熟，经济上不能独立，从而出现独立性与依赖性的矛盾。处于青春期阶段的个体，情绪有明显的冲动性，易激动、不善于自制。随着性生理的迅速发育和逐步成熟，青少年的性意识开始萌发。他们渴望了解性知识与异性交往，由于社会环境的制约，出现性意识与社会规范之间的矛盾。

（三）成年期心理健康

根据艾瑞克森的人格发展理论，可以把成年期进一步分为 3 个时期：成年早期，也称青年期，年龄范围是 18～35 岁；成年中期，也称中年期，一般指 35～60 岁这段时期；成年晚期，也称老年期，指 60 岁以后的人生阶段。

1．成年早期（青年期）　青年期是人生的黄金阶段。从生理上，青年期个体的身体各系统的生理功能达到最佳状态，进入生理功能的顶峰时期。青年期的个体心理方面也得到了全面的发展。表现在以下几个方面：

认知能力和语言发展趋于成熟：形成十分稳定和概括化的观察力，记忆效果也进入最佳时期；情绪情感内容丰富、深刻，但容易激动：青年人富于热情，表现为奔放、果断等，但有时青年的情绪、情感容易激动。随着年龄的增长，其自我控制能力会逐渐提高。意志行为的自觉性和主动性增强：由于认识能力的发展和逐渐成熟，个体行动的果断性增强，动机斗争过程也逐渐内隐、快捷，并富于坚持精神。人格逐渐成熟：表现为自我意识趋于成熟，能做到自我批评和自我教育，做到自尊、自爱、自强，也懂得尊重他人。

青年期个体步入社会独立生活，生活中常常会遇到各种挫折与人际关系的矛盾需要应对。青年时期是发生性、恋爱心理问题的高峰期。应该对性有客观科学的认识，对性有正确的认知与态度是性心理健康的首要问题。

2．成年中期（中年期）　成年中期，一般是指 35～60 岁这一阶段，是由青年期向老年期的过渡时期。中年期是长达 25～30 年之久的漫长人生路程，是身心发展和人生经历的又一个重大转折期。

中年期是生理成熟的延续阶段，也是生理功能从旺盛逐渐走向退化的转变期。中年人情绪趋于稳定，较青年人更善于控制自己的情绪。做事具有更强的目的性，自我意识明确，意志坚定，个性稳定，是事业上最容易取得成功的阶段。

更年期是生命周期中从中年向老年过渡的阶段，是生育能力由旺盛走向衰退的时期。女性在 45～55 岁左右，男性则为 50～60 岁。到了更年期，男女性腺分泌性激素的能力有所减退，性功能随之下降。有些人变化较快也较明显，导致自主神经系统功能紊乱，出现紧张、焦虑、烦躁、易怒、失眠、记忆力减退、燥热不安、心悸、眩晕、性欲淡漠、性功能减退等一系列症状。

笔记

处于更年期的个体应以科学的态度、正确的认识来对待这种生理的变化，消除不必要的紧张、焦虑和恐惧情绪。除此之外，在更年期，个体应该减少不必要的刺激，保持精神愉快，有利于减轻或消除不舒适的感觉。

3. 成年晚期（老年期）　成年晚期，也称老年期，指60岁以后的人生阶段。这一时期是走向人生的完成阶段。

老年期的个体出现生理方面的退行性变化，心理方面表现在感知觉功能下降。老年人情绪趋于不稳定，表现为易兴奋、易激惹、喜欢唠叨，情绪激动后需较长时间才能恢复。人格上表现出以自我为中心，猜疑、顺从性等特点。

步入老年期，个体意识到死亡的临近，并由此产生心理波动。老年人应对死亡有思想准备，不回避，不幻想，才能克服对死亡的恐惧心理，从容不迫地生活。同时，子女应在生活上积极照料老人，对老人多关心、多体贴，多进行情感上的交流，老人有病及时医治，使老人感觉温暖和安全。

第二节　心理问题与心理障碍

随着社会经济的发展，人们生活中面临各种生存、竞争和发展和挑战也越来越多。人际关系冲突、职业竞争压力、生活环境变迁、社会期望增加、自然灾害威胁、突发事件冲击、躯体疾病影响等等在日常生活中都无时无刻地给人们的心理带来冲击和造成压力，导致不同程序的心理困扰和心理健康水平降低，表现出各种心理问题和心理障碍。

一、心理问题的概念

所谓心理问题（mental trouble），是指由于各种心理社会因素引发的内心冲突，导致心理活动的失衡状态。临床上关于心理问题的理解有狭义和广义两种。狭义的心理问题是指由现实的心理社会因素所引发的心理冲突导致的心理活动的暂时失衡状态。广义的心理问题是指各种心理社会相关因素引发的的心理活动失衡和社会功能缺损状态。广义的心理问题还包含心理障碍和心理疾病。本章所指的心理问题是狭义的概念。

曾经把心理问题分为心理紊乱（psycho-disturbance）和心理疾病边缘状态。前者是指在心理社会因素刺激下个体短时内出现心理失衡状态，产生的痛苦体验在能够承受的范围内，情绪反应虽强烈但未影响思维的逻辑性，行为未失控，没有造成社会功能影响；后者是指个体的心理失衡处于其能够承受的边缘状态，情绪反应强烈，有时会出现情绪和行为的失控，导致社会功能的暂时缺损，但尚未达到精神疾病的程度。这种划分由于定义不明确，实际应用中难以判定，近年来已越来越少被采用。

目前通常根据心理问题的严重程度划分为一般心理问题和严重心理问题。

1. 一般心理问题　由一般现实生活刺激引发的情绪失衡状态。当事人为此而感到痛苦，常常表现出厌烦、后悔、懊丧、自责等。一般心理问题持续存在的负性情绪可达1个月、逐渐引发或间断出现的负性情绪可达2个月，个体虽然情绪烦恼但能够在理智的控制下，保持行为不失常态、基本维持日常生活、工作或学习、社会交往等功能的正常状态，但效率有所下降。

2. 严重心理问题 由强烈的、创伤性的、或对个体威胁较大的现实刺激引发，当事人常常沉浸在严重实现刺激的痛苦中，表现为悔恨、冤屈、失落、恼怒、悲哀等，甚至对刺激相关的其他事件也出现强烈反应而表现有轻度的泛化；痛苦情绪的体验常常持续 2 个月以上，但不超过半年，情绪和行为有时会暂时地失去理性控制而冲动，对生活、工作和社会交往有一定程度的影响，造成暂时的社会功能轻度缺损。

一般心理问题和严重心理问题的划分是相对的，两者可以相互转化。有一般心理问题的人若得不到及时疏导，或者接二连三地出现多种现实刺激，可能转变为严重心理问题；相反，有严重心理问题的人若得到及时的咨询和帮助，可以转变为一般的心理问题并及时恢复正常心理状态。两者的区别参见表 5-1。

表 5-1 一般心理问题和严重心理问题的区别

	一般心理问题	严重心理问题
刺激因素	直接由现实生活、工作压力等因素引发的内心冲突	由较强烈的、严重的或对个体威胁较大的现实刺激引起
情绪反应强度	引起的不良情绪反应与刺激因素密切相关，有现实意义且带有明显的道德色彩	引发的情绪反应强烈，难以平息，痛苦体验较深刻
情绪体验持续时间	求助者的情绪体验持续时间未超过 2 个月	情绪体验超过 2 个月，但未超过半年，不易自行化解
意志行为和社会功能	不良情绪反应在理智控制下，不失常态，基本维持正常生活、社会交往，但效率下降，没有对社会功能造成影响	反应较强烈。多数情况下，会短暂失去理智控制，难以解脱，对生活、工作和社会交往有一定程度影响
泛化程度	情绪反应的内容对象没有泛化	情绪反应的内容对象稍泛化

二、心理障碍的概念

心理障碍（psychological disorder）是指个体因各种生理、心理或社会因素引发的心理功能失调和行为异常现象。心理障碍常常给个体造成不同程度的精神痛苦、社会功能损害。即任何因素导致个体的心理行为显著偏离常态，出现精神痛苦或不能适应社会生活的异常状态，临床上又称之为精神障碍（mental disorder）或心理行为障碍。此外，通常把没有明显原因引发的心理障碍，即不是脑和躯体疾病引发的，也不是遭受严重心理社会应激引发的心理障碍，即所谓的“内源性”或“原发的”心理障碍称之为心理疾病或精神疾病。而把继发于社会心理应激或脑和躯体疾病的心理异常称为心理障碍。

心理异常是相对于常态而言的，心理上的常态不是永恒不变的，既受到个体的年龄、性别、健康状态等因素的影响，还受生活经历、文化习俗、教育水平、社会环境等因素的影响，不同个体之间的心理活动存在着明显的差异，因而判断个体的心理异常需要充分考虑这些因素的影响。只有当个人的心理和行为活动与相同身份和文化背景的绝大多数人相比较出显著偏离常态和不适应时，方可认为有心理异常。

偏离常态的心理现象不一定都是异常的心理现象，例如智力超群者其智商明显

笔记

高于一般人的水平，虽然偏离了常态，但其心理功能协调、社会适应良好，因而不属于异常心理现象。异常心理是指那些心理偏离常态，同时又存在心理功能不协调或对社会环境不能适应者。有精神疾病的患者其心理活动显著偏离常态，常会有明显偏离社会常模的行为，但不能认为行为违反社会常模的人都是具有病态的特点。例如，强奸、抢劫、凶杀、吸毒等犯法行为也是违反社会常模，但他们并不都是精神障碍患者。病态的异常心理行为是因为“不能辨认”或“不能控制”自己按社会认可的行为方式采取适宜的行为，以致其行为后果对本人或对社会是不适应的。而罪犯的行为具有明确的目的和动机，其行为并不是因为“不能辨认”或“不能控制”自己这样做，故应与心理障碍的患者严加区别。

三、心理障碍的理论解释

心理学成为一门独立而年轻的学科，发展至今，对心理活动还有许多未解之谜。对异常心理的原因和机制尚处在研究和探索阶段，各学派分别从生理学、心理学和社会文化因素等不同角度出发，研究并解释异常心理活动的发生、发展、变化的规律，得出了不同的看法和结论，产生了不同的理论解释。

（一）生物学的解释

古希腊医学家希波克拉底曾将人的情绪等心理问题解释为因人体内四种体液的不平衡所致。古罗马时期的盖仑则把心理障碍解释为是由于大脑缺陷所造成的。随着生物学和其他相关学科的发展，人们对健康与疾病的认识发生了很大的变化。从生物学理论的角度出发，认为异常心理学的产生、发展都与生物学因素有关。生物学因素包括个体素质缺陷、先天遗传、脑或机体因感染受损、理化因素或药物作用、代谢失调、生理、生化指标异常等。在治疗上强调以物理、化学为主的躯体治疗。但是这种理论忽略了人的心理性和社会性，有较大的片面性。生物学理论虽然可以解释脑器质性精神病、躯体疾病伴发精神障碍、感染和中毒所致精神障碍等异常心理产生的原因，但临床上还有很大一部分异常心理和精神疾病至今尚未找到明确的生物学证据。

（二）心理动力学的理论

以弗洛伊德为代表的精神分析学说认为，被压抑在潜意识中的负性情绪和心理冲突是导致心理异常的主要动力性原因；其心理动力的内心冲突在童年时期就开始了，儿童的早年经验尤其是父母的教养态度对其将来的心理健康起关键性作用。潜意识中生物性本能欲望和社会化文明道德规范的冲突，自我在协调矛盾时无法达到心理平衡就会发生心理障碍，过度地采用心理防御手段进行协调矛盾而形成人格变态。治疗上倡导以精神分析方法查找和释放压抑在潜意识中的负性情绪和心理冲突。心理动力学的理论解释虽被很多学者认同，但如何寻找、测量和确定潜意识中的心理冲突却非易事。

（三）行为主义的理论

行为主义的学习理论认为，社会环境对人的行为影响很大，人类的一切行为都是后天学习获得的，异常行为也是后天习得的，并不断地得到强化而固定形成。行为学习理论中巴甫洛夫的经典条件反射、斯金纳的操作性条件反射以及班杜拉的社会学习理论和实验都支持以“学习理论”解释各种异常行为。行为学习理论还认为，不良

笔记

行为和心理障碍可以通过“重新学习”的方式加以矫正，使其恢复正常。

（四）人本主义心理学理论

人本主义理论认为，人天生具有生存发展和充分发挥自己潜能的自我实现倾向，即在适合的自然和社会环境中，每个人都能发挥自己的潜能，实现自我价值。如果现实生活环境存在阻碍和消弱的因素，就会导致心理和行为的问题和紊乱。临床干预的对策主要是提供良好和谐的社会和人际关系，促使个体恢复与自己真实情感的沟通理解。人本主义心理学理论的核心概念是自我概念、自我实现、高峰体验、情意、创造、开放教育等，基于该理论发展了心理治疗新方法，如当事人中心疗法。

（五）社会文化的理论

个体在各种社会文化关系的综合影响下，逐渐形成了各自的心理品质和行为方式，并且以相对稳定的形式固定下来。社会文化理论强调社会文化环境在心理障碍发生中的重要作用，认为人的心理活动的异常主要是社会文化环境作用的结果，异常行为是一个人对社会文化生活的反应。每个人所遭遇的生活事件、人际关系、风俗习惯、道德评价标准等不同，其适应性的反应也不同。如果某些社会文化发生变化，其强度和速度超出了人的承受能力，就会出现社会文化关系失调的现象，习得性行为方式显得无所适从，由此而引发心理问题或障碍。如果一个人得到较好的社会支持和帮助、遇到的不良生活事件少、人际关系较好就有可能保持健康的心理状态。因此，稳定社会秩序，改善社会的经济福利和文化设施，创造一个健康、公正与和谐的社会，对于减少异常心理的产生和矫正异常心理都是有益的。

上述几种理论解释各自从不同侧面阐述了异常心理的发生机制，各有所长，但都不能完满地解释各种异常心理产生的原因。随着心理学研究的不断深入，各家学派逐渐趋向于采用整合的观点解释异常心理的发生机制。

四、心理障碍的判断

心理活动的正常与异常过程往往是连续的，没有单一明确的界线，且在一定情况下会互相转化。所以，判断心理活动正常与否，一定要结合当事人的具体情况，参照各个方面的因素，如性别、年龄、职业、受教育程度、民族、宗教信仰、民俗习惯以及当时所处的环境和过去的一贯表现等，对具体的人作具体分析。

临床上对于心理障碍的诊断至少需要关注四方面的因素：①应激因素，即当事人是否存在足以引起心理异常的生物 - 心理 - 社会因素；②心理异常的表现形式与内容，即心理异常的具体表现以及是否与应激因素相关；③心理异常是否造成当事人精神痛苦或社会功能损害；④心理异常的持续时间以及影响因素。

通常判断心理是否异常的方法有以下几种：

1. 医学标准　这种标准是将心理障碍像躯体疾病一样看待。以是否存在具有临床意义的症状和病因作为判断心理异常的标准，也就是通过比较和分析确认存在异常的心理症状，同时通过躯体检查，找到相应的生物学改变，从而确定异常心理。这一标准为临床医生们广泛采用。他们深信心理障碍的患者脑部应有相应病理改变过程。一些目前未能发现明显病理改变的心理障碍，可能在将来会发现更精细的分子水平上的变化，认为这种病理变化的存在才是心理正常与异常划分的可靠根据。医学标准使心理障碍纳入了医学范畴，对心理障碍学研究作出了重大贡献。这种标准

笔记

也比较客观，十分重视物理、化学检查和心理生理测定，精神医学中的许多概念目前已被普遍采纳。

2. 统计学标准　对普通人群的心理活动参数进行测量的结果常常显示为正态分布，其中的大多数人属于心理正常范围，而远离中间的两端则被视为“异常”。因此决定一个人的心理活动是否正常，就以其心理活动参数偏离平均值的程度来决定。显然这里“心理异常”是相对的，它是一个连续的变量。偏离平均值的程度越大，则越不正常。因此所谓正常与异常的界限是人为划定的，以统计数据为依据，许多心理测验方法的判定与此相同。

统计学标准提供了某些心理活动现象的数量资料，相对客观，便于比较，操作也简便易行，因此，在临床上常被采用。但是有些心理特征和行为也不一定成正态分布，而且心理测量的内容同样受社会文化制约。因此，统计学标准有其局限性，心理测量的结果还要结合其他的判断标准综合判断。

3. 内省经验标准　内省经验包括有两个方面，其一是指观察者凭借个人的知识和经验去评价他人心理活动的规律和特点，判断是否正常，这是临床工作中常用的方法。该方法简捷、直观、实用，但有一定的主观性，只能用作定性判断，不能量化，研究的可比性和一致性较差。只有通过严格的临床专业训练才可以提高临床诊断的一致性。其二是指患者的主观体验，即患者自己主观体验到存在的焦虑、抑郁或说不出明显原因的不适感，或自己觉得不能适当地控制自己的意念、情绪和行为，或者造成精神痛苦难以摆脱，因而需要寻求他人支持和帮助。

4. 社会适应标准　个体在正常情况下其社会活动能够遵循社会规范与法律准则、保持公众的认同、约束自身行为、依照社会生活的需要来适应环境和改造环境。因此如果个体的社会适应能力（又称社会功能）受损，不按照社会认可的方式行事，出现违背上述准则的言行，致使其行为后果对本人或社会产生危害，则可以判断此人的行为是不适宜的，存在心理障碍。但是该标准在地域之间的差异很大，难以进行跨地区跨文化的比较。

此外，在心理学上常常根据个体心理活动的主观世界与外在的客观世界是否保持统一、心理活动的内在过程是否保持一致、以及人格是否保持相对的稳定性三方面来判断是否存在心理异常，称为判断心理活动异常与否的“三原则”。

五、心理障碍的表现

心理障碍表现形式和内容多种多样，既可以表现在心理活动的各个过程中，也可以表现为人格心理特征的若干方面。心理障碍的临床表现是诊断心理障碍的主要根据，是精神科医生和心理咨询专业人员必备的基础知识。在临床上，有专门研究精神症状规律性的科学称为精神病理学或精神疾病症状学，对精神症状的准确识别是精神科临床诊断至关重要的一步。

（一）认知障碍

认知障碍包括感知觉障碍、思维障碍、注意及记忆障碍、智能障碍。

1. 感知觉障碍　感觉是指人脑对客观事物个别属性的直接的简单的反映，知觉则是人脑对客观事物各种属性的较完善的整体反映。感知觉障碍通常分为感觉障碍、知觉障碍、感知综合障碍等。

笔记

(1) 感觉障碍：是指在反映刺激物个别属性的过程中出现困难和异常。常见的表现有：

感觉过敏（hyperesthesia）：通常表现为感觉的阈值下降，对各种刺激表现过分敏感，弱刺激即可引起强烈的感觉反应，多见于焦虑症、神经衰弱等。

感觉减退或缺失（hypoesthesia，anesthesia）：通常表现为感觉阈值增高，对各种刺激的感受性降低，强烈刺激仅能引起弱的感觉或没有感觉，多见于抑郁症、癔症等。

内感性不适（体感异常，cenesthopathia）：指躯体内部产生各种不舒适的异样感觉或难以忍受的感觉，如蚁爬感、挤压感、游走感等，多见于焦虑症、抑郁症、精神分裂症等。

(2) 知觉障碍：是人脑对外界事物属性的一部分或整体印象发生障碍。认识的障碍常见的表现有：

错觉（illusion）：是指对外界客观存在的事物的整体属性歪曲的错误感知，多见于与脑和躯体疾病伴发的精神障碍。

幻觉（hallucination）：是指无客观事物作用于感觉器官而出现的知觉样体验，是一种虚幻的知觉。幻觉一般按感觉器官来划分，有幻视、幻听、幻嗅、幻味、幻触、内脏幻觉、思维鸣响（思维化声）等。生理情况下，如半睡半醒状态以及长期感觉剥夺或过分期待某种现象时，可以出现幻觉。病理性幻觉多见于精神分裂症、脑器质性精神病及心境障碍患者。

(3) 感知综合障碍：是指对具体客观存在的事物的本质属性或整体能正确认识，但对诸如大小、形状、颜色、距离、空间位置等个别属性出现错误的感知，可分为时间、空间、形体、运动等感知综合障碍和非真实感等。

2. 思维障碍　思维障碍是指思维活动的连贯性、逻辑性、目的性等发生障碍，通常表现为联想障碍、逻辑障碍、思维内容障碍等方面。

(1) 联想障碍：是指思维过程中的联想速度与途径发生的障碍。临床常见的表现有：

思维奔逸（flight of thought）：又称观念飘忽，特点是联想的速度加快，涌如潮水，内容丰富生动，与周围现实相关而不荒谬，但内容往往不深刻，给人以信口开河之感。多见于躁狂状态。

联想迟缓（inhibition of thought）：表现为思维联想速度受到抑制，患者思考问题感到困难，“想不起来”，话少而内容单调，但患者智力与判断理解能力正常。多见于抑郁症。

联想散漫（scattering of association）：又称思维松散（looseness of thought），是指思维的目的性、连贯性和逻辑性的障碍，表现为联想松弛、内容混乱，对很简单的问题也很难说清楚，交谈困难，严重时表现为思维破裂（splitting of thought），不能表达一个完整的句子，言语支离破碎，多见于精神分裂症。

思维贫乏（poverty of thought）：表现为患者头脑中没有多少活动着的完整概念，常自述“脑子空空，没什么可想，没什么可说”；缺少主动语言，回答问话多为“是”、“不知道”等，多见于慢性精神分裂症。

思维云集（pressure of thought）：又称强制性思维（forced thinking），是指思潮不受患者意愿的支配，强制性的大量涌现在脑内。内容往往杂乱无章。患者也感到意外，

笔记

甚至是厌恶的。常突然出现、迅速消失。多见于精神分裂症。

强迫观念(compulsive idea):是指同一意念的反复联想,自知不必要但欲罢不能。如某患者反复思考“讲话讲多了是否会死脑细胞”,为此反复求诊,询问各种医生。对不同的医生肯定与否定的回答或模棱两可的回答均不能持久接受,自知整天思考这个问题实无意义,但不去想就更难受。多见于强迫性神经症,也见于精神分裂症。

思维中断(interruption of association):是指在无意识障碍或外界干扰等情况下的思路突然被阻,表现为谈话突然中断,停顿片刻后再开口时,已换了内容或另一话题,患者常形容此刻的思路出现了“空白”或不能解析。多见于精神分裂症。

(2) 逻辑障碍:是指思维过程中概念的运用、判断、推理方面的障碍。表现为:

病理性象征性思维(symbolic thinking):是指将一个具体概念与抽象概念混淆,但两者之间有某种联系。如某个患者走路一定要走左边,声称自己是“左派”。此处即混淆了“左边”的具体概念与“左派”的抽象概念。常见于精神分裂症。

语词新作(neologism):是指患者自创符号、图形、文字、语言来表达一种离奇的概念,常表现出概念的融合、浓缩,无关概念的拼凑。如“犭市”代表狼心狗肺,“%”代表离婚。多见于精神分裂症。

(3) 思维内容障碍——妄想(delusion):是一种缺乏事实依据的病理信念,患者表达的内容明显与客观现实不符,但对此仍坚信不疑;妄想的内容与患者自身有关,且为患者所独有。

妄想按照其逻辑结构的严密程度可划分为系统性妄想和非系统性妄想,系统性妄想是指内容连贯且比较接近真实、结构严谨,逻辑性强,内容固定,不易识破的妄想,多见于偏执性精神病。非系统性妄想是指内容不连贯且较荒谬、明显脱离现实、不符合逻辑、常不固定易泛化,常人较易识破的妄想,多见于精神分裂症。

妄想按照其发生的背景条件可划分为原发性妄想和继发性妄想。原发性妄想(primary delusion)是指原因不明的、直接产生的妄想,常突然发生,多见于急性起病的精神分裂症,也见于一些脑器质性精神病,如癫痫。继发性妄想(secondary delusion)是指继发于其他病态心理活动的妄想,如患者先有幻听,听人议论后产生被害妄想。

妄想按照其所涉及的内容可划分为多种类型,有夸大类(包括发明、财富、血统、钟情、改革等妄想)、自责类(包括贫困、罪恶、疑病、虚无等妄想)、被害类(包括被害、关系、跟踪、嫉妒、影响、附体、变兽、诉讼等妄想)等。

3. 注意及记忆障碍 注意和记忆直接参与认知活动,影响着认知活动的品质,两者可相互联系,相互影响。存在注意缺陷的患者常常伴有记忆功能障碍。

(1) 注意障碍:是指精神活动的指向性、选择性、集中程度发生障碍。临床常见的表现有:

注意增强(hyperprosexia):主动注意显著增强,对特定的事物过度关注和警觉。病态的注意增强多与妄想有关,如有被害妄想的患者十分注意所怀疑人的一举一动,对微小细节都保持高度注意和警惕。有疑病妄想者则过分关注自身健康状态的某些变化。

注意涣散(divergence of attention):主动注意明显减弱,注意力不能集中于某一事物上。注意力容易分散,如看了很长时间的书,仍不知所述内容。见于神经衰弱、

笔记

器质性精神障碍。

注意狭窄（narrowing of attention）：注意范围明显缩小，且固定于一个狭小的范围内，对范围外的事物一概没有反应。多见于应激相关障碍、器质性精神障碍。

（2）记忆障碍：是指对获得的信息不能保持，难以再认和回忆。临床常见的表现有：

记忆减退（hypomnesia）：主要表现为再认的障碍。记忆减退常表现为对过去感知过的事物不能再认。最突出的是人物记忆障碍，常见于脑损害患者。神经症患者常主观感到记忆力下降，但常常是愉快的事记不住，烦恼的事耿耿于怀，记忆测验正常。所以这种情况不是真正的记忆障碍，而是其他症状对记忆的干扰所致。

遗忘（amnesia）：指记忆的丧失。遗忘症是指一定时间阶段内全部生活经历的记忆完全丧失，至少是大部分丧失，只残留一些记忆的"岛"。早期常表现为最近发生的事记不住，然后才发展到遗忘久远的事。造成遗忘症最常见的原因是意识障碍，遗忘的程度与意识障碍的深浅程度有一定的关系。其次是痴呆与其他脑器质性疾病。一般认为，意识障碍造成的遗忘多与损害了瞬间记忆有关，痴呆的记忆障碍首先损害的是短时记忆。

有些遗忘症是心因性的。表现为一段时间生活经历的完全遗忘，这段时间发生的事情往往与某种痛苦的生活事件和生活处境密切相关，而与此无关的记忆则保持相对完好，患者也无近期记忆力减弱，称为选择性或心因性遗忘（psychogenic amnesia）。多见于癔症与创伤后应激障碍的患者。

错构症（paramnesia）：是对于过去实际经历过的事物，在其发生的时间、地点、情节上，有记忆障碍。因此患者回忆时张冠李戴，唐汉不分，往往将日常生活经历中的远事近移。多见于老年性与动脉硬化性精神病。

虚构症（confabulation）：是在严重记忆损害的基础之上，患者在被要求回忆往事时，为摆脱窘境，以随意想出的内容来填补记忆的空白。此类患者常对生活中的经历，片刻即忘，连虚构的情节也不能在记忆中保持，以致每次重述时都有变化，且易受暗示的影响。常见于酒精中毒以及脑外伤后精神障碍。

4. 智能障碍　智能障碍指各种先天或后天因素导致的智能下降或缺陷。主要有：

（1）精神发育迟滞（mental retardation）：是指智力障碍发生在胎儿期、围生期、儿童或少年期等大脑发育成熟之前的阶段（18 岁以前），由于遗传、感染、中毒、颅脑外伤等各种原因引起的大脑发育受阻，智力发育停留在某个阶段上，随年龄增长，智力明显低于同龄的正常儿童。

（2）痴呆（dementia）：是指大脑发育已基本成熟，智力发育达到正常之后，由各种有害因素引起大脑器质性损害或大脑功能抑制，导致智能障碍。精神发育迟滞通常发病于幼年时期，而痴呆多见于成年以后发病，如老年痴呆。

（二）情感障碍

情感是指个体对客观事物的态度及其相应的内心体验，情感障碍可以表现在情感的性质、诱发过程、稳定性、协调性等方面，常见的情感障碍有：

1. 情感高涨（elation）　又称躁狂状态，表现为情绪持续增高，自我感觉良好，轻松愉快，兴高采烈，洋洋自得，表情丰富、生动、喜笑颜开、眉飞色舞等。增高的程度可从轻度愉快、高兴到兴奋狂喜、躁狂或销魂状态。往往同时伴有联想奔逸，言行增

笔记

多。多见于躁狂症患者。

2. 情感低落(hypothymia)　又称抑郁状态，表现为情绪持续低落，自我感觉不良，悲伤痛苦、闷闷不乐、愁眉苦脸、消极自卑、低头落泪。对日常生活失去兴趣，说话与活动明显减少，不愿见人，自觉能力降低，对工作失去信心。重者可出现自责或罪恶感，自愧难以为人、生不如死、度日如年，甚至出现自伤、自杀观念或行为。常见于抑郁症和各种原因所致的抑郁状态。

3. 情感淡漠(apathy)　是指患者对外界任何刺激缺乏应有的情感反应，即使面对与自己有密切利害关系的事情也无动于衷。对周围事物漠不关心，内心体验极为贫乏或缺如。面部表情呆板、冷淡。见于精神分裂症、脑器质性精神障碍。

4. 情感倒错(parathymia)　是指患者的情感反应与当时处境和思维内容不相称或相反。如亲人死亡时不悲反喜，遇高兴事时反而痛哭流涕等。见于精神分裂症。

5. 情感爆发(emotional outburst)　是指情感不稳定，极易出现哭笑无常、叫喊吵骂、打人毁物等情感爆发，有时表现为捶胸顿足、嚎啕大哭，或手舞足蹈、狂笑不已，或满地打滚，或幼稚、做作的表演性表情或动作等。发作持续时间较短，带有浓厚的情感色彩，重者可有轻度意识障碍。见于分离型癔症。

6. 病理性激情(pathological affect)　是一种突然发生的、强烈而较短暂的情感障碍，常伴有一定程度的意识障碍与残酷的暴行，以致严重地伤害别人，事后出现遗忘症。见于癫痫、精神分裂症及脑外伤性精神障碍。

7. 焦虑(anxiety)　是指情绪的紧张与不安，患者常表现为心神不定、担心害怕、惶惶不可终日，如有大难临头，不知如何办才好，如热锅上的蚂蚁，找不到出路，有人称焦虑是“莫名的恐惧”。常伴有自主神经系统变化与运动性不安(如坐立不安、无目的动作增加等)。最常见于焦虑性神经症，但也见于多种精神疾病。

8. 恐怖(phobia)　是指对外界实际不具危险的客体表现出明显的害怕和恐惧，常常伴有回避行为，患者明知不必要但不能控制，因而自觉很痛苦。多见于恐怖性神经症。

9. 易激惹(irritability)　是指情感不稳定，稍不如意就易动怒发脾气，攻击性强。多见于精神分裂症、躁狂状态和神经症。

(三)意志行为障碍

意志是人自觉地确定目的，并根据目的调节支配自己的行动，克服各种困难，以实现预定目的的心理过程，因而意志障碍常常伴有行为障碍(参见第二章)。

1. 意志障碍

意志增强(hyperbulia)　指意志活动增多。患者的意志活动具有病态的顽固性，在病态情感或妄想支配下，顽固地支持某些行为。如抑郁症患者的顽固自杀企图与行为；被害妄想者的反复诉讼上告；嫉妒妄想者对其配偶的跟踪监视行为等。

意志减退或缺乏(hypobulia，abulia)　指意志活动的减少或缺乏。患者在日常生活中缺乏主动性要求与行动，常与情绪低落或情感淡漠有关。对任何事物缺乏兴趣，对处境无所要求，做事或生活被动，常伴有行为动作减少，整日卧或呆坐、呆立、生活懒散，需要督促或照料、护理。多见于抑郁症和慢性精神分裂症。

2. 行为和动作障碍

单一的随意或不随意的肌肉活动称为动作，一系列连续而有目的的复杂动作称为行为。行为动作异常又称为精神运动性障碍，常见的行为动作异常表现有精神运

笔记

动性兴奋和精神运动性抑制。

（1）精神运动性兴奋（psychomotor excitement）：是指整个精神活动显著增强，分协调性与不协调性两类。

1）协调性精神运动性兴奋：指与患者的思维、情感状态协调一致的精神运动性兴奋，并和所处环境关系密切，动作和行为都具有明确目的性，易被人理解，即患者的整个精神活动是协调一致的。

2）不协调性精神运动性兴奋：患者的整个精神活动明显不协调，动作和行为的增多与其思维、情感活动不一致，缺乏目的性，单调而杂乱，令人费解。如精神分裂症的紧张性兴奋，无诱因突然发生的冲动、攻击或破坏行为。也见于谵妄状态、伴有智力障碍和人格改变的器质性精神障碍。

（2）精神运动性抑制（psychomotor retardation）：是整个精神活动的减低。动作、行为与言语同时减少，缺乏主动性，对外界刺激反应迟钝。见于精神分裂症、抑郁症等。常见表现有：

1）木僵症（stupor）：表现为精神运动完全抑制，肌张力显著增高。患者不言不动、不饮不食、呆坐、呆立或终日卧床；大小便潴留，也不主动排泄；不咽唾液，任其沿口角外流；对刺激缺乏反应。木僵可持续数小时至数天。多见于精神分裂症、抑郁症与心因性精神病，称功能性木僵；也可见于病毒性脑炎、一氧化碳中毒性脑病、脑肿瘤和脑部外伤等，称为器质性木僵。

2）蜡样屈曲（flexibilitas cerea）：患者的精神运动完全抑制，肢体任人摆布成任何姿态，毫不抗拒，即使处于极不自然的姿势，也可长时间保持不变。如患者僵卧在床上，抽去头下枕头后，仍持续在好似枕着枕头的姿势躺着，即使很长时间也不自动纠正，称空气枕头。

3）违拗症（negativism）：患者对所有外来吩咐或要求的一种不自主的抗拒，并非有意的不合作。分主动性违拗与被动性违拗两型。被动性违拗是拒绝执行任何吩咐；对别人的要求，一概加以抗拒。主动性违拗不但不招待吩咐，并作出与要求全然相反的动作。

4）重复或刻板动作（stereotyped act）：患者不自觉地将毫无意义的动作持续不变地重复多次，称重复动作；而无休止的重复即称为刻板动作。这些动作常常是非常机械，多见于器质性精神障碍。

5）强迫动作（compulsive act）：表现为不由自主的、欲罢不能的某种反复多次的行为或仪式性动作。患者明知其不合理与不必要，但控制不做则感到痛苦或焦虑。如反复检查，反复洗手，反复数数等。多见于强迫性神经症，也见于精神分裂症等。

第三节　心理障碍的常见类型

按照传统的观点心理障碍划分为器质性精神障碍和非器质性精神障碍两大类。然而这种分类只是相对的，随着功能影像学、分子生物学和遗传学的研究进展，所谓的非器质性精神障碍越来越多地被发现存在不同程度的病理改变。当今临床上常见的精神障碍类型有：精神分裂症、心境障碍、神经症及应激相关障碍、心理生理功能障碍、人格障碍等。

笔记

一、精神分裂症

精神分裂症(schizophrenia)是一组具有感知、思维、情感和行为等多方面障碍以及精神活动的不协调为临床特征的精神病性障碍。多起病于青壮年，常缓慢起病，通常意识清晰，智能尚好，但在疾病过程中可出现认知功能损害。自然病程多迁延，呈反复加重或恶化，但部分患者可保持痊愈或基本痊愈状态。

（一）临床表现

精神分裂症的临床表现复杂多样，不同患者、不同类型、不同阶段的临床症状可有很大的差别。主要临床症状有：

1. 感知觉障碍　最突出的是幻觉，包括幻听、幻视、幻嗅、幻味、幻触或内脏幻觉等，而言语性听幻觉最为常见。患者的行为常常受到幻听的影响，或沉溺其中自语、自笑，常会引发被害妄想、疑病妄想等。

2. 思维障碍　是精神分裂症的核心症状。常常表现出思维联想、逻辑推理及思维内容障碍。其中联想障碍以思维散漫和思维破裂较多见，逻辑障碍以病理性象征性思维、逻辑倒错较多见。妄想是最常见、最重要的思维障碍。最常出现的妄想有被害妄想、关系妄想、影响妄想、嫉妒妄想、物理影响妄想、夸大妄想等。高达80%的精神分裂症患者存在被害妄想，表现为不同程度的不安全感，如被监视、被排斥、担心被投药或被谋杀等，在妄想影响下患者会做出防御或攻击性行为。被动体验在部分患者身上也较为突出，对患者的思维、情感及行为产生影响。多数患者不能识别其认知活动障碍，缺乏自知力，拒绝治疗。

3. 情感与意志行为障碍　主要表现为情感不协调，如情感淡漠或情感倒错，情感反应与思维内容以及外界刺激不配合，是精神分裂症的重要特征。患者对周围的人和事的情感反应不当，表现为不恰当的冷漠、敌视、淡漠等；意志行为障碍主要为意志减退、行为怪异，做事缺乏意愿和动力，对前途不关心，工作、学习和社交兴趣减退，生活懒散，部分有受幻觉、妄想影响下表现为病理性意志增强。常表现为不协调性精神运动兴奋或精神运动抑制。

（二）临床分型

精神分裂症的临床特征与其类型有关。不同的临床类型其临床表现、病程经过、治疗预后有所差异。

1. 单纯型　一般起病于少年期，起病缓慢，逐渐进展。以不知不觉发展起来的离奇行为、社会退缩和工作能力下降为特征。主要表现为逐渐进展的精神衰退，被动、孤僻、生活懒散、情感淡漠和意志减退，过去此型患者在发病的早期易被忽视或误诊而致治疗效果较差。

2. 青春型　多发病于青春期，起病较急，病情进展较快。临床表现为言语增多，内容荒诞离奇，明显的思维散漫或破裂；情感反应不协调，喜怒无常，变化莫测；行为幼稚愚蠢，常有兴奋冲动，本能活动（性欲、食欲）亢进等。

3. 紧张型　多发病于青壮年，起病较急。急性期临床表现为违拗或缄默，严重的精神性运动兴奋或精神性运动迟滞。精神性运动兴奋可见模仿语言或动作，或奇怪的自发性状态和作态；精神性运动迟滞可见蜡样屈曲，紧张性木僵的患者可保持一个姿势几周不变。紧张性兴奋和紧张性木僵可交替出现，或单独发生紧张性木僵。

笔记

（三）治疗及预后

精神分裂症防治的目的是控制各种症状、预防复发和恢复社会功能。治疗的主要方法有抗精神病药物治疗、电休克治疗和心理社会干预等，抗精神病药物治疗是精神分裂症首选的治疗措施，药物治疗应系统而规范，强调早期、足量、足疗程，注意单一用药原则和个体化用药原则；部分急性期患者或疗效欠佳患者可以合用电休克治疗。10%～30% 精神分裂症患者治疗无效，被称为难治性精神分裂症。康复期结合支持性心理治疗及社会干预有助于促进社会功能的全面康复。治疗预后与发病年龄、临床类型、治疗是否及时、社会支持情况等因素有关。

二、心境障碍

心境障碍（mood disorder）又称情感性精神障碍（affective disorder），是以明显而持久的心境或情感高涨或低落为主要临床特征的一组精神障碍，并伴有相应的思维和行为改变。这类精神障碍首次发病年龄多在 16～30 岁，有容易反复发作的特点。可分为抑郁发作、躁狂发作、双相心境障碍、持续性心境障碍。

（一）抑郁发作

又称抑郁障碍、内源性抑郁，是常见的情感障碍，是各种原因引起的以心情低落为主要症状的一种疾病，发作至少持续 2 周以上，常有兴趣丧失、自罪感、注意困难、食欲丧失和自杀观念，并有其他的认知、行为和社会功能的异常。抑郁发作的自杀风险极大。

抑郁发作的典型临床表现有核心症状、心理症状群与躯体症状群 3 个方面。

1. 核心症状　情绪低落、兴趣和愉快感丧失，精力下降。

2. 心理症状群　自信心丧失，过度自责和不当负罪感，反复出现的自杀想法或行为，精神病性症状（可见妄想或者幻觉）、认知症状（注意力和记忆力的下降），自知力受损等。

3. 躯体症状群　睡眠紊乱，食欲紊乱，性功能减退，非特异性躯体症状及晨重夜轻等等。非特异性躯体症状包括头痛或者全身疼痛，周身不适，胃肠道功能紊乱，心慌气短乃至胸前区疼痛，尿频、尿意等等，常在综合医院被诊断为各种周围神经功能紊乱。晨重夜轻即情绪在晨间加重，清晨一睁眼，就在为新的一天担忧，不能自拔。在下午和晚间则有所减轻。此症状是“内源性抑郁发作”的典型表现形式之一。有些心因性抑郁患者的症状可能在下午或者晚间加重，与之恰恰相反。

治疗以抗抑郁药物治疗为主，严重抑郁伴有自杀自伤或木僵患者可采用电休克治疗，患者可配合心理治疗及中医药治疗。

案例分析

某女，42 岁，曾在 10 年前生产之后出现过情绪低落，自认为没有能力照顾儿子，容易悲伤哭泣，话少，兴趣减退，曾经说过做人没意思的话，当时未诊治，家人给予精心照顾，上班之后情绪逐渐好转。2 个月前无明显诱因再次出现情绪低落，寡言少语，不愿工作，不愿做家务，经常感觉没能力，活着痛苦，兴趣减退，认为活着没意义，经常出现想死的念头。3 天前写好遗书，表示对不起家人，担忧自己死后母亲没人照顾会受罪，趁家人不在时，掐死母亲后自己从六楼跳下，身上多处骨折，被送往医院抢救治疗。起病后纳差，体重减轻、睡眠差，常凌晨两三点钟醒来不能再入睡。二便无殊。有明显的消极观念和行为。

笔记

分析：该患者10年来有过多次情绪低落、兴趣减退、消极厌世念头，症状时轻时重，反复多次发作；尤其是最近一次发作较严重，掐死母亲后跳楼自杀，提示患者不仅处于一般的精神运动性抑制状态，而且对生活感到绝望，其杀死母亲的行为是在担心自己死后没人照料母亲会增加其痛苦的病理信念支配下实施的，带有显著的妄想特征。诊断考虑为反复发作的抑郁发作。

（二）躁狂发作

躁狂发作临床表现为情感高涨、思维奔逸、意志行为增强等“三高”症状，且症状至少持续1周。

1. 情感高涨　躁狂的主要原发症状，表现为轻松、愉快、热情、乐观，与环境协调，后期多转化为易激惹。

2. 思维奔逸　指思维联想速度加快，言语明显增多、讲话滔滔不绝、自我感觉极好、常伴有夸大观念或妄想，内容不荒谬，持续时间短暂。

3. 意志行为增强　协调性精神运动性兴奋。精力旺盛、喜交往、行为动作明显增多，可有冲动行为，做事虎头蛇尾，一事无成。

4. 伴随症状　多伴有睡眠需要减少，终日奔波而不知疲倦；性欲亢进；因过度活动入量不足而致虚脱。

谵妄性躁狂是躁狂的一种极端状态，混合性发作是躁狂发作的同时伴有抑郁症状。

治疗药物以抗躁狂药等心境稳定剂为主，根据病情需要及时联合用药。

（三）双相心境障碍

双相心境障碍又称双相情感障碍，简称双相障碍（BPD），指既有躁狂发作又有抑郁发作的一类疾病。其临床症状是兼有心境高涨和低落两极性特点，患者心境在正常、高涨（躁狂发作）、低落（抑郁发作）之间往返摆动，因而其临床特征以症状的复杂多变（躁狂、抑郁及混合状态）和病程反复发作著称。

1. 临床表现　按照发作特点可以分为躁狂发作、抑郁发作或混合发作。

（1）躁狂发作时，情感高涨、思维奔逸、意志行为增强等“三高”症状为主。常伴有夸大观念或妄想、言语明显增多、讲话滔滔不绝、自我感觉极好、精力旺盛、行为动作明显增多，睡眠需要减少，冲动行为等；

（2）抑郁发作时，临床表现为情绪低落、兴趣丧失、精力不足或过度疲劳。

常伴有消极观念，自责自罪、沉默寡言，自我感觉不良、精力不足、懒散少动，食欲减退、早醒、疲乏，甚至有自杀行为。与单相抑郁相比，双相障碍抑郁发作较急，病程较短，反复发作较频繁。

2. 治疗及预后　治疗以情感稳定剂为主（锂盐等），严重的双向障碍患者可以采用电休克治疗。抑郁状态可以使用抗抑郁药物，因其容易诱发躁狂发作、快速循环发作或导致抑郁症状慢性化，一旦症状缓解，应尽早减少或停用抗抑郁药。总之，双相障碍容易反复发作，社会功能损害明显，自杀率较高。

（四）持续性心境障碍

1. 恶劣心境　旧称抑郁性神经症，是至少2年内抑郁心境持续存在或反复出现，

笔记

期间正常心境很少持续几周，没有躁狂发作期。常伴有焦虑、躯体不适和睡眠障碍。抑郁程度通常较轻，无明显的精神运动抑制，无精神病性症状，日常生活不受严重影响。多主动求治，但由于长久不能治愈，患者常感到内心痛苦。由于症状和社会功能损害较轻，常较迟就诊，以致病程冗长。本病属慢性心境障碍，预后较差。目前认为恶劣心境是一种以持久的心境低落状态为主的轻度抑郁，抑郁的严重程度和抑郁症状的数量达不到重性抑郁障碍的程度，从不出现躁狂发作。许多恶劣心境状态始于儿童时期，而且被普遍认为是一种带有抑郁素质的人格障碍。部分患者可在慢性病程的基础上，重叠有重度抑郁发作，称为双重抑郁症。治疗以抗抑郁药物治疗为主，可配合心理治疗。

2. 环性心境　旧称情感性人格障碍，至少2年心境不稳定，期间有若干抑郁和轻躁狂的周期，伴有或不伴正常心境间歇期。是一类以轻躁狂发作和轻性抑郁发作反复交替发生的慢性心境障碍，表现为持续性心境不稳，心境高涨和低落多次反复交替出现，患者躁狂症状的数目、严重程度或持续时间都够不上躁狂发作标准；抑郁症状的数目、严重程度或持续时间也够不上重性抑郁发作标准，可有长达数月的间歇期。这种轻度的躁狂和抑郁发作，一般与生活事件无关，而与性格基础有关。可能为双相障碍的一种变异型。

课堂互动

针对学习难点及重点内容，请学生指出精神分裂症与双相心境障碍的躁狂发作的区别。

三、神经症

神经症(neuroses)又称神经官能症，为一组精神障碍，主要表现为精神活动能力下降、烦恼、焦虑、紧张、恐惧、强迫症状、疑病症状、分离症状、转换症状或各种躯体不适感。共同特征：起病常与心理社会因素有关；病前多有一定的人格特征；症状没有相应的器质性病变做基础；社会功能相对良好；有相当的自知力。患者的焦虑情绪并非由实际威胁或危险引起，或其紧张不安与恐慌程度与现实处境很不相称。一般没有精神病性症状，患者对疾病，有痛苦感，有求治要求；病程大多持续迁延。常见的类型有恐惧症、焦虑症、强迫症、躯体形式障碍、神经衰弱等。

(一) 恐惧症

恐惧症(phobia)是指患者过分和不合理地对某种客体或情境产生异乎寻常的恐惧和紧张，常伴有明显的自主神经症状，如脸红、气促、出汗、心悸、血压变化、恶心、无力，甚至晕厥等。患者明知这种恐惧反应是过分的或不合理的，但在相同场合下仍反复出现，难以控制，以致极力回避所恐惧的客体，影响其正常生活与社交活动。临床特征是：①对某些客体或处境有强烈恐惧，恐惧的程度与实际危险不相称；②发作时有焦虑和自主神经症状；③有反复或持续的回避行为；④知道恐惧过分、不合理，或不必要，但无法控制。

恐惧症依据其恐怖的对象分为场所恐惧症、社交恐惧症及特定恐惧症。

1. 场所恐惧症(agoraphobia)　是恐惧症中最常见的一种。它包括广场恐惧症、

笔记

旷野恐惧症、幽室恐惧症、聚会恐惧症等。

2. 社交恐惧症（social phobia）　也称社交焦虑障碍（social anxiety disorder），恐怖对象多是异性、同龄人或上司等，患者因而不愿参与社交，不敢在公共场合活动。

3. 特定恐惧症（specific phobia）　指患者对某一具体的物件、动物有一种不合理的恐怖。最常见的为对某种动物或昆虫的恐怖，如蜘蛛、鼠、猫、鸟、青蛙等；有些患者害怕鲜血或尖锐锋利的物品，不敢用菜刀、剪刀，害怕伤害自己或别人。

（二）焦虑症

焦虑症（anxiety neurosis）指以广泛和持续性焦虑或反复发作的惊恐不安为主要临床特征的神经症。常伴有自主神经功能紊乱、肌肉紧张和运动性不安。起病并非由实际威胁或危险所引起，其紧张或惊恐的程度与现实处境并不相称。临床上分为惊恐发作和广泛性焦虑症。临床表现如下：

1. 广泛性焦虑（generalized anxiety disorder）　又称慢性焦虑，是焦虑障碍中最常见的表现形式。患者经常或持续的、无明确对象的或固定内容的紧张不安，或对现实中的某些问题过于担心，这种担心与现实很不相称。整天处于大祸临头的模糊恐惧和高度警觉中，惶惶不可终日。主要表现为过度警觉、紧张不安、担忧恐惧等精神性焦虑和肌肉紧张、心悸胸闷、潮热多汗、尿频等躯体症状，同时伴有运动性不安，病程持续 6 个月以上。

2. 惊恐发作（panic disorder）　又称急性焦虑。在日常生活中突然出现强烈的窒息感、濒死感和精神失控感，伴严重的自主神经功能紊乱。患者突然感到惊恐万状，好像死亡将至，为此惊叫呼救。自主神经症状主要有心脏症状：胸闷、心动过速、心跳不规则；呼吸系统症状：呼吸困难或过度换气；神经系统症状：头痛、头昏、眩晕、四肢麻木和感觉异常；其他如出汗、发抖或全身无力。一般历时 5～20 分钟，即可自行缓解。但可频繁发作。发作期间始终意识清晰，高度警觉，发作后的间歇仍心有余悸，产生预期性焦虑。3/4 的患者由于担心发病时得不到帮助，因而产生回避行为，如不敢单独出门，不敢到人多热闹的场所。

（三）强迫症

强迫症（obsessive-compulsive disorder）是以强迫观念、强迫冲动或强迫行为为主要表现的神经症。患者明知这些强迫症状不合理、不必要但却无法控制或摆脱，因而焦虑和痛苦。强迫症和强迫人格有一定关系。常在青少年期发病，多数缓慢起病，病程常迁延，有波动性。一般而言，急性起病、诱因明显、无强迫人格者预后较好，否则预后较差。临床主要表现有：

强迫观念：最为常见，常见有强迫怀疑、强迫性穷思竭虑、强迫回忆、强迫性对立思维等。

强迫意向：患者感到有一种冲动要去做某种违背自己意愿的事。如见到刀想到要扎人，患者不会真去做，也知道这种想法不理性，但这种冲动欲罢不能，从而会把家里刀都藏起来。

强迫行为：往往是患者为减轻强迫观念引起的焦虑，而不得不采取的顺应性或重复性动作反应，称为强迫行为。常见的有强迫检查、强迫询问、强迫清洗等。如穿衣服时必须先穿左侧或系扣从上至下，一旦有错，必须重新开始，称为强迫性仪式动作，此时精神痛苦可相对减轻，但社会功能明显受损。

笔记

（四）躯体形式障碍

躯体形式障碍（somatoform disorder）是一类以持久地担心或相信各种躯体症状的优势观念为特征的神经症。患者因这些症状长期反复就医，尽管各种医学检查结果都正常，尽管医生反复说明和解释，均不能去除其疑惑。即使患者确实存在某种躯体疾病，其严重程度也远远不足以解释其感受到的痛苦和焦虑；尽管患者的症状发生与生活事件或心理冲突密切相关，但患者常否认。病程多呈慢性波动性。常见的症状有慢性疼痛，反酸、恶心、腹胀、腹泻等胃肠道症状，共济失调、肢体无力、咽部梗阻、失音、失明、失聪、抽搐假性神经系统症状，阳痿、性冷淡、勃起和射精障碍、经期紊乱等性功能障碍。主要临床类型有：

1. 躯体化障碍（somatization disorder）　反复陈述多种多样、经常变化的躯体症状，无器质性病变证据。状至少涉及两个系统，最常见的是胃肠道症状（如疼痛、打嗝、反酸、呕吐、恶心等）；呼吸、循环系统症状；泌尿生殖系统症状、皮肤或疼痛症状。病程必须持续2年以上。

2. 疑病症（hypochondriasis）　以担心或相信自己罹患严重躯体疾病的持久性优势观念为主，患者总是反复就医，但各种医学检查阴性和医生的解释，均不能打消其疑虑。常伴有焦虑或抑郁，多数为缓慢起病，无明显诱因。大多数患者疑病症状单一固定，也有个别患者的症状多种多样。病程冗长，常导致社会功能受损。

3. 躯体形式自主神经紊乱　是一种由自主神经支配器官系统发生躯体形式障碍所致的神经症样综合征。常涉及心血管系统、消化系统、呼吸系统等，被称为相应系统的功能紊乱，如“心血管系统功能紊乱”，过去多被临床各科医生诊断为相应器官的神经症，如“心脏神经症”。

4. 躯体形式疼痛障碍　是一种不能用生理过程或躯体障碍予以合理解释的持续、严重的慢性疼痛。情绪冲突或心理社会问题直接导致了疼痛的发生，经过检查未发现相应主诉的躯体病变。病程迁延，常持续6个月以上，并使社会功能受损。

（五）神经衰弱

神经衰弱（neurasthenia）是一种以精神易兴奋又易疲劳为主要特征的神经症，并表现为情绪易激惹、易烦恼、易紧张，还伴有肌肉紧张性疼痛和睡眠障碍等生理功能紊乱症状。精神易兴奋表现为控制不住地联想和回忆增多，大脑无法安静和休息，常导致入睡困难；精神易疲乏表现为精力不足，脑力迟钝，注意力不能集中，记忆减退，工作效率下降，即使长时间休息也难以消除，这些症状不是脑和躯体疾病所致。病情时轻时重，病程迁延，从事脑力劳动者占多数。

（六）癔症

癔症（hysteria）是指因精神因素如生活事件、内心冲突、暗示或自我暗示作用于易感个体引起的精神障碍。主要表现为分离症状和转换症状。分离是指对过去经历与当今环境和自我身份的认知完全或部分不相符合。转换是指精神刺激引起情绪反应，接着出现躯体症状，一旦躯体症状出现，情绪反应便褪色或消失，这时的躯体症状就叫做转换症状，转换症状的确诊必须排除器质性病变。有时癔症有精神病状态，此时称为癔症性精神病。常见于青春期和更年期，女性较多。

1. 癔症性精神障碍　又称分离性癔症，可表现为癔症性意识障碍、癔症性假

笔记

性痴呆、癔症性遗忘或漫游、癔症性身份障碍（双重人格、交替人格）及癔症性精神病。

2. 癔症性躯体障碍　又称转换性癔症，可表现为运动障碍：癔症性痉挛、瘫痪、失音等；感觉障碍：感觉过敏、感觉缺失、视听障碍、癔症球等。

3. 癔症的特殊表现形式　如流行性癔症、赔偿性癔症、癔症性精神病。

多数初次发病者恢复迅速。一般预后良好，多数未恢复的病人有人格障碍和社会适应困难。如果病人病前无人格缺陷、病因明确且能及时解决、病程短、治疗及时，大多数结局良好。

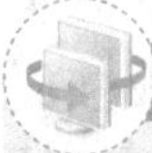
知识拓展

神经症的中医辨证论治

神经症中医属郁病范畴。郁病是由于情志不舒，气机郁滞，脏腑功能失调所引起的一类病证。临床表现主要为心情抑郁，情绪不宁，胸胁胀痛，或易怒喜哭，或咽中如物梗塞，不寐等。以情志内伤为主要因素，病机发展以气郁为先，进而变生他郁。目前中医药治疗效果良好，日益为人们接受。

1. 肝郁脾虚证　精神抑郁，胸胁胀满，多疑善虑，喜太息，纳呆，消瘦，稍事活动便觉倦怠，脘痞嗳气，大便时溏时干，或咽中不适，舌苔薄白，脉弦细或弦滑。治则：疏肝解郁健脾。方药：柴胡疏肝散加减。

2. 肝郁气滞证　精神抑郁，胸胁作胀或脘痞，面色晦暗，嗳气频作，善便太息，夜寐不安，月经不调；舌质淡，苔薄白，脉弦。治则：疏肝理气解郁。方药：逍遥散合半夏厚朴汤加减。

3. 心脾两虚证　善思多虑不解，胸闷心悸，神疲，失眠，健忘，面色萎黄，头晕，神疲倦息，易自汗，纳谷不化，便溏；舌质淡苔白，脉细。治则：健脾养心，补益气血。方药：归脾汤加减。

4. 肾虚肝郁证　情绪低落，烦躁兼兴趣索然，神思不聚，善忘，忧愁善感，胁肋胀痛，时有太息，腰酸背痛，性欲低下，脉沉细弱或沉弦。治则：益肾调气，解郁安神。方药：颐脑解郁方化裁。

5. 肝胆湿热证　烦躁易怒，胸胁胀满，多梦，耳中轰鸣，头晕头胀，腹胀，口苦，咽有异物感，恶心，小便短赤，舌质红，舌苔黄腻，脉弦数或滑数。治则：清肝利胆，宁心安神。方药：龙胆泻肝汤加减。

四、应激相关精神障碍

应激障碍是指一组主要由强烈的心理、社会因素引起的精神障碍。发生因素有：①应激性事件和不愉快的处境，如剧烈的超强精神创伤或生活事件，或持续困难处境；②个体人格特点、易感性；③社会文化背景、教育程度、智力水平及生活信念等。主要临床类型有急性应激反应、创伤后应激障碍、适应性障碍。

（一）急性应激反应

急性应激反应（acute stress reaction）是指以急剧、严重的精神刺激作为直接原因，在受刺激后立刻（1 小时之内）发病。临床表现：突然出现的意识障碍，即反应性朦胧状态；伴有强烈恐惧体验的精神运动性兴奋状态，此时行为常有一定的盲目性；精神运动性抑制状态，即严重抑郁甚至木僵。如果应激源被消除，症状往往历时短暂，通

笔记

常在1周内缓解。预后良好。

（二）创伤后应激障碍

创伤后应激障碍（post-traumatic stress disorder，PTSD）对异乎寻常的威胁性或灾难性事件的延迟和（或）持久反应。主要表现为：重大创伤性事件后，回避对既往创伤处境或活动的回忆，有挥之不去的闯入性回忆，频频出现的痛苦梦境。有时处于意识分离状态，持续数秒或数天不等，称为闪回，此时患者仿佛又完全身临创伤性事件发生时情境，重新表现出事件发生时所伴发的各种情感。面临与刺激相似或有关环境，可促发患者心理和生理反应。伴随有持续的焦虑和警觉水平增高。

（三）适应性障碍

适应性障碍（adjustment disorder）是一种短期的、轻度的烦恼状态及情绪失调，常影响社会功能，但不出现精神病性症状。本病发生是因某一明显的处境变化或应激性生活事件所表现的不适反应，如换工作、上大学、移居国外、留学、退休或患严重躯体疾病引起的生活适应障碍。患者有一定的人格特征，如脆弱、敏感、抗挫能力差等。表现以烦恼、抑郁等情感障碍为主，适应不良的行为障碍，有退缩、不注意卫生、生活无规律等；生理功能障碍有睡眠障碍，食欲不振等；并有社会功能缺损。应激因素消除后，症状持续一般不超过6个月。

五、心理生理功能障碍

心理生理功能障碍是指一组与心理社会因素密切相关的以进食、睡眠及性功能异常为主要临床相的生理功能障碍。包括进食障碍（神经性厌食、神经性贪食、神经性呕吐）、睡眠障碍（失眠症、嗜睡症和发作性睡眠障碍）、性功能障碍（性欲减退、阳痿、早泄、性高潮缺乏、阴道痉挛、性交疼痛）。

（一）进食障碍

进食障碍（eating disorder）是一组以进食行为异常为主的精神障碍，主要包括神经性厌食、神经性贪食及神经性呕吐。神经性厌食是一种多见于青少年女性的进食行为异常，特征为故意限制饮食，使体重降至明显低于正常的标准，为此采取过度运动、引吐、导泻等方法以减轻体重。神经性贪食临床表现为反复发作和不可抗拒的摄食欲望，及暴食行为，患者有担心发胖的恐惧心理，暴食后常采取引吐、导泻、禁食等方法以消除暴食引起发胖的极端措施。可与神经性厌食交替出现，两者具有相似的病理心理机制及性别、年龄分布。神经性呕吐是指一组以自发或故意诱发反复呕吐为特征的精神障碍，呕吐物为刚吃过的食物。

（二）睡眠障碍

睡眠障碍（sleeping disorder）是指各种心理社会因素引起的非器质性睡眠与觉醒障碍。包括失眠症、嗜睡症和某些发作性睡眠异常情况（如梦魇、夜惊、睡行症等）。

1．失眠症（insomnia） 是一种以失眠为主的睡眠质量不满意状况，其他症状均继发于失眠，包括难以入睡、睡眠不深后醒、多梦、早醒、醒后不易再睡、醒后不适感、疲乏，或白天困倦。失眠可引起患者焦虑、抑郁，或恐惧心理，并导致精神活动效率下降，妨碍社会功能。

笔记

2. 嗜睡症（narcolepsy） 是指白天睡眠过度或睡眠发作，或醒来时达到完全觉醒状态的过渡时间过分延长。但不是由于睡眠不足、药物、酒精、躯体疾病所致，也不是某种精神障碍（如神经衰弱、抑郁症）症状的一部分。

3. 夜惊（night terror） 又称睡惊，是指睡眠中突然惊醒，一声尖叫，两眼直视，表情紧张恐惧，呼吸急促，心率增快，有时会突然坐起，伴有显著的自主神经症状，如心跳、呼吸加快，大汗淋漓。有强烈的恐惧、焦虑感和窒息感，偶然有幻觉，如见鬼一般。每次发作约1～2分钟，早上醒后一般无所记忆。这一点和梦魇不同。儿童多见，大多数在长大后自愈。

4. 梦游症（somnambulism） 又称睡行症，指一种在睡眠过程中尚未清醒而起床在室内或户外行走，或做一些简单活动的睡眠和清醒的混合状态。一般不说话，询问也不回答，多能自动回到床上继续睡觉。通常出现在睡眠的前1/3段的深睡期，不论是即刻苏醒或次晨醒来均不能回忆。多见于儿童少年。

5. 发作性睡病（narcolepsy） 是以不可抗拒的短期睡眠发作为特点的一种疾病。白天过度嗜睡是发作性睡病首先出现的症状，患者表现为突然出现无法预计的过度睡意和无法抗拒的睡眠发作。多于儿童或青年期起病。多数患者伴有猝倒症、睡眠麻痹、睡眠幻觉等其他症状，合称为发作性睡病四联症。

六、人格障碍与性心理障碍

（一）人格障碍

人格障碍（personality disorders）又称病态人格，是指明个体的行为方式持久显著地偏离正常，对环境适应不良。人格障碍常逐渐形成没有明确时间界限，通常起病于成年之前，发展缓慢，并一直持续到成年乃至终生，部分患者在成年后有所缓和。其病因至今未明，一般认为与遗传因素、大脑损伤以及早期教养、生活环境等心理社会因素有关。

人格障碍的共同特征有：人格障碍开始于童年、青少年或成年早期，并一直持续到成年；情感和行为方式与众不同，显著偏离常态，行为缺乏目的性、计划性和完整性，自制力差；意识清楚，智力正常，无精神病性症状；多数人对自身人格缺陷无自知之明，难以从失败中吸取教训；一般能应付日常工作和生活，能理解自己行为的后果，也能在一定程度上理解社会对其行为的评价，主观上往往感到痛苦。常见的临床类型有：

1. 偏执性人格障碍（paranoid personality disorder） 这类人格障碍以猜疑和偏执为特点，男性多于女性。表现为对周围的人或事物敏感、多疑、心胸狭窄、固执己见，常怀疑别人的用心，怀疑被他人利用或被伤害，不切实际地好争辩。自我评价过高，过分自负，总认为只有自己才是正确的，有的因自我评价过高而形成超价观念。容易害羞、自尊心过强，对他人"忽视"自己深感羞辱、满怀怨恨，人际关系往往反应过度，产生不安全感及不愉快及牵连观念。

2. 分裂样人格障碍（schizoid personality disorder） 以观念、行为和外貌服饰的奇特，情感冷漠及人际关系明显缺陷为特点。男性略多于女性。表现为过分内向、孤僻，回避社交，离群独处而自得其乐；也可情感冷漠，缺乏情感体验，不通人情，对亲人也不例外；喜好幻想，可有怪异信念（如相信特异功能、第六感觉等），整天想入非非；可以有反常和古怪的服饰，不修边幅，行为怪异。

3. 反社会性人格障碍(dissocial personality disorder) 以行为不符合社会规范、经常违法乱纪、对人冷酷无情为特点，男性多于女性。表现为高度的利己主义，常有冲动性行为，其行为大多由情感冲动、本能欲望和偶尔动机支配。且不吸取教训，行为放荡，无法无天。主要表现行为不符合社会规范，拒绝使自己充分发挥其工作和社交能力，对社会性约束和要求进行消极对抗，甚至违法乱纪；对家庭亲属缺乏爱和责任心，待人冷酷无情。

4. 冲动性人格障碍(impulsive personality disorder) 又称攻击性人格障碍，以情感爆发伴明显行为冲动为特征，男性明显多于女性。其表现形式多种多样，如纵火狂、偷窃癖、病理性赌博、间歇性爆发障碍等。此类人格障碍有三大特点：不能控制冲动或去实行一些对人对己均有害的行动；对冲动的抵制可以是有意识的或无意识的；行动多缺乏计划性，行动前有强烈的紧张感，行动中感到满足、放松和愉快，行动后可以有或无真正的自责、悔恨和罪恶感。其行动完全是为了满足其心理需要，缓释紧张。

5. 强迫性人格障碍(compulsive personality disorder) 以过分的谨小慎微、严格要求与完美主义及内心的不安全感为特征。男性多于女性 2 倍。约 70% 强迫症患者病前有强迫性人格障碍。这种人往往刻板地追求完美，并高标准要求自己，但又缺乏自信、自我怀疑，因而感到紧张、焦虑和苦恼。

6. 焦虑性人格障碍(anxious personality disorder) 以一贯感到紧张、提心吊胆、不安全及自卑为特征，有持续和广泛性的紧张及忧虑感觉。因有自卑感而总是需要被人喜欢和接纳，同时对拒绝和批评过分敏感，对日常处境中的潜在危险惯于夸大，而有回避某些活动的倾向。人际交往有限，缺乏与别人联系和建立关系的勇气。

7. 其他或待分类的人格障碍(other or unspecified personality disorder)包括被动攻击性人格障碍、抑郁性人格障碍和自恋性人格障碍等。

人格障碍患者较少主动求医，药物治疗和心理治疗的效果有限。对具有明显情绪问题和行为问题的患者，如果主动求助，行为治疗和认知治疗对缓解症状、适应社会有一定的效果。

（二）性心理障碍

性心理障碍(psychological sexual disorders)又称性变态、性欲倒错。是以异常的性行为方式作为满足个人性冲动的方式，其共同特征是对常人不引起性兴奋的对象、事物或情境，患者都能引起强烈的性兴奋，并在不同程度上干扰了正常的性行为方式。异常的性行为方式可以表现为：

(1) 性身份障碍：其特征是否定自己的生理性别身份，并为此感到痛苦，有变换自身性别的强烈欲望，部分人会做变性手术。主要有易性症。

(2) 性偏好障碍：采用与常人不同的异常的性行为方式或特殊嗜好来达到自己性欲的满足。主要有恋物症、异装症、露阴症、窥阴症、摩擦症、性施虐与性受虐症等。

(3) 性指向障碍：是指起源于各种性发育和性定向的障碍。主要有同性恋、双性恋。这类人从性爱本身来说不一定异常，但有部分人并不希望自己如此或犹豫不决，也为此感到焦虑、抑郁及内心痛苦，试图寻求治疗加以改变。

笔记

学习小结

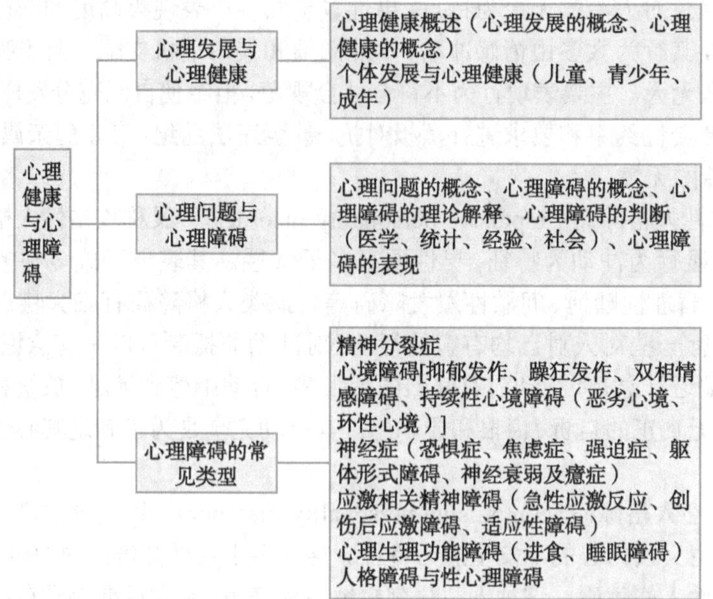

（陶　明　张　斌　李光英）

复习思考题

1. 何谓心理问题、心理障碍？如何区别正常与异常的心理活动？
2. 精神分裂症有何临床特点？主要有哪些类型？
3. 情感障碍主要有哪些类型？
4. 神经症的共同特征有哪些？分为哪些类型？
5. 什么是人格障碍？有哪些常见类型？
6. 请两组学生进行模拟体验，一组模拟心理科医生，一组模拟神经症的患者。之后大家判断两组的优点和缺点，通过这个过程，了解自己理解的内容和教科书中内容有何偏差，加深对教学内容的体会。
7. 针对学习难点及重点内容，请学生指出双相障碍与抑郁发作的区别与联系。

笔记

第六章

心 理 评 估

学习目的

结合第五章“心理健康与心理障碍”相关知识学习本章内容，通过对心理评估的基本概念、基本程序及各种常用心理测验的内容、方法和结果分析等相关知识的学习，为第七章“心理干预”相关知识的学习与临床应用奠定基础。

学习要点

掌握心理评估的定义、作用、方法以及心理评估的基本程序；熟悉常用的智力测验、人格测验及心理评定量表的内容、计分方法和结果分析；了解心理评估的基本要素、心理评估的历史及神经心理测验的相关内容。

第一节　心理评估概述

当今的临床医学已越来越关注人的心理健康，心理评估被广泛应用于临床医疗和心理咨询过程中。无论是躯体或心理疾病都会对患者的心理造成不同程度的影响，患者所面临的心理社会因素也会影响到其躯体或心理疾病的治疗和康复。因此，临床上需要使用科学的心理学方法对患者存在的心理问题进行量化评估，为制定临床医疗措施提供科学依据，从而获得临床治疗的最佳效果。

一、心理评估的概念

（一）心理评估的定义

心理评估（psychological assessment）是根据心理学的理论与方法对患者的心理行为进行定性或定量描述的过程。所谓“定性”是指在心理评估过程中，通过对个体的心理行为全面记录、描述并深入分析，从而对该个体心理行为特征的性质作出评判。而“定量”则是对各种不同的心理行为变化或偏离常态的程度用数量化的方式进行评价。

心理评估的概念在临床上通常涵盖心理诊断（psychodiagnosis）与心理测验（psychology test）两大类。心理诊断最早是在临床精神病学领域使用，是指对患者的心理障碍或心理状态作出定性或定量判断的过程。对患者的心理行为是否偏离正常

笔记

范围作出定性判断所采用的是诊断量表，如各种精神检查问卷。对患者的心理活动状态或影响因素作出定量判断所采用的是临床量表，如症状评定量表、心理社会应激量表等。心理测验是对个体的心理行为进行客观分析和定量描述的过程。心理测验是根据心理学原则，以标准条件下具有代表性人群的心理行为特征为参照，对个体的心理品质进行推论和数量化分析，如智力测验、人格测验等。临床上"评估"、"测验"与"测量"等术语常常被混淆，所谓"评估"实质上是指采用定性和定量的方法对所有的心理活动进行评价的过程，其含义较广；"测量"则是指进行心理测验的活动和过程。心理评估既包含定性的描述，又包含定量的描述，测量则局限于定量描述，它是评估过程的一个组成部分，评估可以不依赖测量，并远远超出了简单定量描述的层面，是更加综合的概念，而测验则是指测量过程中采用的定量描述的某种方法，是评估和测量所要使用的工具。

知识链接

心理评估与心理测验的分类

心理评估按照其功能和设计的严谨程度分为：①智力或特殊能力测验；②人格测验；③心理卫生评定量表，包括症状评定量表，诊断量表，心理应激量表等；④神经心理测验。

心理测验按照其功能分为：①智力测验；②特殊能力测验；③人格测验；按测验材料的性质可分为文字测验和操作测验；按照测验材料的严谨程度分可为客观测验和投射测验。

（二）心理评估的作用

心理评估是医学心理学的重要内容之一，是医学心理学在临床工作中的具体应用，是解决患者心理与健康相关问题的重要依据。其主要作用有：

1. 查找和发现临床心理问题或心理障碍　应用心理评估方法对个体或群体的心理活动状态、行为特征等的性质或程度进行评估。如：存在哪些心理行为症状，其程度如何，属于什么性质的心理问题或心理障碍等。

2. 临床心理咨询和心理治疗的重要依据　在临床中必须要对来访者的心理行为特征进行描述和分析，以确定其心理问题的性质和程度，探求影响心理问题形成的关键点，从而针对性地制订心理咨询、心理治疗的工作目标与实施方案并加以实施。同时，心理评估还可以对咨询和治疗的效果作出判定。

3. 评估患者心身关系的重要依据　躯体疾病本身是一种常见的应激，同时躯体症状也是常见心理应激的表达形式。在临床医疗中许多患者往往同时存在躯体症状和心理症状，相互影响而导致疾病反复波动难以治愈。医护人员通过心理评估方法能够明确两者关系，采取针对性的治疗和康复措施，帮助患者减少消极因素的影响，恢复和维护适宜的心身平衡状态，促进健康。

4. 维护和促进心理健康　心理健康教育作为一项重要工作，旨在增进公众的心理健康，预防心理障碍，保障社会功能，提高个体工作效率和生活质量。为使心理健康教育更有针对性，必须清楚地了解个体和群体的心理健康状况，而心理评估是重要的方法和手段。

5. 作为精神障碍的辅助诊断工具　90% 以上的精神障碍其病因、病理改变不明确，不能像其他医学各科遵循按病因、病理改变对疾病进行诊断和分类的基本原则。

笔记

目前对精神障碍诊断大多是基于临床精神病理现象的描述，即主要依据症状学、病情严重程度、功能损害、病程等指标进行诊断。心理评估有利于更全面、准确地把握这些信息，提高对精神障碍诊断的正确性。

6. 医学心理学研究的重要手段　心理评估的结果常常作为医学心理学重要的研究变量，比如，操作时的反应速度、反应的准确性、情绪状态、智力水平、学习效率等，研究时要对变量有全面而准确的描述，心理评估则是实现上述过程的重要手段。

二、心理评估的方法

1. 调查法(survey)　是指有目的、有计划、有系统地搜集有关研究对象现实状况或历史状况的方法，是科学研究中最常用的方法之一，也是心理评估的基本方法。现实状况调查主要围绕与当前问题有关的内容进行，而历史状况调查主要包括档案、文献资料、向知情者了解研究对象的过去经历等内容。调查法可采用一般问询和调查表的方式进行。

调查法具有实施方便、效率高、信息覆盖范围广的特点。对研究对象的历史状况进行心理评估时往往会遇到许多难题，一是研究者无法对每个研究对象都通过现场即时观察来获得有关信息，或者有些心理现象无法全部被我们直接观察到。例如，对于成长经历、兴趣爱好、重大生活事件等信息，研究者就不可能伴随研究对象进行即时观察。二是需要对群体进行心理评估时，现场即时观察也将给研究者带来繁重的工作量和冗长的研究时间，而调查法则不局限于对研究对象的直接观察，不受时空和调查对象数量的限制。调查法的不足之处是间接性的评估，材料的真实性往往受被调查者的主观因素影响。

2. 观察法(observation)　是临床心理评估的重要方法之一，是指通过对被评估者行为的直接或间接观察而进行的一种评估方法。观察法主要分为自然观察法和控制观察法。自然观察法是在自然状态下，通过观察对象表情、动作、行为和语言等外部表现了解人的心理活动特点与规律。控制观察法是借助专门的实验设备，在实验条件严加控制的情况下进行的观察。

观察法的优点是获取的材料比较真实和客观，此方法尤其适用于对儿童和精神障碍者的评估。不足之处是观察法得到的只是外显行为，不易重复，同时也易受观察者能力水平的制约。

3. 晤谈法(conversation)　又称会谈法，是心理评估中最基本的方法。它是按照一定程序进行的有目的、有计划的会谈，在心理评估中是一种既简单又直接，且非常重要的资料收集手段。其基本形式是面对面的语言交流，会谈法的效果取决于访谈问题的性质和评估者的会谈技巧。

晤谈的形式包括自由式晤谈和结构式晤谈。自由式晤谈是开放式的，被评估者较少受到约束，可以自由地表述自己；结构式晤谈是根据特定的目的预先设定好一定的结构和程序，晤谈内容有所限定，效率高。在晤谈过程中，评估者掌握并正确应用晤谈技术对能否收集到真实有效的资料信息非常重要。

4. 心理测验法(psychological measurement)　又称心理测量(psychological testing)，是依据一定的法则，用数量化手段对心理现象或行为加以确定和测定。为了使测量结果便于比较和数量化分析，心理测量主要采用量表的形式进行。量表是由

笔记

一些经过精心选择的，一般能较正确而可靠地反映人的某些心理特点的问题或操作任务所组成。心理测验可对心理现象的某些特定方面进行系统评定，并且测验一般采用标准化、数量化的原则，所得到的结果可以参照常模进行比较，避免了一些主观因素的影响，使结果评定更为客观。

在医学领域内所涉及的心理测验内容主要包括器质和功能性疾病的诊断中与心理学有关的各方面问题，如智力、人格、特殊能力、症状评定等。

三、心理测验的基本要素

心理测验是心理评估的主要工具，一个好的心理评估工具必须具备标准化、常模、信度和效度4个基本要素。

（一）标准化

所谓标准化（standardization）测验，就是测验目的明确，设计科学，对测验量表的每个项目进行严格的科学程序筛选和编制，有统一的实施指导语、评分方法、解释原则。标准化是心理评估的基础，不具备标准化就无法对评估结果的数据作出科学的评价。

（二）常模

常模（norm）就是标准，它是指某一心理测验在一定群体中测量结果的标准量数，不同的群体其常模标准有所区别。原始分数在很大程度上取决于常模样本的代表性。

1. 样本（sample） 是从目标人群中进行的具有代表性的取样。①样本要有明确界定，必须准确地确定所要测验群体的范围、性质和特征；②样本的大小要适当；③标准化样本具有时效性，这是指不同时期，其样本具有一定差异，在使用常模进行评价时，应选择合适的较为新近的常模标准。

2. 常模类型

（1）标准分（standard score）：是指将原始分数与平均数的距离以标准差为单位表示出来的量表。因为它的基本单位是标准差，所以称为标准分数。常见的标准分数有Z分数、T分数、离差智商等。

Z分数（Z score）是最典型的通过线形转换的标准分，可通过下列公式将原始分数转换为标准分数：$Z=\frac{X-\bar{x}}{s}$。

其中X为某个人的原始分数，$\bar{x}$为样本平均数，s为样本标准差。

（2）百分位（percentile rank，PR）：亦称百分点，它是计算处于某一百分比例的个体对应的测验分数是多少。其优点是通俗易懂，不需要统计学的概念便可理解。

除了以上常用的几种常模，还有各种性质的常模。从可比性看，常模越特异越有效，能够更好地反映个体的真实情况。

（三）信度

信度（reliability）是指同一被试者在不同时间内采用同一个测验，重复测量所得结果的一致性程度。它反映了测验的可靠性。信度受随机误差的影响。随机误差越大，信度越低。信度根据不同的测量误差来源可以划分为以下几种：

1. 重测信度（test-retest reliability） 其计算方法是用重测法，即使用同一测验，在同样条件下对同一被试前后施测两次，以求两次得分之间的相关系数。重测信度

笔记

的优点是提供相关测验是否随着时间的推移而发生变异。其关键点在于两次测验时间间隔的控制，因为间隔时间太短会受到练习和记忆的影响而造成误差。

2. 复本信度（forms reliability） 又称为等值性系数。它是指用两个等值但题目不同的测验来测量同一群体，从而求得被试在两个测验中得分的相关系数。复本信度的优点是能够避免重测信度出现的误差，其关键点在于根据测量目的编制彼此等值的题目内容。

3. 分半信度（split-half reliability） 又称为内部一致性信度。它是采用分半法测量所得结果的信度系数，它代表了两个对半测验内容取样的一致性程度。通常较多采用奇偶分半的方法，其关键点在于奇、偶分半的测验目的必须相一致，否则将失去分半测量的意义，信度则低。

4. 评分者信度（scorer reliability） 它是指同一测量由于评分者之间所产生的误差。由于个体之间的差异，不同评分者对同一测量结果往往会得出不同的分数，这在主观题目测量中表现得尤为明显。

（四）效度

效度（validity）指一个测验是否将所要测量的内容指标准确地反映出来的程度。它反映了测验的准确性。测验的效度受到随机误差和系统误差的影响，信度高的测验并不一定是有效的，而有效的测验必定是可信的。因此，信度是效度的必要条件。效度的种类很多，目前常见的有以下3种类型：

1. 内容效度（content validity） 它指测验题目对有关内容或行为取样的准确程度，从而确定测验是否具备所要测量的行为领域的代表性取样。由于这一种效度主要是衡量测验内容，所以称为内容效度。其评估方法主要有专家判断法、统计分析法和经验推测法。

2. 构想效度（construct validity） 又称为结构效度。它是指测验对理论上的构想或特质的准确程度，主要涉及心理学的理论概念问题。

3. 效标效度（criterion validity） 又称实证效度。它反映了测验预测个体在某一环境中行为表现的有效性程度。在这里，效标是指被预测行为必须是检测效度的标准。在检测效标效度时，关键点是选择一个好的效标。评价好的效标应注意以下四个条件：①能够有效地反映测验的目的。②具有较高的信度，稳定可靠。③可以客观地加以测量，即可以量化。④测量的方法简单易学，省时、省力，符合心理学认知经济的原则。

四、心理评估的历史

心理评估理念和应用由来已久，中国历史上的科举制度实质上就是一种心理评估。其发展经历了早期的启蒙阶段和近代的高速发展阶段。

（一）早期的启蒙发展

我国古代史书上很早就有关于评定人格、能力等心理品质的详细记载。《孟子》一书中写道：“权然后知轻重，度然后知长短。物皆然，心为甚。”指出了人的心理特征可知性和预测性。在中国古代有用于评估官员是否称职的考核，内容包括音乐、射箭、马术、书法、算术、礼仪及庆典的熟练程度。隋唐之后科举制度盛行，汉代推出了多种形式的能力考试，相当于当今的成套心理测验。

笔记

在西方，到19世纪才真正开始。1832年，东印度公司模仿中国的测验方法用以选择雇员到海外就职。由于测验非常有效，英国、德国和美国相继也发起了测验运动。

（二）近现代的发展

1.19世纪心理评估的雏形　英国的弗兰西斯·高尔顿（Francis Galton）受达尔文《物种起源》的启示和鼓舞，开始了一系列的心理实验研究，证实了人类在感觉和运动功能上存在个别差异。在美国，韦特默对个体差异感兴趣，并编制了一些测验来测量感觉运动方面的各项功能。对心理评估作出巨大贡献的人是美国心理学家J.M.卡特尔（James Mckeen Cattell），他编制了许多测验，如反应时测验和记忆力测验，并在《心理》杂志上发表了《心理测验与测量》一文，正式提出了心理测验这一术语，成为了心理学领域一个重要研究方向。

2. 20世纪的高速发展　20世纪初心理评估有了很多重大的突破，其中最具建设性意义的就是1905年比奈-西蒙量表（Binet-Simon scale）的问世。比奈-西蒙量表的出现标志着世界上第一个正式心理测验问世，心理评估开始以科学的面貌面对世人。

第一次世界大战加速了团体测验的发展，测验的范围已经扩展到成就测验、能力倾向测验、兴趣和人格测验等领域。1916年斯坦福-比奈量表和军队团体测验问世，不久在教育和工业界便开始使用测验。战后心理测验最重要的发展之一就是标准化成就测验。与论文测验不同，标准化成就测验采用多项选择题，并且在大规模样本中标准化，制订常模作为新被试的比较标准。标准化成就测验很快受到人们的欢迎，因为与论文测验或其他写作测验比较起来它易于施测、计分，并且不受主观或偏好因素影响。在学校里，标准化成就测验，可以在完全相同的测验条件下对大量儿童施测，并以完全相同的评分标准计分。与论文测验相比，其测验内容可以更为广泛，费用较低且更具效率。

1943年，明尼苏达多项人格测验（Minnesota multiphastic personality inventory，MMPI）开创了结构化人格测验的新纪元。MMPI背后的理论是使用实证的方法来断定测验反映的意义，这有助于彻底变革结构化人格测验。MMPI以及更新版本MMPI-2是目前应用最广的人格测验。它强调实证资料，促进了成千上万研究的进展。

就在MMPI出现的同时，基于因素分析这种统计程序的人格测验也开始出现。20世纪40年代，在结构化人格测验发展史中，吉尔福特（J.R.Guilford）首次尝试了因素分析技术。在40年代，末卡特尔（R. B.Cattell）编制了16种人格因素问卷，至今依然是最好的结构化人格测验之一，也是使用因素分析来编制测验的一个重要例证。今天，因素分析成了一门工具，几乎所有的重要测验都用它来进行设计和有效性分析。

与此同时，心理测量的其他方面也有很大发展。如记忆、注意、思维以及神经心理成套测验等，如20世纪20年代出现了墨迹测验，30年代后出现了主题统觉测验（简称T.A.T）和多项人格调查表。此外，临床中还出现了许多症状评定量表等。到目前为止，国际上大约有1800多种心理测验在应用。

3. 心理评估在我国的发展　清朝末年，心理学由西方传入我国。1918年在清华大学开始用特曼修订的比奈量表原版，后来翻译、修订和自编测验工作都迅速展开，

笔记

于1913年成立了中国测验学会。从1915年至1940年的25年里，我国已有多种测验，据不完全统计达到74种。在以后的战乱和政治运动中，我国的心理测验以及其他心理评估方法处于停滞阶段。直到1979年湖南医学院举办全国临床心理测验学习班，心理测验工作才开始恢复（龚耀先，1999年）。据1996年的一个全国调查，当年457个单位中常用测验有22种，包括自编和修订的各类测验（龚耀先，李庆珠，1996年）。如果包括非常用测验，则总数达上百个，其中以临床用的评定量表为主。

五、心理评估的基本程序

（一）明确要评估的问题

人的心理活动涉及范围相当广泛，心理评估的内容也各不相同。因此，在实施心理评估之前需要明确评估的问题及其性质，并对问题产生的原因和影响因素也要有所了解。只有这样，评估者才能围绕所需评估的问题确定评估目标和方法。不同的来访者其问题的范围和性质可以各不相同，譬如学业问题、工作问题、婚恋问题、家庭问题、人际关系问题、躯体健康问题，还有情感问题、能力问题和行为问题等。心理评估时由于时间有限，一般只是选择性地对与来访者问题相关的一些重要的信息进行初步的了解。

（二）确定评估的目的与方法

对心理问题的评估常常有多种方法，各种方法具有其各自的特点，评估人员需要根据患者的心理问题以及心理评估的目的来选择心理评估方法。

1. 心理评估的目的　临床应用心理评估通常有两方面的目的，一是寻找和确定心理问题，也就是为心理诊断提供充分的依据；二是考察疗效，通过评估进一步明确心理问题转变的程度和方向。一旦目的明确，评估的方法也基本确定。

如果为了确定心理问题而实施心理评估，所采用的方法应该是能够提供诊断所需要的但尚不明确的信息，或是尚待证实的信息，评估的方法主要是针对问题进行选择；如果是为了考察心理干预的疗效，评估的方法原则上应采用与前一次评估相同的方法才具有可比性。

2. 心理评估的方法　心理评估的目的一旦明确，心理测评的方法就可以根据其目的进行选择。若临床诊断疑似智能问题，就选择做智力测验；若临床诊断疑似人格问题，就选择做人格测验；疑似心理健康问题就选择心理卫生评定量表，等等。但是采用的具体方法尚需要根据被试的年龄、教育水平、问题性质等进行选择。

（1）年龄：不同年龄的人其心理问题表现的形式不同，一些评估方法尤其是心理测验往往具有明确的年龄界限。如智力测验，韦克斯勒智力量表需要选择与被试年龄相适应的测验版本，比内-西蒙智力测验仅适用于2～18岁人群，标准瑞文推理测验适用于6～70岁人群等。

（2）教育水平：被试的受教育水平影响着其对测评工具的反应，相当多的评估工具需要被试有一定的文化水平，如人格测验、临床自评量表等。较低的文化水平影响被试对问卷的理解，因而会影响对测验结果的判断。

（3）问题性质：不同性质的问题其自我认识与态度不同，对测评工具的反应也不同，对于神经症这类自我感觉不良、倾诉欲望强烈的被试，症状自评量表常常能够提供丰富的临床信息，而对于精神病性心理障碍则难以获得有价值的信息；同样的测评

笔记

工具由于不同精神状态的被试其临床意义也不同，如人格测验对于正常的被试来说，其结果反映的是被试的人格特征；但对于处于精神病性障碍或抑郁症患者来说，其结果反映的是被试的精神病理特征。因此，只有在明确问题性质之后选择评估工具才能够达到评估的预期目的。

（4）其他因素：心理评估是根据被试对评估工具的反应来作出判断的，凡是影响反应能力的因素都有可能会影响评估结果。如严重痴呆或者重度智力发育迟滞患者往往难以完成韦克斯勒测验，采用更简便的智力测验工具可能获得更有价值的信息。严重的躯体疾病也会影响被试对测评工具的反应，从而造成测评结果的偏差，且如果测评需要持续较长时间，被试往往难以完成。环境因素与心理应激也会影响测评结果，因而选择测评工具需要综合考虑。

（三）实施心理测评

实施心理测评过程中需要观察被试对心理测评的态度、合作程度、理解能力、反应速度等。合作与理解是确保测评结果准确可靠的重要条件。因此，测评前需要告知被试测评的目的和测评中应注意的事项，然后以清晰的语音、标准的语速来朗读测评指导语。测评开始后应进行计时，虽然多数测评没有时间限制，但被试完成测评的速度在一定程度上也反映了其心理状态，对于测评结果的解释具有一定的意义。测评过程中应注意观察被试行为动作的变化，测评结束后应对被试的合作给予鼓励。

（四）计算测评结果

被试完成心理测评所需要的操作反应后，通常需要对收集到的反应信息进行计算分析。在目前多数心理测评的计算分析过程采用了计算机分析，个别测评工具采用“套版”方式查找因子分并换算出标准分，也有一些简便的测评工具可以直接采用手工方法计算。

（五）测评报告、解释及建议

心理测评的结果主要是根据常模的分布进行解释，同时根据被试具体的心理问题性质和在测评过程中的心理行为表现进行补充说明。然后在此基础上根据被试的问题提出解决的建议，建议要针对申请人的要求。在测评过程中发现新问题时，对新问题的解决办法也包括在建议之中。

第二节 智力测验

在教育、临床医学、司法鉴定、人事管理等许多领域中，常常需要对智力进行评估。智力测验是评估智力的主要方法，常用的智力测验有韦克斯勒成人智力测验、比内-西蒙智力测验和瑞文联合智力测验等。

一、韦氏成人智力评定量表

韦氏成人智力测验在国际上应用广泛，是一个标准化水平较高的测验。韦克斯勒认为智力是多种能力的综合，因此，他设计了11个分测验，综合考查智力的各个方面。韦氏成人智力量表修订版包括言语测验和操作测验两个部分。其中，言语测验有6个分量表，操作测验有5个分量表。

笔记

各分测验的主要内容及功能如下：

（一）言语测验

1. 知识　这部分有 29 个涉及广泛知识的题目，要求被试用几句话或几个数字回答。反映了被试知识的广度、一般学习能力，并可以此评价被试的文化背景。

2. 领悟　这部分包括 16 个题目，要求被试说明在某种情形下的最佳活动方式，为什么要遵守社会规则以及解释常用成语。该测验主要考查普通常识、判断能力、运用实际知识解决问题的能力、对伦理道德和价值观念的理解能力。

3. 算术　这部分包括 14 道小学文化程度的算术文字题，主试口头提问，被试心算并口头回答。该测验主要测量顺序推理能力、计算和解决问题的能力以及集中思想的能力。

4. 相似性　这部分包括 14 对名词，要求被试说出每对事物的相同点。主要测量逻辑思维能力、抽象概括能力、分析能力，是智力很好的测量指标。

5. 背数　这部分包括顺背和倒背两部分。该分测验主要用于测量短时记忆能力和注意力。

6. 词汇　这部分将 35 个难度逐渐加大的词，以文字形式呈现给被试，要求被试说出每个词的意思。该量表考查言语理解能力，与抽象概括能力有关，能在一定程度上指出被试的知识范围和文化背景，是测量智力 G 因素的最佳指标。

（二）操作测验

1. 数字符号　这部分让被试依据事先提供的数字 - 符号关系，在给出的数字下面填写相对应的符号。属于速度测验，有时间限制，主要考查一般学习能力、知觉辨识速度和灵活性、简单感觉运动的持久力、建立新联系的能力和反应速度等。

2. 填图　这部分包括 20 张图片，每张图片皆有意缺少某些部分，让被试指出图中缺少的部分。该测验主要考查视觉记忆、视觉辨认能力以及区分主要特征与不重要细节的能力。

3. 图片排列　这部分包括 10 张图片，每组图片均有一定的情节，以打乱的顺序呈现给被试，要求被试按适当顺序排列组成一个有意义的故事。该测验可以考查被试的知觉组织能力、分析综合能力，以及观察因果关系、社会计划性、预期力和幽默感等方面的特征。

4. 积木图案　主试呈现 9 张红白相间的几何图案卡片，让被试用提供的 9 块积木拼成卡片中的图案。该测验考查分析综合能力、知觉组织以及视觉 - 运动综合协调能力。对于诊断知觉障碍、分心、老年衰退具有很高的效度。

5. 图形拼凑　这部分包括 4 套拼板，要求被试把一套切割成几块的零散拼板组合成一个熟悉物体的完整画面。该测验主要考查概括思维能力和知觉组织能力、辨别部分与整体关系的能力，可了解被试的知觉类型。

韦氏成人智力量表修订版的记分与解释方法较复杂。首先，按各项目评分标准对每题评分，然后每一项目内的各题得分相加得到每一项目的原始分（粗分）。其次，查原始分与量表分转换表，将原始分转换成量表分。该量表分是以 10 为平均分、3 为标准差的标准分数，分数全距是 1 分到 19 分。再次，将言语测验的 6 个项目量表分相加，得言语评分，同样将操作测验的 5 个项目量表分相加得操作评分，将测验 11 个项目的量表分相加得测验总分。最后，根据年龄查常模表将言语评分、操作评分和测验总分分别转换成言语智商、操作智商和总智商。测验可以用 11 个项目的量表分和 3 个智商进行解释。

笔记

1982 年，在龚耀先教授主持下修订出版了中国修订版（WAIS-RC）。该修订版根据我国文化背景，依据我国常模团体的测验结果对测验项目顺序作了适当调整。其主要变动在于根据我国的国情分别建立了农村和城市两套常模。

二、比内-西蒙智力测验

比内-西蒙智力测验是由法国心理学家比内（Binet）和医生西蒙（Simon）编制的。他们根据当时法国教育实践的需要，共同研究智力低下儿童的诊断方法，以帮助改进教育方式，于 1905 年发表了《诊断异常儿童智力的新方法》，这是世界上出现的第一套智力测验工具，被人们称为“比内-西蒙量表”。

1905 年的比内-西蒙量表经使用证实具有较高的信度。但在使用中也发现存在许多缺点，因此比内和西蒙于 1908 年对量表进行了修改，新量表的变化主要体现在 3 个方面：①增加了测验项目，由原来的 30 个增加到 59 个；②删去了一些需要通过专门训练才能完成的特殊项目；③测验项目自 3 岁至成年人按年龄编排，每一年龄都有一定数量的项目。每个项目的确定，依照各个不同年龄对象的测验成绩为基础。测验结果以智力年龄表示，这是第一个年龄量表。

1911 年比内根据自己和其他人使用的经验，对量表又作了一次修订。新修订的版本被称为“1911 年智力量表”。与 1908 年量表相比，主要有以下 3 点修正：①删去了 9 个旧的测验项目，增加了 4 个新的测验项目，总共 54 个，并且重排项目的顺序；②除 4 岁组仅 4 个项目外，其他各年龄组的测验项目均改为 5 个；③取消了 11 岁组和 13 岁组，增加了 15 岁组、成人组。

在测验中使用智力年龄（mental age，MA），是比内的创举。用智力年龄表示智力高低，简单明了、容易理解。如一个 6 岁儿童能解答通过 6 岁的测验项目，而不能解答通过 7 岁的测验项目，他的智力年龄就是 6 岁，属于正常智力水平或普通智力水平。另外，将智力年龄与实际年龄相比，可清楚看出一个人的智力相对高低程度。如一个儿童的生理年龄，即他的实际年龄（chronological age，CA）是 6 岁，而通过了 8 岁的测验项目，则他是比较聪明的孩子；相反，如果他只能通过 4 岁的测验项目，那么他被认为是比较笨的孩子。

比内-西蒙智力评定量表现在已极少使用，但它作为世界上第一套智力测验量表，开创了智力的定量评估，有着不可磨灭的历史功绩。

三、瑞文联合智力测验

瑞文测验是由英国心理学家瑞文（J.C.Raven）于 1938 年编制的一种非文字智力测验。该测验分为标准型、彩色型和高级渐进方阵型 3 套测验。标准型是瑞文测验的基本型，适用于 6 岁以上的被试者；彩色型适用于 5.5～11.5 岁的儿童及智力落后的成人；高级渐进方阵型的难度更大，是对标准型测验得分高于 55 分的被试者进行更为精细的区分评价。为了实际测试的需要，1989 年李丹、王栋等人完成了标准型和彩色型合并本联合型瑞文测验中国修订版的成人、城市和农村儿童 3 个常模的制定工作。使整个测量的上下限延伸，适用范围扩大到 5～75 岁。联合型瑞文测验一般可团体进行，幼儿、智力低下者和不能自行书写的老年人则可个别施测。

该测验由 72 幅图案构成，分为 A、AB、B、C、D、E 6 个单元，每单元 12 题。前 3

笔记

个单元为彩色，后 3 个单元为黑白。每一个题目由一幅缺少一小部分的大图案和 6～8 个小图案的答题选项组成，被试者根据题目中隐藏的一系列抽象符号与图案的构成规律，选择出合适的答题项目。

施测时一律采用二级评分，即答对给 1 分，答错给 0 分。被试在这个测验上的总得分就是他通过的题数，即测验的原始分数。本测验的量表分数是先将被试的原始分数换算为相应的百分等级，再将百分等级转化为 IQ 分数。联合型瑞文测验也是采用离差智商的计算法，但因测题形式不同于韦氏智力量表，故智商的分级标准也不同于韦氏智商。

第三节 人格测验

人格测验就是对人格进行全面系统的描述与评价，在心理诊断、心理治疗和咨询、司法鉴定、人事选拔以及人格研究等多个领域有广泛的用途。评估个体人格的技术和方法很多，包括观察、晤谈、行为评定量表、问卷法和投射测验等。我国临床心理学工作者所偏好的评估方法是问卷法，也称自陈量表。临床上常用的人格自陈量表有明尼苏达多项人格调查表、卡特尔 16 项人格因素问卷、艾森克人格问卷、大五人格测验、五态人格测验等。

一、明尼苏达多项人格测验

明尼苏达多项人格测验（Minnesota multiphasic personality inventory，MMPI）由美国明尼苏达大学教授哈特卫（S.R.Hathaway）和麦金利（J.C.Mckinley）于 1943 年合作编制而成。该测验迄今为止已被翻译成 100 多种文字版本，广泛应用于人类学、心理学和医学领域，是世界上最常使用的人格量表。我国宋维真等人于 1980 年开始 MMPI 的修订工作，1984 年完成修订并建立了中国常模。

MMPI 是根据经验效标法建立起来的自陈量表，有 566 道题目和 399 道题目两个版本，题目内容非常广泛，包括身体各方面的情况、精神状态、家庭、婚姻、宗教、政治、法律、社会等方面的态度和看法。被试根据自己的实际情况对每个题目作出“是”与“否”的回答，若确实不能判定则不作答。然后，根据被试的答案纸计算分数并进行分析，每一被试均可从各分量表的得分获得一个人格剖面图。MMPI 适用于年满 16 岁，具有小学毕业的文化水平，无影响测验结果的生理缺陷者。在临床工作中，MMPI 常用 4 个效度量表和 10 个临床量表。

（一）效度量表

1. 疑问 Q（question） 对问题不做回答及对是否都进行反应的项目总数，或称“无回答”的得分。高得分者表示逃避现实，若在 566 题目的版本中原始分超过 30 分、在 399 题目的版本中原始分超过 22 分，则提示临床量表不可信。

2. 说谎 L（lie） 共 15 个题目，是追求过分的尽善尽美的回答。L 量表原始分超过 10 分时，则测验无效。高 L 分提示被试对症状汇报不真实，因而使测验的效度不可靠。在选择实验的被试时，L 得分在 6 分以上者，最好避免选用。

3. 诈病 F（validity） 共 64 个题目，多为一些比较古怪或荒唐的题目。如果测验有效，F 量表是精神病程度的良好指标，其得分越高暗示着精神病程度越重。正常人如分数高则表示被试不认真、理解错误，表现出一组互相无关的症状，或在伪装疾病。

4. 校正分 K（correction） 也称修正量表，共 30 个题目，是对测验态度的一种衡

笔记

量，其目的有两个：一是为了判别被试接受测验的态度是不是隐瞒，或是防卫的；二是根据这个量表修正临床量表的得分，即在几个临床量表上分别加上一定比例的K分。高分者表明对测验具有较强的自我防御态度。

（二）临床量表

1. 疑病量表（hypochondriasis，Hs）　测量被试对身体功能的异常关心。得分高者即使身体无病，也总是觉得身体欠佳，表现为疑病倾向。量表Hs得分高的精神科患者，往往有疑病症、神经衰弱、抑郁等临床诊断。

2. 抑郁量表（depression，D）　测量被试的情绪低落问题。高分表示被试情绪低落，缺乏自信，无望，有自杀观念。得分高者常被诊断为抑郁性神经症和抑郁症。

3. 癔症量表（hysteria，Hy）　测量被试对心身症状的关注以及敏感、自我中心等特点。高分反映被试自我中心、自私、期待更多的爱抚和注意，与人的关系肤浅、幼稚。若是精神科患者，往往被诊断为癔症。

4. 精神病态性偏倚量表（psychopathic deviation，Pd）　测量被试的社会行为偏离特征。高分反映被试脱离一般的社会道德规范，蔑视社会习俗，社会适应不良，常有复仇攻击观念，并不能从惩罚中吸取教训。在精神科的患者中，多诊断为人格异常，包括反社会人格和被动攻击性人格。

5. 男子气或女子气量表（masculinity-femininity，Mf）　测量男子女性化、女子男性化的倾向。男性高分反映被试敏感、爱美、被动等女性倾向。女性高分则反映粗鲁、好攻击、自信、缺乏情感、不敏感等男性化倾向。在极端的高分情况下，则应考虑有同性恋倾向和同性恋行为。

6. 妄想量表（paranoia，Pa）　测量被试是否具有病理性思维。高分提示被试具有多疑、孤独、烦恼及过分敏感等性格特征。如T分超过70分则可能存在偏执妄想，尤其是合并F、Sc量表分数升高者，极端的高分者极可能被诊断为精神分裂症偏执型和偏执性精神病。

7. 精神衰弱量表（psychasthenia，Pt）　测量被试精神衰弱、强迫、恐怖或焦虑等神经症特征。高分提示被试有高度紧张、严重焦虑、强迫观念、恐怖以及内疚感等反应。Pt量表与D和Hs量表同时升高则是一个神经症剖析图。

8. 精神分裂症量表（schizophrenia，Sc）　测量被试思维异常和行为古怪等精神分裂症的一些临床特点。高分提示被试思维怪异，行为退缩，可能存在幻觉妄想，情感不稳。极高的分数（T>80分）者可表现妄想、幻觉、人格解体等精神症状及行为异常。几乎所有的精神分裂症患者T分都在80～90分，如只有Sc量表高分，而无F量表T分升高，常提示为类分裂性人格。

9. 躁狂症量表（mania，Ma）　测量被试情绪激动、过度兴奋、易激惹等轻躁狂症的特征。高分反映被试联想过多过快、活动过多、精力过分充沛、乐观、无拘束、观念飘忽、夸大而情绪高昂、情感多变等特点。极高的分数者，可能表现情绪紊乱、反复无常、行为冲动，也可能有妄想。量表Ma得分极高（T>90分）可考虑为躁郁症的躁狂相。

10. 社会内向量表（social introversion，Si）　测量被试社会化倾向。高分提示被试性格内向、胆小、退缩、不善交际、过分自我控制等。低分反映被试性格外向、爱交际、健谈、冲动、不受拘束等。

各量表结果采用T分形式，可在MMPI剖析图上标出。如果T分在70以上（按美国常模），或T分在60分以上（中国常模），便视为可能有病理性异常表现或某种心理偏

笔记

离现象。但在具体分析时应结合各量表 T 分高低情况进行综合分析评价。例如精神疾病患者往往是 D、Pd、Pa 和 Sc 分高，在 MMPI 剖析图上呈现出“右高左低”的模式；而神经症患者往往是 Hs、D、Hy 和 Pt 分高，在 MMPI 剖析图上呈现出“左高右低”的模式。

另外，在结果判定时常常根据两点编码进行分析，即在 10 个临床量表中选择超过 60 分（中国常模）以上的两个最高分数组成两点编码，然后，依据两点编码组合来分析其临床意义。如 13/31 两点编码多见于神经症的疑病症，68/86 两点编码则多见于偏执型人格、分裂型人格和精神分裂症。

二、卡特尔 16 项人格测验

卡特尔 16 项人格测验（16 personality factor questionnaire，16PF）是美国伊利诺伊州大学卡特尔教授（R.B.Cattell）根据人格特质学说，采用因素分析法编制而成的一种精确可靠的测验。16PF 属于团体施测的量表，也可以个别施测。凡是有相当于初中以上文化程度的青、壮年和老年人都可以适用。

16PF 英文原版共有 A、B、C、D、E 5 种版本：A、B 为全版本，各有 187 个题目；C、D 为缩减本，各有 106 个题目；E 本有 128 个题目，适合于文化水平较低的被试。16PF 主要用于确定和测量正常人的基本人格特征，并进一步评估某些次级人格因素。1970 年经刘永和、梅吉瑞修订，将 A、B 本合并，发表了中文修订本及全国常模。合并本共有 187 个测题，分成 16 个因素，每个因素包括 10～13 个测题。16PF 结果采用标准分（Z 分），每一因素的标准分 1～3 分为低分，8～10 分为高分。根据被试在各因素上的得分，即可了解被试的人格特征。

16 种人格因素及其意义如下：

因素 A：乐群性，高分者外向、热情、乐群；低分者缄默、孤独、冷淡。

因素 B：聪慧性，高分者聪明、富有才识、善于抽象思维；低分者迟钝、学识浅薄、抽象思维能力弱。

因素 C：稳定性，高分者情绪稳定而成熟，能面对现实；低分者情绪激动，易烦恼。

因素 E：恃强性，高分者好强固执、独立积极；低分者谦虚、顺从、通融、恭顺。

因素 F：兴奋性，高分者轻松兴奋、随遇而安；低分者严肃审慎、冷静寡言。

因素 G：有恒性，高分者有恒负责、做事尽职；低分者权宜敷衍、原则性差。

因素 H：敢为性，高分者冒险敢为，少有顾忌，主动性强；低分者害羞、畏缩退却、缺乏自信心。

因素 I：敏感性，高分者细心、敏感、好感情用事；低分者粗心、理智、着重实际。

因素 L：怀疑性，高分者怀疑、刚愎、固执己见；低分者信赖随和、易与人相处。

因素 M：幻想性，高分者富于想象、狂放不羁；低分者现实、脚踏实地、合乎成规。

因素 N：世故性，高分者精明、圆滑、世故、人情练达、善于处世；低分者坦诚、直率、天真。

因素 O：忧虑性，高分者忧虑抑郁、沮丧悲观、自责、缺乏自信；低分者安详沉着、有自信心。

因素 Q_1：实验性，高分者自由开放、批评激进；低分者保守、循规蹈矩、尊重传统。

因素 Q_2：独立性，高分者自主、当机立断；低分者依赖、随群附众。

笔记

因素 Q_3：自律性，高分者知己知彼、自律谨严；低分者矛盾冲突、不顾大体。

因素 Q_4：紧张性，高分者紧张困扰、激动挣扎；低分者心平气和、闲散宁静。

16PF 的优点是高度结构化，实施方便，计分、解释都比较客观。与其他类似的测验相比较，16PF 能以同等的时间（约 40 分钟）测量更多方面主要的人格特质，并可作为了解心理障碍的个性原因及心身疾病诊断的重要手段，也可用于人才的选拔。

三、艾森克人格测验

艾森克人格测验（Eysenck personality questionnaire，EPQ）是英国伦敦大学艾森克（H.J.Eysenck）夫妇于 1952 年编制的，其理论基础是艾森克提出的人格三维度理论，分儿童（7～15 岁）和成人（16 岁以上）两种类型。经过多次修订，在不同人群中测试，已经获得可靠的信度和效度，在国际上广泛应用。英文原版的艾森克成人问卷中有 101 个项目，儿童问卷中有 97 个项目。中国版由龚耀先教授主持修订，修订后的儿童问卷和成人问卷各由 88 个项目组成。每种形式都包括 4 个分量表，即内向 - 外向（E）、神经质（N）、精神质（P）和掩饰性（L），前三者分别代表艾森克人格结构的三个维度，最后一个为效度量表。

EPQ 的常模采用 T 分数。根据被试者的性别和年龄将被试者各量表的原始分对照常模表分别转化成 T 分数，根据各维度 T 分的高低来判断人格倾向和特征。

各量表得分的意义简要解释如下：

（一）内向 - 外向（E）

分数高表示人格外向，如好交际，渴望刺激和冒险，情感易于冲动。分数低表示人格内向，如好静，富于内省，不喜欢刺激，喜欢有秩序的生活方式，情绪比较稳定。

（二）神经质（N）

反映的是正常行为，并非指神经症。分数高表示常常焦虑、郁郁不乐、忧心忡忡，遇到刺激有强烈的情绪反应，甚至出现不够理智的行为。分数低表示情绪反应缓慢且轻微，很容易恢复平静，通常稳重、性情温和、善于自我控制。

（三）精神质（P）

并非指精神病，它在所有人身上都存在，只是程度不同。但如某人表现出明显程度，则易发展成行为异常。高分者可能是孤独、不关心他人，难以适应外部环境，不近人情，感觉迟钝，与他人不友好，喜欢寻衅搅扰，喜欢干奇特的事情，甚至做对自己有危险的事情。低分者能与人相处，能较好地适应环境，态度温和、善从人意。

（四）掩饰性（L）

测量被试的掩饰、假托及自身隐蔽，或者测定其朴实、幼稚水平，以识别被试者回答问题时的诚实程度。

艾森克还将 N 维度和 E 维度组合，进一步分出外向稳定（多血质）、外向不稳定（胆汁质）、内向稳定（黏液质）、内向不稳定（抑郁质）四种典型气质。这四种典型气质的主要特征如下：

多血质：善于领导，无忧虑，活泼，悠闲，易共鸣，健谈，开朗，善交际。

胆汁质：主动，乐观，冲动，易变，易激动，好斗，不安定，易怒。

黏液质：镇静，性格平和，可信赖，有节制，平静，沉思，谨慎，被动。

抑郁质：文静，不善交际，缄默，悲观，严肃，刻板，焦虑，忧郁。

笔记

EPQ 的项目较少，易于测查。既可以团体施测，也可以个别进行；项目内容较适合我国的情况，在我国是临床应用最为广泛的人格测验之一，但其反映的信息量相对较少，因而所反映的人格特征类型有限。

第四节 神经心理测验

神经心理测验是神经心理学研究的重要方法之一，用于人类脑功能的评估，包括感知觉、运动、言语、注意、记忆、思维等。它可用于正常人，更常用于脑损伤患者的临床诊断和严重程度评估。

一、神经心理筛选测验

该类测验只有一种项目形式，用于筛查患者有无神经病学问题，并初步判断是器质性或功能性问题，以决定患者是否进行更全面的神经心理功能和神经病学检查。

1. Bender-Gestalt 测验（Bender-Gestalt test） 为 1938 年 Bender L 编制，主要测查空间能力。要求被试临摹一张纸上的 9 个几何图形，根据临摹错误多少和错误特征判断测验结果。目前此测验常作为简捷的空间能力测查和有无脑损伤的初步筛查工具。我国已有该测验的较大样本常模。

2. Wisconsion 卡片分类测验（Wisconsion card sorting test，WCST） 它所测查的是抽象思维能力，即根据以往经验进行分类、概括、工作记忆和认知转移的能力。检查工具由 4 张模板和 128 张卡片构成。4 张模板上分别为 1 个红三角形，2 个绿五角星，3 个黄十字形和 4 个蓝圆。卡片上有不同形状（三角形、五角星、十字形、圆形）、不同颜色（红、黄、绿、蓝）、不同数量（1、2、3、4）的图形。要求被试根据 4 张模板对 128 张卡片进行分类，测试时不告诉被试分类的原则，只说出每次测验是否正确。该测验已在我国广泛应用。

3. Benton 视觉保持测验（Benton vision retention test，BVRT） 为 Benton AL 于 1955 年所编制，适用年龄为 5 岁以上。本测验有 3 种不同形式的测验图（C 式、D 式、E 式）。我国唐秋萍、龚耀先于 1991 年修订了该测验。此测验主要用于脑损伤后视知觉、视觉记忆、视觉空间结构能力的评估。

4. 快速神经学甄别测验（quick neurological screening test，QNST） 为 Mutti M 等所编，主要用于测量与学习有关的综合神经功能。主要测量运动发展，控制粗大与精细肌肉运动的技巧，运动和计划的顺序性，速度和节奏感，空间组织，视知觉和听觉技巧，平衡和小脑前庭功能，学习相关功能等。程灶火、姚树桥（1994 年）初步应用该测验结果表明，QNST 对学习困难儿童具有较好的鉴别作用。

5. 皮肤点反应（galvanic skin response，GSR） 测量的是全身最大的器官——皮肤的电阻。GSR 是衡量个体内部状态的较可信参数，从生理角度而言，它能反映汗腺活动及交感神经系统的变化。交感兴奋导致汗腺活动增加，进而引起电阻的增加，电阻的微弱变化，都能通过手掌或指尖的电极反映出来。GSR 也被用于焦虑和紧张水平的研究。

二、成套神经心理测验

成套神经心理测验有多种项目形式，能较全面地测量神经心理功能。它一般含

笔记

有多个分测验，各分测验形式不同，分别测量一种或多种神经心理功能，从而可以对神经心理功能作较全面的评估。

成套神经心理测验（Halsted-Reitan neuropsychological battery，HRB）为 Halsted 编制，Reitan 加以发展而成。用于测查多方面的心理功能或能力状况，包括感知觉、运动、注意力、记忆力、抽象思维能力和言语功能等。此测验有成人、儿童、幼儿三式，我国学者对其进行了修订。以下是我国修订的 HRB 成人式的介绍：

1．范畴测验（the category test）　要求被试通过尝试错误，发现一系列图片（156 张）中隐含的数字规律，并在反应仪上作出应答，测查被试分析、概括、推理等能力，此测验有助于反映额叶功能。

2．触摸操作测验（the tactual performance test）　要求被试在蒙着双眼的情况下，凭感知觉将不同形状的形块放入相应的木槽中。分利手、非利手、双手 3 次操作，最后使之回忆这些形块的形状和位置。此测验测查被试触知觉、运动觉、记忆能力，手的协同与灵活性，而左右侧操作成绩比较有助于反映左右半球功能差异。

3．节律测验（the rhythm test）　要求被试听 30 对音乐节律录音，辨别每对节律是否相同，测查注意力、瞬间记忆力和节律辨别能力。此测验有助于了解右半球功能。

4．手指敲击测验（the finger tapping test）　要求被试分别用左右手示指快速敲击计算器的按键，测查精细运动能力。比较左右手敲击快慢的差异有助于反映左右半球粗细运动控制功能的差异。

5．Halsted-Wepman 失语甄别测验（Halsted-Wepman aphasia screening test）　要求被试回答问题，复述问题，临摹图形，执行简单命令，测查言语接受和表达功能，以及有无失语。

第五节　临床评定量表

临床评定量表是指临床心理卫生领域中经常使用的较简便的心理测评工具。临床评定量表在临床医疗和研究中已经被广泛应用。包括反映心理健康状况的症状评定量表、典型行为的评定量表以及与心理应激有关的生活事件量表等。心理量表具有数量化、客观、可比较和简便易用等特点。常用的心理量表有症状自评量表、A 型行为类型评定量表、抑郁自评量表、焦虑自评量表和生活事件量表等。

一、症状自评量表

症状自评量表（self-reporting inventory），又名 90 项症状清单（symptom checklist 90，SCL-90），有时也称为 Hopkin 症状清单（HSCL）。该量表由 Derogatis 于 1973 年编制，在国外应用颇广，20 世纪 80 年代引入我国，随即广泛应用。SCL-90 适用于 14 岁以上的青少年、成年和老年人，并且要求文化程度具有初中及以上水平，以及除痴呆和重度精神病之外的各种心理障碍患者。临床应用证实此量表的评估有比较高的真实性，具有内容大，反映症状丰富，更能准确刻画患者的自觉症状等优点，能较好地反映患者的病情及其严重程度和变化，是当前心理门诊中应用最广的一种自评量表。

SCL-90 由 90 个反映精神症状的项目组成，按照症状群划分为 10 个因子，涵盖了比较广泛的精神病症状学内容，如感觉、思维、意识、情感、行为、人际关系、饮食睡眠等，将未列入的其他 7 项，作为第 10 个因子来处理。SCL-90 的 10 个因子的含义及所

笔记

包含的项目如下：

1. 躯体化　该因子主要反映主观的身体不适感，包括心血管、消化、呼吸系统的主诉不适和头痛、背痛、肌肉酸痛等其他躯体症状。如“恶心或胃部不舒服；一阵阵发冷或发热”。包括1、4、12、27、40、42、48、49、52、53、56、58共12项。

2. 强迫症状　该因子主要指那些明知没有必要，但又无法摆脱的无意义的思想、冲动和行为等表现，还有一些比较一般的认知障碍（如“脑子变空了，记忆力不行”）的行为表现。如“感到难以完成任务；担心自己的衣饰整洁及仪态的端正”。包括3、9、10、28、38、45、46、51、55、65共10项。

3. 人际关系敏感　该因子主要反映某些个人的不自在感与自卑感，尤其是在与其他人相处时更为突出。如“同异性相处时感到害羞不自在；感到人们对你不友好，不喜欢你”。包括6、21、34、36、37、41、61、69、73共9项。

4. 抑郁　代表性症状是忧郁苦闷的情感与心境，还以生活兴趣的减退、缺乏动力、丧失活力等为特征，也反映失望、悲观以及与抑郁相联系的认知和躯体方面的感受。此外，还包括与死亡有关的思想和自杀观念。如“对事物不感兴趣”；“感到受骗、中了圈套”或“有人想抓住你”。包括5、14、15、20、22、26、29、30、31、32、54、71、79共13项。

5. 焦虑　一般是指烦躁、坐立不安、神经过敏、紧张以及由此产生的躯体症状，如震颤等。本因子的主要内容是测定游离不定的焦虑及惊恐发作，还包括一项反映解体感受的项目，如“神经过敏，心中不踏实；感到害怕”。包括2、17、23、33、39、57、72、78、80、86共10项。

6. 敌对　主要从思想、感情及行为3个方面来反映患者的敌对表现。其项目包括厌烦的感觉、摔物、争论直至不可抑制的冲动爆发等各方面。如“自己不能控制地大发脾气；容易烦恼和激动”。包括11、24、63、67、74、81共6项。

7. 恐怖　主要反映传统的恐怖状态或广场恐怖症。恐怖的对象包括出门旅行、空旷场地、人群或公共场合及交通工具。此外，还有反映社交恐怖的项目，如“害怕空旷的场所或街道；怕乘电车、公共汽车、地铁或火车”。包括13、25、47、50、70、75、82共7项。

8. 偏执　本因子是围绕偏执性思维的基本特征而制订，包括投射性思维、敌对、猜疑、关系妄想，被动体验和夸大等精神症状，如“感到大多数人都不可信任；感到有人在监视你，谈论你”。包括8、18、43、68、76、83共6项。

9. 精神病性　主要反映幻听、思维播散、被控制感等精神分裂症症状，如“听到旁人听不到的声音；旁人能知道您的私下想法”。包括7、16、35、62、77、84、85、87、88、90共10项。

10. 其他　包括19、44、59、60、64、66、89共7个项目，未归入任何因子，作为第10个因子来处理，主要反映睡眠和饮食等情况，如“吃得太多；睡得不稳不深”。

SCL-90采用5级（1～5）评分制。即无、轻度、中度、偏重、严重。其中“轻、中、重”的具体含义由受检者自己去体会，不必作硬性规定。计算时，“无”记1分，“轻度”记2分，以此类推。SCL-90评定的时间范围是“最近一周”或“现在”。

统计指标与结果分析：

总分：是指90个项目所得分之和。

总均分＝总分/90，表示从总体来看，受检者其自我感觉介于1～5的哪个范围内。

阳性项目数：是指评为2～5分的项目数。

笔记

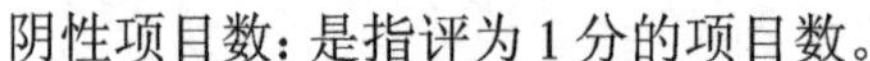

阴性项目数：是指评为1分的项目数。

阳性症状均分＝（总分－阴性项目数）/阳性项目数。表示“有症状”项目中的平均得分，可以看出该患者自我感觉不佳的程度究竟在哪个范围内。

因子分＝组成某一因子的各项目总分/组成某一因子的项目数。

SCL-90包括10个因子，每一个因子反映出患者某一方面症状的痛苦情况，通过因子分可以了解症状分布的特点。若任一因子分大于等于2，则表明在该因子所测的方面存在一定的问题，应引起注意。

二、典型行为评定

典型行为的评定通常采用A型行为类型评定量表。A型行为类型的评定工作是从美国临床医生弗雷德曼等在20世纪50年代对冠心病患者的性格或行为表现进行系统和科学的观察与研究开始的。目前A型行为类型评定量表有很多。国内在张伯源主持下，已修订一个适合我国的A型行为类型评定量表，量表采用问卷形式，由60个题目组成，包括三部分：①“TH”，有25题，反映时间匆忙感、紧迫感和做事快等特征；②“CH”，有25题，反映争强好胜，怀有戒心或敌意和缺乏耐性等特征；③“L”，有10题，为测谎题。由被试根据自己的实际情况进行回答。

计分及评估方法：在“TH”25问题中，第2，3，6，7，10，11，19，21，26，29，34，38，40，42，44，46，50，53，55，58题的回答为“是”和第14，16，30，54题的回答为“否”的每题各得1分。在“CH”25问题中，第1，5，9，12，15，17，23，25，27，28，31，32，35，39，41，47，57，59，60题回答“是”和第4，18，36，45，49，51题回答“否”的，每题各得1分。在“L”10问题中，第8，20，24，43，56题的回答为“是”和第13，33，37，48，52题回答为“否”的每题各得1分。在评估时首先应注意用以考验被试回答真实性的“L”量表得分是否过高，若L≥7分则应考虑问卷无效。至于A型行为类型的评定则是根据行为总分，即TH加CH的得分多少计算的，并以常人得分的平均分数（27分）为极端中间型；36分以上者为典型A型；18分以下者为典型B型；28～35分者为中间偏A型；19～26分者为中间偏B型。

三、抑郁自评量表

抑郁自评量表（self-rating depression scale，SDS）是由Zung于1965年编制的，用于衡量抑郁状态的轻、重程度及其在治疗中的变化，SDS操作方便，易于掌握，能有效地对抑郁状态进行评估，评分标准不受年龄、性别、经济状况等因素的影响，在国内外应用颇广。SDS于1985年引入我国后，在对抑郁症的诊断评估等方面以及在流行病学的调查中均得到了较为广泛的应用。

SDS共有20项与抑郁情绪密切相关的问题，采用4级评分，主要评定症状出现的频度，其4级记分标准为：①无或偶尔；②有时；③经常；④总是如此。20道题目中有10项（第2、5、6、11、12、14、16、17、18和20）为反向评分题，按4～1计分，其余10项按上述1～4顺序评分。评定的时间范围是“现在”或“最近1周内”。

统计指标与结果分析：SDS的分析方法较简单，统计指标为总粗分和标准分。总粗分即将所有项目评分相加；标准分为总粗分乘以1.25后，取其整数部分。按照我国常模，SDS总粗分的分界值为41分，标准分为53分，也就是说当总粗分大于41分，

笔记

标准分大于53分时，可认为有抑郁症状，且超过越多，抑郁症状越严重。SDS的评定也可以通过抑郁严重度指数来反映。抑郁严重度指数＝总粗分/80。指数范围为0.25～1.0，指数越高，说明抑郁程度越重。

四、焦虑自评量表

焦虑自评量表（self-rating anxiety scale，SAS）由Zung于1971年编制，适用于有焦虑症状的成人。该量表从量表结构到具体评定的方法，都与抑郁自评量表（SDS）十分相似，能有效地反映具有焦虑倾向的被试的主观感受。国外研究表明SAS的效度很高，近年来，已在咨询门诊中广泛应用。

SAS共有20项与焦虑情绪密切相关的问题，每项采用4级评分，主要评定项目所定义的症状出现的频度，其标准为：①没有或很少时间；②小部分时间；③相当多的时间；④绝大部分或全部时间。评定的时间范围应强调是“现在”或“最近1周内”。

统计指标与结果分析：SAS的主要统计指标为量表总分。将20个项目的各个得分相加，即得总粗分，用粗分乘以1.25以后取整数部分，就得到标准分。其中，第5、9、13、17、19条这5个项目的计分，必须反向计算。根据我国常模，SAS总粗分的分界值是40分，标准分是50分，即标准分高于50分就可判定为有焦虑症状，分值越高，焦虑症状越严重。

五、社会生活事件量表

国内外有多种生活事件量表，国内应用较多的是由杨德森、张亚林编制的生活事件量表（life events scale，LES），由48条我国较常见的生活事件组成，包括以下问题：

1．家庭生活方面　包括恋爱或定婚、恋爱失败、破裂、结婚、自己（爱人）怀孕、自己（爱人）流产、与爱人或父母不和等生活方面28条问题。

2．工作学习方面　包括待业、无业、开始就业、高考失败、扣发奖金或罚款、对现职工作不满意、与上级关系紧张等13条问题。

3．社交及其他方面问题　包括好友重病或重伤、死亡；被人诬告；发生意外事故、自然灾害等7条问题。

4．空白2条项目　被试者可填写自己经历过而表中并未列出的某些事件。

生活事件量表是自评量表，可用于对精神刺激进行定性和定量的评估，适用于16岁以上的正常人、神经症、心身疾病、各种躯体疾病及自知力已恢复的重度精神疾病患者。施测时由填写者根据自身实际感受而不是按常理或伦理观念去判断那些经历过的事件对本人来说是好事或是坏事，影响程度如何，影响持续的时间有多久。一次性的事件如流产、失窃要记录发生次数，长期性事件如住房拥挤、夫妻分居等不到半年记为1次，超过半年记为2次。影响程度分为5级，从毫无影响到影响极重分别记0、1、2、3、4分。影响持续时间分3个月内、半年内、1年内、1年以上共4个等级，分别记1、2、3、4分。

统计指标为生活事件刺激量，计算方法如下：

单项事件刺激量＝该事件影响程度分×该事件持续时间分×该事件发生次数

正性事件刺激量＝全部好事刺激量之和

负性事件刺激量＝全部坏事刺激量之和

笔记

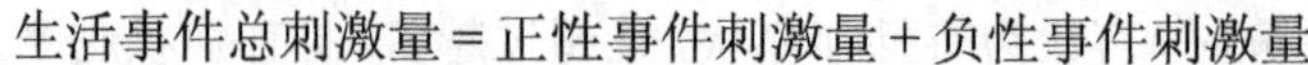

生活事件总刺激量＝正性事件刺激量＋负性事件刺激量

生活事件刺激量越高反映个体承受的精神压力越大。95% 的正常人 1 年内的 LES 总分不超过 20 分，99% 的不超过 32 分。负性事件刺激量的分值越高对心身健康的影响越大；正性事件的意义尚待进一步的研究。

学习小结

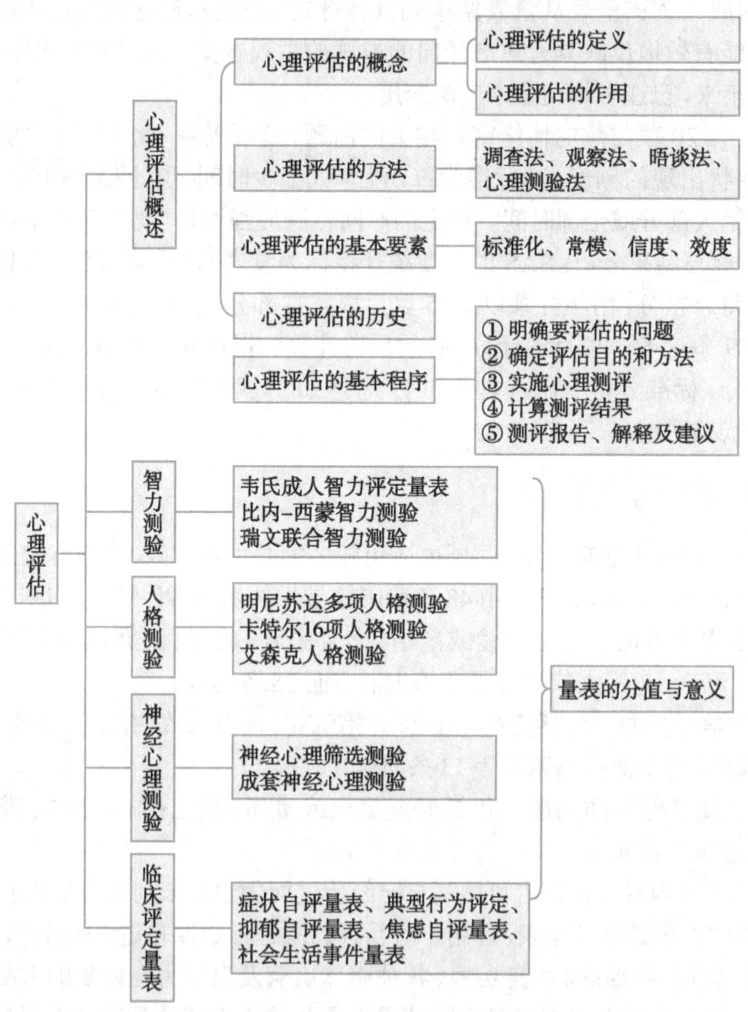

（钟志兵　尹红新）

复习思考题

1. 心理评估的概念？与心理测验的区别有哪些？
2. 心理评估的常用方法有哪些？各有哪些特点？
3. 心理评估的基本程序有哪些？其含义是什么？
4. 常用的心理量表有哪些？各量表的分值及意义是什么？

笔记

第七章

心 理 干 预

学习目的

通过学习心理干预知识，使学生对第五章心理问题与心理障碍以及第六章心理评估的内容有更全面深入的理解，了解心理问题与心理障碍的解决策略。

学习要点

心理干预、心理咨询与心理治疗的基本概念；心理咨询与心理治疗的原则与对象；经典的心理治疗理论与方法。

第一节　心理干预概述

心理干预是医学心理学的核心内容之一，是解决心理健康问题的方法和措施。随着社会对心理健康的日益关注，心理干预也将与人们的生活发生越来越密切的联系。

一、心理干预的概念

心理干预（psychological intervention）是指依据心理学理论与方法对特定对象的心理行为施加影响，以促使其向着预期的目标发生转变的过程。心理干预的概念有狭义和广义之分，狭义的概念是指心理咨询、心理治疗和心理危机干预；广义的概念还包括各种能够维护心理行为健康的方法和措施，即包括健康教育、健康促进以及构建和谐的人文环境等。本章所指的心理干预采用的是狭义的概念。

根据心理干预服务的对象和工作方式可以分为个体干预和群体干预。个体干预主要是指一对一形式的心理干预，主要针对寻求心理帮助或存在心理行为缺陷的个体有计划地实施干预，干预的内容和方法须根据个体的需要以及存在问题的性质而定，干预中注重的是干预者与被干预者之间的关系。为了确保干预的有效实施，临床心理治疗中常常需要签订治疗协议或建立治疗联盟。心理咨询与心理治疗通常就是采用这种形式的心理干预。群体干预是指一对多或者多对多形式的干预，包括家庭、小组或者特定人群的干预。干预的内容和方法与个体干预有所不同，须把整个群体作为对象，寻找该群体的共同特征，干预的内容和方法取决于该群体共同关注的问题

笔记

和群体特点，干预中注重的是群体中成员之间的相互关系，即成员之间的角色关系。同样，为了确保干预的效果，群体干预中常常需要制订条件和规则。团体心理辅导、家庭治疗通常就是采用这种形式的心理干预。

二、心理干预的基本技能

心理干预的基本形式是一种人际互动，通过人际之间的互动推动患者的心理朝着健康的方向康复与发展。因此，善于构建良好的人际关系是临床心理工作者应具备的基本技能。构建心理干预良好关系的方法很多，其中最基本的技能是给予尊重、表达真诚、善于共情、积极关注。

1. 尊重　是对患者的生活现状、价值观念、人格和权益的接纳、关注和爱护。其意义在于可以给求助者创造一个安全、温馨的感受，使其最大限度地表达自己；可使患者感到自己受尊重、被接纳，获得一种自我价值感；尊重本身就具有明显的助人效果，可以唤起对方的自尊心和自信心，起到拓展潜能的作用。

2. 真诚　可以使患者切实感到自己被接纳被信任被爱护，有利于构建一个安全自由的氛围，能让其知道可以袒露自己的软弱、失败、过错、隐私等而无需顾忌；同时，医学工作者的真诚坦白能鼓舞患者坦然地表露自己的喜怒哀乐，宣泄情感，并因此而发现和认识真正的自己。真诚是一种内心感受的自然流露，需要建立在对人有基本的信任和爱护的基础上。

3. 共情　是指体验别人内心活动的能力，即深入到他人的主观世界，了解其感受的能力；是一种设身处地的理解，并从他人的角度看待问题的技术。也称为“神入”或“同理心”。共情有助于准确把握材料、传递积极信息、增进心理干预效果。

4. 关注　是对患者的言语和行为的积极面予以关注，从而使其拥有正向价值观。关注涉及对人的基本认识和基本情感，要求医学工作者必须抱有一种信念，每个人都有积极的潜力，通过努力和帮助，每个人都会向积极面转变。医学工作者给予患者积极关注不仅有助于建立良好关系，促进沟通，还能增强干预效果，使患者全面认识自己，树立信心，对未来抱有希望。

三、心理干预的一般流程

1. 建立关系　心理干预是在良好的人际关系基础上展开的，任何形式的心理干预、依据任何心理学派的理论与方法都必须以良好的人际关系为工作平台。建立良好的咨询关系不仅是心理干预的基础，也是保证资料和信息客观真实的前提，同时也是心理干预的核心和动力。心理干预最终是通过人际关系驱动的，离开良好的人际关系，任何方法和技巧都会失去意义。

2. 评估问题　通过对患者的心理行为表现及其影响因素等资料进行收集、整理、分析其心理问题发生发展的过程，判断其存在的心理问题性质及严重程度，为确立心理干预目标和制订干预方案提供依据。个案的评估通常需要了解当事人的基本背景信息（年龄、职业、婚姻、文化背景等）、心理社会应激因素、心理问题的表现及其严重程度和持续时间、个人成长与既往经历、当前的精神状态及社会功能、心理测评结果等进行综合分析。群体的评估需要了解该群体的基本特征、群体成员间的关系、行为表达方式，对整个群体的功能进行分析评估。

笔记

3. 解决问题 心理问题一旦明确，干预的目标也基本可以确定。干预方案的制订和实施主要是围绕心理干预的目标，充分运用医学心理学的原理和技术制订相应的心理问题解决方法和措施。干预方案的制订和实施过程着重于发掘支持性社会资源、拓展患者的心理潜能、提高其心理应对能力，促进心理健康水平提高。群体干预则借助群体的动力学特点，通过互动与交流，推动整个群体的成长与发展，以此带动其中每个成员心理健康水平的提高。

4. 总结巩固 在心理干预的实施过程中以及干预结束后均需要对干预效果进行总结分析。一方面总结分析能够促进领悟，巩固心理干预取得的效果，并为结束干预奠定基础；另一方面也能及时发现存在的问题，及时调整干预策略，或为下一阶段的进一步干预提供依据。

第二节 心理咨询与心理治疗

心理咨询与心理治疗都是心理干预的重要组成部分，从实践领域来看，两者都是解决人们心理问题、促进心理康复和提高心理健康水平的手段。

一、心理咨询

心理咨询(psychological counseling)是指受过训练的专业人员采用心理学原理和方法，通过良好的人际关系，借助语言、非言语的交流手段与求助者共同磋商，以提高认识、增强自信、发掘自身资源，达到个人成长与心理健康。从而更好地适应环境，保持身心健康。

(一)心理咨询的原则

为了确保心理咨询工作顺利进行并达到预期的目的，心理咨询中必须遵循以下最基本原则：

1. 自愿原则 心理咨询是一项符合当事人主观需要的助人工作，必须建立在自愿基础上，只有得到当事人真诚的合作和参与才能取得预期的效果。因此，只有当事人自己感到烦恼、不适或痛苦，希望寻求他人的帮助来摆脱才能够通过心理咨询获得问题的解决。

2. 自主原则 心理咨询的基本理念是帮助当事人获得自我帮助的能力。当事人必须自己能够面对问题、自己解决问题，并对问题负责任。任何祈求他人代诉或代为解决问题的策略并不能真正让当事人获得澄清问题、解决问题的能力。同时，当事人有权根据自己的意愿和条件选择适合的心理咨询方式和方法。

3. 中立原则 在心理咨询过程中医学工作者必须保持中立的态度，避免介入当事人的事件、情景和情感中。避免替当事人作判断、决定、选择和分析，尽可能减少当事人的回避和依赖。

4. 保密原则 保护当事人的隐私是医学工作者需要遵守的职业道德之一。在心理咨询中当事人的个人信息属于个人隐私，医学工作者有责任加以保护。涉及当事人的任何在法律许可范围内的事项未经当事人许可均不得随意传播。

(二)心理咨询的对象

心理咨询的基本对象是那些被现实问题困扰的人。当一个人面对升学、就业、婚

笔记

姻家庭、社会适应等问题时，因面临选择的困惑和纠结而可能出现适应不良。心理咨询是从心理学的角度，向这类出现心理冲突的人提供帮助的。然而并非所有的人都适合做心理咨询，心理咨询的对象一般需具备以下几个基本条件：

1. 智力正常　正常的智力水平是表述、理解、内省的基本条件，否则心理咨询无法顺利进行。

2. 内容合适、动机合理　并非所有的问题都适合作心理咨询，选择的内容必须是属于心理咨询范围的。

3. 人格基本健全。

4. 对咨询有一定的信任度。

（三）心理咨询的范围

心理咨询的范围主要有：

1. 心理适应和发展咨询　这是指心理咨询的对象基本健康，但生活中有各种烦恼和心理矛盾。心理咨询的目的是帮助来访者排解心里烦闷、减轻心理压力、改善适应能力，更好地认识自己、认识社会，充分开发潜能，以促进人的全面发展。例如，儿童的早期智力开发、儿童的情绪障碍和品行障碍、青少年的性心理困惑、青年的成就动机、中年的人际关系调适、老年的社会角色再适应等人生各个阶段的适应和发展问题。

2. 心理障碍咨询　其范围是非精神病性心理障碍、心理生理障碍、某些精神病早期的筛查和诊断、康复期精神病患者的心理指导等。心理障碍咨询的目的是帮助患者寻找对策、控制症状、预防复发等。如各类神经症的咨询、心身疾病的心理调适、精神分裂症的康复期心理指导、伤残的心理咨询、性心理障碍咨询等。

（四）对心理咨询专业人员的要求

心理咨询要求从事这项工作的专业人员具有很高的素养与能力，因此，从事此项工作的人员必须经过系统的学习和长期的培训，才能具备必要的素养与能力。一般的，对专业人员的要求包括以下几个方面：

1. 具有专业的知识和技能　包括对基本的心理学知识与技能的掌握，以及对医学、社会学等其他学科中一些必要的知识和方法的掌握与了解。

2. 具有良好的心理品质　包括智力、精力、适应性、自我意识等品质。

3. 具有良好的职业道德　心理咨询是一种帮助和塑造人的事业，没有基本的职业道德是无法胜任这项工作的。

二、心理治疗

心理治疗（psychotherapy）又称精神治疗，是指受过训练的治疗者以心理学的有关理论为指导，运用心理学的技术和方法，谋求被治疗者的心理、行为以及躯体功能的积极变化，从而达到缓解和消除症状、促进其人格健康发展的目的。心理治疗是一种以助人为目的的、专业性的人际互动过程。

（一）心理治疗的原则

心理治疗作为一项专业性很强的技术，在实际运用中，必须遵循以下一些基本原则：

1. 信任原则　在心理治疗过程中，治疗者与患者之间要建立彼此接纳、相互信

笔记

任的工作关系，这是心理治疗能否顺利进行的前提条件。

2. 整体性原则 患者的任何一种心理和行为问题都是心理、生理和社会因素相互影响、相互作用的结果，因此，评估患者的心理问题时要做全面的考察和系统的分析。

3. 个性化原则 患者的心理活动受生物 - 心理 - 社会等多方面因素的影响，会表现出很大的差异，治疗需要考虑心理问题的一般规律，又要注意患者的具体情况，并根据患者的特点制订不同的治疗方案。

4. 保密性原则 是保障患者的合法利益，取得患者信任的重要因素。也是心理治疗工作中的一项基本职业要求。

5. 共同参与原则 在心理治疗中，治疗者与患者保持平等关系，共同协商和制订治疗方案、决定治疗目标以及共同努力促使治疗得到实施。

（二）心理治疗的对象和范围

心理治疗主要从临床实践中发展起来，因此，治疗对象和范围也十分广阔。

1. 心理应激障碍 各种心理应激因素引发的心理应激障碍，或患者因某些原因出现心理危机。

2. 慢性疾病患者的心理问题 一些慢性疾病病程长、无法全面康复，一般都存在较多的心理问题，并因此导致疾病症状复杂化。对这类患者应用心理治疗来改变其认知和行为，促进其慢性病的康复。

3. 心身疾病 心身疾病是心理社会因素在躯体疾病的发生、发展和转归中起重要作用的一组躯体疾病，因此，通过心理治疗可以消除致病的心理社会因素，或减轻、缓解这些因心理因素导致的心理应激反应，对重建心理和生理的平衡有着重要的作用。

4. 焦虑障碍 如广泛性焦虑、惊恐障碍、强迫症、恐怖症、疑病症、癔症以及自主神经功能失调。

5. 行为问题 进食障碍、睡眠障碍、成瘾行为（烟瘾、酒瘾）、口吃、儿童品行障碍、性心理障碍等，都可以进行心理治疗。

6. 社会适应不良 对社会环境适应困难，出现焦虑激越或退缩回避行为表现者也适用于心理治疗。

知识拓展

心理干预用于精神分裂患者的疗效研究（摘要）

在江西省宜春市第三人民医院进行心理康复治疗的98例精神分裂患者，将其随机分成两组，其中一组采用常规治疗方法，称为常规组；另外一组在常规治疗的基础上，进行心理干预，称为观察组。最后对两组患者采用康复疗效评定量表（IPROS）以及简明精神病量表（BPRS）对其康复效果和心理情况进行测定对比。结果经过治疗，观察组患者的IRPOS评分以及BPRS总分均高于常规组，两组差异比较具有统计学意义（$P < 0.05$）。结论在精神分裂患者心理康复过程中，加上心理干预，可以有效提高患者的治疗效果，减少心理问题，并有效降低复发率。

三、心理咨询与心理治疗的关系

心理咨询与心理治疗都属于心理干预的措施，在实际工作中两者密不可分，互有

笔记

关联和重叠，是一对极易混淆的概念，两者既有相似之处，也有明显的差别。

（一）心理咨询与心理治疗的相似之处

1. 心理学理论与方法一致　心理咨询需要咨询师掌握各种心理理论与技术，心理治疗也同样需要这些理论与技术。

2. 工作对象相似　心理咨询师和心理治疗师都有可能会面对在人际关系、情绪障碍、婚姻家庭等方面出现问题的求助者，尤其是在医疗卫生机构，心理咨询服务的对象与心理治疗服务的对象几乎都是患者，两者极为相似。

3. 工作目标相似　无论是心理咨询还是心理治疗，都是希望通过施助者和求助者之间的互动，达到使求助者改变和成长的目的。

4. 施助者与求助者之间关系的性质一致　在工作中，无论是心理咨询还是心理治疗，均强调施助者与求助者之间良好的人际关系，以便实现自己的工作目标。

（二）心理咨询与心理治疗的主要差异

1. 工作对象的侧重点不同　心理咨询的工作对象侧重于正常人、心理问题较轻者、已经复原或正在恢复的患者；而心理治疗的对象侧重于症状较重或有心理障碍的人。因此，工作中两者的称谓也不同，心理咨询中常称施助者为咨询师（counselor），称求助者为来访者或咨客（client）；心理治疗中常称施助者为治疗师（therapist），称求助者为患者（patient）。

2. 工作内容不同　心理咨询的主要工作内容是正常人在日常生活中遇到的各种心理问题，如人际关系问题、职业问题、恋爱问题、婚姻家庭问题、子女教育问题等；而心理治疗针对的是各种严重的心理问题，如神经症、性变态、心理障碍、行为障碍、心身疾病以及康复期精神病患者等。

3. 疗程长短不同　一般说来，心理咨询历时较短，通常为一次或几次，少数可达十几次；而心理治疗常常历时较长，需几次、几十次不等，甚至要经年累月。

4. 从业人员不同　心理咨询的从业者主要是咨询心理学家，而心理治疗的从业者有精神病学家、临床心理学家、医学心理学家等。通常，心理治疗从业者接受的专业训练时间要比心理咨询从业者的训练时间长。

心理咨询与心理治疗的异同一直是存在争议的问题，但随着心理学理论和技术的进步与发展，越来越多的学者认为两者没有本质上明显的差别。因此，总的来说，两者存在差异又保持一致，共同服务于有心理需求的人，达到帮助其成长的目的，进而维护人类的心理健康。

第三节　心理治疗的常用方法

心理治疗是运用心理学的治疗技术和技巧帮助患者解决心理疾患的治疗方式。不同的理论背景衍生出不同的流派和各具特色的治疗技术。本节主要介绍经典精神分析、来访者中心疗法、行为治疗以及认知 - 行为疗法的主要治疗技术。

一、精神分析治疗

经典精神分析的理论和主要治疗技术由西格蒙德·弗洛伊德（S·Freud 1856—1939 年）创立。他的潜意识学说、人格结构和性心理发展阶段理论构成了精神分析

笔记

的基石。经典精神分析的主要技术有自由联想、梦的分析、移情分析、阻抗分析和解释。

1. 自由联想(free association) 是精神分析的基本技术。治疗者要求患者随意且毫无保留地向治疗师描述他所想象的事件或情景，包括童年的记忆、随想、对事物的态度、个人成就和困扰、思绪和感受等，甚至是自认为是一些荒谬或奇怪的想法。自由联想可以把潜意识中存在的心理冲突带入意识领域，使患者对此有所领悟，从而重新创建现实的、健康的心理。

2. 梦的分析(dream analysis) 很多患者在治疗过程中都会谈到梦，而弗洛伊德认为梦是通向潜意识的大门，人们的意识经过改装之后变成梦境，梦在运作过程中有凝缩作用、转移作用，并运用象征和再度的校正伪装起来，当我们一层层去掉这些伪装就能知道梦的本来目的。弗洛伊德在其著作《梦的解析》一书中指出梦“完全是有意义的精神现象”。梦也是人们需要的反映，是一种“愿望的达成，它可以算作是一种清醒状态的精神活动的延续”，梦有“一种晦涩‘隐意’，用以取代某种思想的过程。因此我们只要正确地找出‘替代物’即可正确地找出梦的‘隐意’”。

3. 阻抗分析(resistance analysis) 在精神分析的过程中患者会产生阻抗。这就需要对阻抗进行分析，去除患者的阻抗，把分析带向深入。阻抗是在分析过程中，被分析者潜意识内被压抑的东西无法被带到意识领域时，被分析者产生的有意识或无意识的心理防御。阻抗的表现形式多样，患者也可能从一种阻抗变化为另一种阻抗。当阻抗阻碍了分析的进行时，就必须对它进行处理。

对阻抗的分析往往也涉及心理防御机制。心理防御机制是指个体面临挫折或冲突的紧张情境时，其内部心理活动中具有的自觉或不自觉地解脱烦恼、减轻内心不安，以恢复心理平衡与稳定的一种适应性倾向。弗洛伊德认为任何行为都可以成为心理防御机制。心理防御机制具有潜意识性、保护性、非病理性和重叠性。人们在使用心理防御机制时都是想保护自己不受伤害，这种行为或者心理倾向是潜意识的，人们在使用时可能是多个心理防御机制重叠使用。正常人和神经症患者都会使用心理防御机制，如果不加选择地滥用或者只使用有限的心理防御机制，会使人产生神经症。

4. 移情分析(transference analysis) 移情是指患者将他心中压抑的对早期生活中某些重要人物(如父母)的情感转移到治疗师身上，并用对待这些重要人物的方式对待治疗师，如依赖或对抗，发怒或爱恋，责备或服从。无论积极的或者消极的移情都是某种形式的阻抗。移情的产生是因为患者对治疗师的投射。在分析的不同阶段，治疗师会被投射为患者生活中的各种人物，而不一定是单一的人物，可能是慈爱的奶奶，也可能是严厉的父亲。在分析过程中，治疗师鼓励患者退回到自己的早期经验中去探索自我。这时治疗师要向患者提供支持，理解，并安定其情绪，让患者建立更加适当的行为模式，并把这些能在治疗关系中处理好的成熟方式运用到治疗之外的现实生活中去。

5. 解释(interpretation) 是精神分析常采用的治疗技术，是一种揭示患者潜意识的思想、动机，以及情感和行为的方法。解释并不是一蹴而就的，也不是一两句话就能完全揭示患者的潜意识。它是一个不断重复的修通过程，帮助患者对他们的处境、观点、行为等以不同的方式进行分析和理解。

笔记

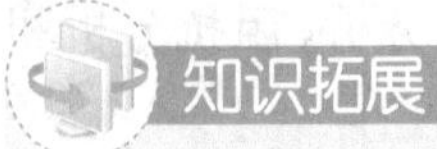

新精神分析治疗

新精神分析学派反对经典精神分析的生物决定论，把文化、社会条件和人际关系纳入到精神分析的人格理论和治疗原则的首位。它与经典精神分析的不同之处在于：①较少关注患者的过去情况，而更强调患者的社会环境；②更强调影响个体生活经历的方面，而不是儿童时期的冲突；③更强调人际关系的角色，而不是生物本能论；④更强调自我的功能和自我概念的重要性，而不是本我。新精神分析的代表人物有梅兰妮•克莱茵、斯塔克•沙利文、D.W. 温尼科特、玛格丽特•S•马勒、伊迪丝•雅各布森、奥托•康伯格、海因兹•科胡特等。客体关系理论起源于梅兰妮•克莱茵，是新精神分析理论与实践中的一种重要理论体系，在精神分析的理论框架下探讨人际关系，更强调环境的影响，她认为真正影响一个人精神发展过程的是在童年期与父母的关系。

二、行为治疗

行为治疗以经典的条件反射、操作条件反射和社会学习论为主要的理论支柱，在这些学习理论的基础上，发展出多种模式的行为治疗技术。这些技术直接针对患者的不良行为改变，行为治疗者认为不良行为习惯的形成可能是神经系统病变或生化代谢紊乱而引起的症状，也有可能是错误地学习条件反应而形成了不良行为，后一种类型的不良行为习惯，就是行为治疗的适应证。主要有以下 7 类：神经症、人格障碍的适应不良性行为、药物（包括酒精）依赖、精神分裂症等患者的获得性适应不良行为、精神发育不全、心身疾病、其他获得性适应不良性习惯，如口吃、拔毛、拔甲、夜尿等。

行为治疗的理论认为，既然不良 / 不适应行为是由学习获得，那么也可以用操作性条件学习来形成新的行为，消除或替换不良行为习惯。

（一）放松训练

放松训练（relax training）是一种既可以单独使用，治疗具有焦虑症状的多种心理生理疾病（如广泛性焦虑、惊恐发作、恐怖症、紧张性头痛、入睡困难以及高血压），又可以与系统脱敏法结合使用的一种治疗技术，它是交互抑制法的主要技术。放松的方法有呼吸放松、冥想放松以及肌肉放松训练。

渐进肌肉松弛训练是一种主要的放松训练。最早由埃德蒙•雅各布森提出。该技术主要要求练习者集中注意想象最令人松弛、愉快的情景，有顺序地放松各组肌肉，治疗者在一旁用言语指导，练习使肌肉深度松弛。肌肉放松的训练主要让患者感受肌肉的紧张和松弛之间的差别，从而让患者体验到全身肌肉放松，学会放松。以后患者“借助回忆”达到放松效果。放松的一般顺序可以是先由上肢开始放松每一部分的肌肉，再从头到脚放松。也可以反过来从脚做到头，直至身体完全放松。当然，如果有特殊需要，针对训练放松某一部分的肌肉，比如前额肌肉，也是可以的。训练时患者应坐在舒适的有扶手的椅子上，或者躺在可以放松的催眠床上，环境应安静、隔音避免被打扰。

（二）系统脱敏法

系统脱敏法（systematic desensitization）是沃尔普（J. Wolpe）在 20 世纪 50 年代末

笔记

发展起来的一种疗法，也是行为疗法中研究最多的一种，实验证明系统脱敏法对恐怖症疗效显著。

沃尔普认为神经症的焦虑症状是由原来不引起焦虑反应的中性刺激与焦虑反应多次结合，成为焦虑刺激，引发焦虑症状。焦虑恐惧时必然伴有肌肉的紧张和自主神经系统的激活，当患者进行与上述情绪相对立的肌肉松弛反应时，由于放松与焦虑反应是相互抑制的，放松削弱了焦虑刺激与反应之间的联系，焦虑恐惧情绪的强度就会随之减轻。患者将逐步降低对焦虑刺激的敏感性，当患者能够以放松反应代替焦虑反应时，即表明治疗取得效果。患者摆脱了焦虑刺激与焦虑反应间的联结。

系统脱敏法操作步骤如下：

1. 放松训练　患者依次练习放松头面部、颈、肩、胸、背及四肢肌肉，反复练习，直至能达到运用自如、随意放松的状态。放松训练需要占用几次治疗的时间，这是为了让患者学会区别紧张和放松的躯体感觉，以便在身心上都能达到放松的状态。

2. 建立焦虑（或恐惧）等级表　首先让患者确认引发焦虑（或恐惧）的刺激，然后将刺激因素按照引发来访者焦虑（或恐惧）的程度由弱到强进行等级排列，即焦虑（恐惧）等级表。以下是一位恐鼠患者的焦虑等级表（表7-1），焦虑程度打分为0～100分，0分表示没有焦虑，100分表示非常焦虑，达到最大值。

表7-1　恐鼠患者的焦虑层级排定表

感到焦虑的情境	焦虑评分（0～100分）
听到“老鼠”这个词	20
谈论老鼠	40
看到实验用小白鼠	60
看到实验用大鼠	70
看到家常灰鼠在笼子里	80
与笼中鼠对视	95
用玻璃棒去碰笼子里的老鼠	100

3. 脱敏训练　首先让患者处于全身放松状态，然后按照设计的焦虑（恐惧）等级表由弱到强依次逐级脱敏。具体操作如下：先让患者处于舒适的环境下，全身肌肉放松，然后从焦虑（或恐惧）的最弱刺激开始，即“听到‘老鼠’这个词”，当患者产生紧张或焦虑反应时即让患者停止想象，开始全身放松。当这一等级不再引发患者的焦虑或恐惧反应，即不再对“听到‘老鼠’这个词后”感到不安，就可以对下一个焦虑恐惧层级“谈论老鼠”进行脱敏训练，循序渐进。

可以对患者先进行的是幻灯片或想象脱敏，当他通过了全部层级后，可以陪患者进入真实情境进行脱敏，在现场中重复上述情境。一般说来在模拟情境中能够做到全身放松的患者，在现实情境中也能做到，现实情境中患者也能放松即宣告治疗结束。

（三）厌恶疗法

厌恶疗法（aversion therapy）是使用引起躯体痛苦反应的非条件刺激（无躯体损伤）

笔记

与形成不良行为的条件刺激相结合，使患者在发生不良行为的同时感到躯体的痛苦反应，形成痛苦刺激与不良行为的联结，对不良行为产生厌恶，从而使其不良行为消退。

厌恶疗法对药瘾、酒瘾、贪食、性变态等效果较好。常用治疗的痛苦刺激有电刺激、催吐剂等。最简单的方法是在手腕上套上橡皮筋，当患者出现不良行为时就橡皮筋使之产生疼痛。不同意使用这一方法的患者疗效很差，因此，最好由患者主动掌握这一疗法的要领，自觉接受厌恶刺激的惩罚。

案例分析

神奇的橡皮圈

张某，男，某大学学生，24 岁，强迫观念症患者。两年来，每每路过女生宿舍看到阳台上挂着的女生内衣就有性冲动，产生想把其偷走的念头。虽然对此感到很不耻，但这种想法挥之不去，无法控制。张某对此很痛苦，上课的时候也会想起来，走神，严重影响生活和学习。

治疗师预先在该患者左手腕上套一橡皮圈，要求其出现上述强迫性思想时，就用力拉弹橡皮圈，且务必要有痛感，并计算所弹次数，直到强迫性思想消失为止，每日作记录。结果从第 9 周的第 3 天开始，强迫性思想不再出现，橡皮圈亦脱掉，偶有轻微关于性的想法，能很快自控而消失，能够正常学习，成绩很好。

（四）满灌疗法

满灌疗法（flooding therapy）也叫暴露疗法，相对于系统脱敏法的逐级脱敏，这一方法直接将患者引入引起其高焦虑或惊恐的环境，给予充分暴露。因此，对于患有心脏病、高血压等疾病的患者，在惊恐时可能发生不良后果，通常不予使用。切记在这一方法使用前必须排除患者的相关危险因素。

在进行暴露前，治疗师应当对患者讲明满灌疗法的治疗方式，并告诉患者，焦虑不会像他所想象的那样持续上升，当焦虑达到一定程度后，只要坚持下去，焦虑就会逐渐消退，焦虑反应将随时间的延长而减弱，如图 7-1 所示。当与患者达成协议后，治疗者可以陪同患者一起进入焦虑情境，并鼓励患者坚持下去。在进行暴露的过程中个体不会产生想象中焦虑失控的现象，当达到一定的高焦虑程度以后，焦虑将会缓减，不舒服的症状将会消失。

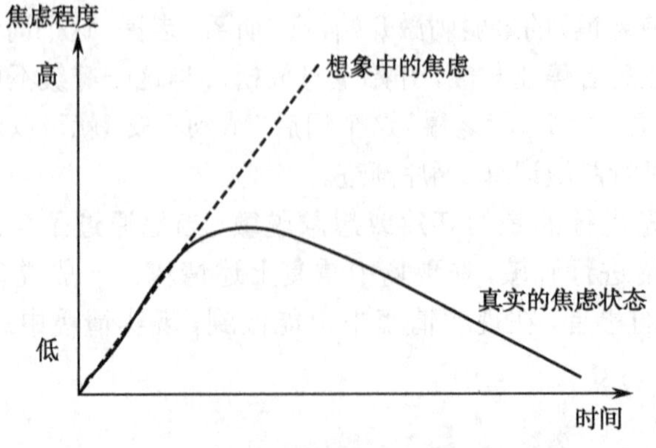

图 7-1 对比想象的焦虑和真实的焦虑

如一患者对黑暗感到恐怖，让其进入黑屋子，并鼓励他尽量呆在黑屋子里，焦虑状态出现的话可以使用一些放松技巧，告诉他一切都会过去。当患者体验到暴露过程中焦虑水平下降，并没有任何危险发生后，患者对治疗将更有信心；也可以把暴露和系统脱敏结合，逐渐增加暴露的时间，达到治疗效果。

（五）操作学习和角色扮演

1. 操作学习　操作学习根据操作条件反射原理，运用强化方法，当患者的适应性行为出现时给予适当奖励，如果出现不适应 / 不良行为则不予奖励或忽略，从而使适应性的目标行为增加。操作学习适用于治疗神经性厌食、精神分裂症患者和精神发育不全患者的异常行为或获得性不良行为。

2. 角色扮演　角色扮演在格式塔疗法和行为治疗中都有运用，主要是要求患者操练新学习的行为技术或者扮演另一个人。患者要在言语、行为上都进行模仿和想象，进而熟练新行为或者体验所扮角色的情感。

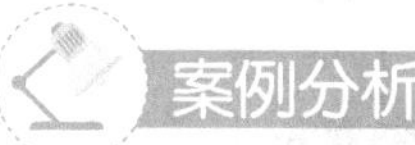

角色扮演使她摆脱烦恼

晓琳，女，26岁，家教老师。两年前的一天，晓琳在大街上与一男青年偶遇，男青年的外貌、着装、气质深深吸引着晓琳，使她不自觉地多看了男青年几眼。当她看着男青年想入非非的时候，突然和男青年的目光发生对视。她立刻紧张起来，面红耳赤，感觉男青年看出了自己的想法，觉得无地自容，慌张逃去。以后一旦与男性相遇就想去看对方的面部表情，但又不敢看，有时转过脸去用眼睛的余光偷偷地看，想象对方在用手触摸自己的身体，觉得对方能从她不自然的表情中看出她的想法而感到苦恼。

治疗思路：医生："你说当遇到迎面走过来的男性你就觉得对方把手伸过来触摸你的身体，当时是一种怎么样的情形？"晓琳："也不是所有的男性，只是引起我注意的男性。"医生："哦，哪些男性会引起你的注意呢？"晓琳："比如中年，儿童和老人一般不会。"医生："是所有的青年和中年都会引起你的注意吗？"

晓琳："也不是，只是那些有气质，不讨厌，我感兴趣的男性。"医生："哦，当时是一种怎么样的情形呢？"晓琳："当我遇到一位引起我注意的男性，我就会不由自主地想去看对方的表情，但又不敢看，有时偏过脸用眼睛的余光偷偷地看，这时就会感到对方把手伸过来触摸我的身体。我就感觉心跳加快，呼吸也变得急促，面红耳赤，感到对方能看出我的想法，就马上逃离。"医生："当时你能看到对方的手伸过来吗？"晓琳："其实对方并没有把手伸过来，大庭广众之下能那么做吗，都是我想出来的。"

医生："我们来进行角色扮演，我扮演你，你扮演遇到的一位男性，当我注意到你的时候，你会看出我在想什么吗？"晓琳："当然不会，你想啥我咋会知道。"医生："刚才你说别人想什么你不会知道，那么你认为你想什么别人就会知道，这不自相矛盾吗？"晓琳："那不一样啊，当时我特紧张，面红耳赤，表情也不自然，他会通过我的表情看出我的想法。"医生："假如你看到一个人面红耳赤，表情不自然，你会怎么想？"晓琳："我会觉得……这人有点怪……有点害羞……"医生："她在想什么你能看出来吗？"晓琳："看不出来。"医生："即使你有点紧张，有点不自然，别人能从你的面部表情看出你的想法吗？"晓琳："好像也就能看出我有点紧张，有点不自然……"医生："你现在还认为别人能看出你的想法吗？

笔记

但是也有人因此批评行为治疗过于肤浅，忽视患者的情感和认知作用。因此，现代的行为治疗出现了两种趋势：一是将认知治疗与心理动力学方法相结合，一方面挖掘病患的根源，另一方面塑造患者良好的正常行为。二是在行为治疗中加入认知行为，发展为行为认知治疗（behavior-cognitive therapies）。

三、认知行为治疗

（一）贝克认知疗法

认知心理治疗虽然迄今只有30多年的历史，但由于它强调了认知过程在个体行为和情感中所起到的重要作用，通过“学习”可以改变不良行为，其方法注重科学性和实用性，故此发展迅猛。认知治疗的概念最早由美国临床心理学家贝克（A•T•Beck）在其专著《认知治疗与情绪障碍》中提出。

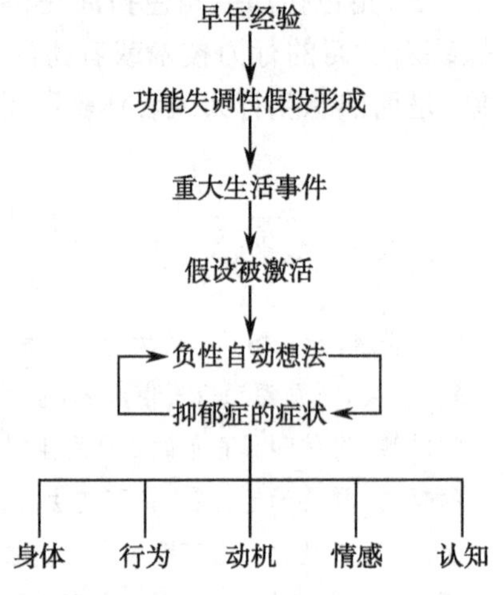

图7-2 抑郁症的认知模型示意图

1. 认知治疗的基本理论假设 认知治疗以精神病理学理论为基础，借鉴了患者中心疗法、精神分析、理情疗法以及行为治疗的方法和技术。认知治疗的基本理论认为，认知是情感和行为的中介，重点在于直接改变患者的认知歪曲，或者矫正想法（认知）中蕴含的特殊习惯性错误（图7-2）。治疗策略是言语交谈与行为矫正技术相结合。通过运用这些技术，帮助患者识别，检验和矫正患者的不良认知和思维方式。贝克提出了情绪障碍的认知模型并进一步发展成一套认知治疗技术。

贝克认为人们从童年期开始通过生活经验建立了某种对自我的图式，这些图式指导人们去收集加工信息，人们在评价事件、处理事件时总是采用适合自己的认知假设。如果一个人的认知假设是僵硬的、极端的、消极的，就表现为功能失调性的态度。当现实与假设不符时，他就会竭力解释这一矛盾使之趋于协调，有时甚至否认现实的真实性以证实过去的经验。这些偏激的图式是潜在的假设，通常不会被表达，但是它们支配人们的日常行为和处理事情的方式。

2. 十种失真的功能失调思维方式 临床上把那些支配人们日常行为方式的潜在假设称为功能失调性态度，伯恩斯（Burns）详细说明了导致消极情绪的10种失真的思想方式：

（1）非此即彼：也可称为“全或无”的思想，凡事黑白分明，没有灰色地带。例如不是朋友就是敌人。不够完美，就是彻底的失败。

（2）以偏赅全：会把某个单独的消极事件，看成是一种无止境的失败。喜欢用“总是”、“从不”之类的词。比如，有位同学某门功课考试没有通过后，便对自己说：“我总是这么失败，我做什么都不可能会成功。”

（3）心理过滤：过于关注事件的某个消极细节，反复考虑，结果在你眼中整个现实都变成了黑暗。例如，一个学生老想着在考试中做错的一道题目，结果认为我肯定要不及格了。

（4）贬抑积极事物：拒绝接受积极的经验，坚持认为它们是“不算数的”。这样可以继续坚持那些消极的看法。这种思维模式是认知扭曲中最具破坏性的一种。让人

笔记

生活在阴霾之中。

（5）仓促下结论：在没有事实为依据的情况下，就对事态作出了消极的解释，主要表现为瞎猜疑和瞎预言。例如，在街上遇到熟人，对方没有跟你打招呼，原因是他没有看见你。但是，你就在想："我怎么得罪他了？他怎么不理我？"

（6）夸大或缩小：过分夸大问题和缺点的严重性，或者过分轻视了你可贵品格的重要性。

（7）情绪化推理：以自己消极的情绪来推理客观事物，并且以此为真。比如，"我感到失望，我肯定是没有希望的。"

（8）虚拟陈述：喜欢用"必须"、"应该"、"不应该"这一类词来陈述，并且作为条件来要求自己和他人。当用来要求自己时，会产生负罪感。当用来要求别人时，会让自己陷入愤怒和怨恨。

（9）贴标签：这是非此即彼思想的一种极端形式，比如在做错一件事情时就给自己贴上一个消极的标签："我是一个失败者"、"我是蠢驴"，看不到积极的一面。标签常常带有主观性和高度情绪化。

（10）人格化和责怪：某些事情并非出于你的过错，你却觉得要为此负责。有些人的行为正好与此相反，他们因为自身的问题而责怪别人或责怪当时的条件。

潜在功能失调性假设可被日后某些重大的生活事件激活，一旦假设激活，就产生大量"负性自动想法"。这些想法总和不愉快的情绪有关，未经周密推理，可以是对目前经验的解释，或对未来的消极预期，或是对过去事件的消极解释。负性自动想法导致情绪障碍症状，情绪障碍发展，使负性自动想法更加频繁和强烈，形成恶性循环。

3．贝克认知治疗的主要技术

（1）改变认知：认知治疗的关键就在于打破恶性循环，使患者认识到功能失调性假设的不合理，并建立新的合理的认知图式。认知改变的主要途径有：

1）信念不能证实：用事实为依据，让患者面对与认知图式相反的证据，由于信念不能证实，动摇他原有的功能失调的认知图式，改变认知。

2）领悟：通常是要求患者解释或者自动思维，最好是使用患者的逻辑诱导患者得出他自己也觉得荒谬的结论，让他自己作出新的解释。如果由治疗师给出解释，切忌武断和强加于人的解释。

3）概念重建：提供给患者一个不同的观察和理解问题的角度，赋予问题另一种不同的解释，促使患者重新选择，从而改变其态度和行为。

（2）行为技术：认知治疗中常常结合使用行为治疗的技术，故也被称为"认知行为治疗"。除了行为治疗常用的放松训练、角色扮演等，认知治疗还常用完成和愉快评定（M&P 技术，表 7-2）、等级任务练习、行为演练和自我监测记录等技术，这样治疗师可以从记录中获得患者的基线资料，可以与以后的行为改变作出比较。

表 7-2 活动安排表

时间	计划	愉快感（P）	困难程度（M）
8：00～	起床做早饭	5	6
9：00～	写文章	6	5

注：完成的困难程度（M）评分为 0～10 级评分：0 表示容易，10 表示难度更大；
完成的愉快程度（P）评分为 0～10 级评分，0 表示无愉快而言，10 表示非常愉快。

笔记

自动负性思维日记是另一常用的工具，用于检测和识别来访者的自动负性思维（表 7-3），例如，我必须证明自己是有能力的；我必须总是完美的；一切必须总是在掌握之中，否则就糟透了。

表 7-3　自动负性思维日记

时间	事件	自动思维	分类	情绪状态（0～10分）	行为	积极的想法	可能的行动
周六	他没有打电话	我不可爱，他再也不爱我了	贴标签以偏赅全	害怕，沮丧（8分）	看电视吃爆米花，体重增加	他可能太忙，他去的城市电话不多	我自己去看电影吧，那片子不错
周日	蛋炒焦了	我真笨，晚饭糟透了	过分概括化	不高兴（7分）	自责，全部想法集中于蛋	下次再注意不要边炒蛋边接电话	干别的事

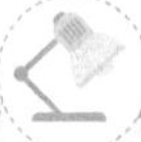

案例分析

反复看病是何故？——一个疑病症典型案例

案例：某男，23 岁，疑病症患者。3 年来坚持认为自己患有严重疾病，辗转各医院反复检查，均无阳性发现，但仍不能打消其认为自己有严重疾病的念头。

治疗师："你感觉自己躯体方面有哪些不适？"

患者："我体温变化无常，心中常感灼烧。我到底得了什么大病，快帮帮我。"

治疗师："你做了那么多检查，都没有发现异常，而你又觉得病情严重，你自己解释一下这是怎么回事？"

患者："这我也说不清楚，但我的确感觉全身不舒服，也许我身体上确实有病，只是没有检查出来而已。"

治疗师："刚才我给你做了全面体检，并看了你全部的检查结果，未发现任何异常。对此我想有两种可能，一是你的确有病，而我没看出来；二是你并不存在躯体方面的问题，只是怀疑有病。"

患者："我的确感觉身体不适，很痛苦，我不是在骗你。"

治疗师："是的，你就是太相信自己的感觉了，但感觉到的东西往往不能完全反映现实，你过去的习惯就是把主观感觉和现实等同起来，给予绝对化的推理和判断，从而影响了正常的认知过程，产生了歪曲的认知和评价，从而产生了疑病症。"

患者：（沉默不语）……

治疗师："另外，你已病了 3 年，若是患了不治之症，除了你的主观感觉外，为何并没有客观的表现，如食欲下降、消瘦、躯体功能障碍等？按你所说，你得这种严重的不治之症 3 年了，那你现在如何还能好好的活着？因此你应该接受现实，而不应只接受感觉。"

患者：（点头示意，对治疗师的解释表示认同）……

最后，治疗师又给患者讲述了疑病症的具体表现、临床特点、内感不适的产生原因及今后应注意的事项。患者第二次就诊，心情比以前轻松多了，并说他对治疗师上次对感觉及认知局限性的解释感触很大。现在躯体不适感大有好转。之后又进行了几次心理治疗，病人完全消除顾虑，疑病症状缓解。

笔记

（二）艾利斯（1913—2007年）的ABC合理情绪疗法

合理情绪疗法（rational emotive therapy，RET）由美国心理学家艾利斯（Albert Ellis）在20世纪50年代创立并逐步发展为一种心理疗法，RET理论认为：所有困扰人们的严重情绪问题实际上都起源于人们那些莫名其妙的、迷信的、经验上不能证实的非理性思想。RET中的A指激发事件（activity event），B指个体的信念系统（belief system），C指事件的情绪性后果（consequence）。

如果发生了某件事情（激发事件A）——你考试成绩是B级，你对考试结果的反应是非常沮丧（C）是否是A引起了C呢，错了！情绪性的后果并非由A——激发事件产生，而是源于B——你对该事件的非理性信念（belief）。这种非理性信念是建立在你的“非理性观念体系上的”，——“我必须考到A，我应该做个好学生，必须是A，不是A就很无能”。所以你会产生沮丧（C）的情绪后果。而如果你想“B也不错，反正我努力了，下次再来”，那么情绪与行为的后果将大大不同。

咨询者的任务就是通过交谈，指出患者信念或认知系统中的不合理之处，促使其改变或放弃非理性观念，从而达到矫正不良情绪反应的治疗目的。

治疗基本步骤可以用ABCDE来说明：

A. 陈述激发事件。

B. 对事件的看法或想法。

C. 情绪性后果。

D. 采取有针对性、直接的、系统的方式对不合理想法进行诘难（dispute）。

E. 动摇或改变原有想法，取得有效的治疗效果（efficacy）。

理性情绪疗法一般不适于领悟能力缺乏者，如低能、重型精神病、幼童。适用于焦虑障碍和其他神经症、心身疾病等。

课堂互动

请思索一个你生活中的情绪事件，试用ABC理论分析该事件中的A、B、C各是什么，并运用合理情绪疗法找到改善不良情绪的方法。

知识拓展

接纳承诺疗法（ACT）

接纳承诺疗法（acceptance and commitment therapy，ACT）由美国治疗师StevenC. Hayes提出。ACT是认知行为疗法最新的发展方向，在新一代认知行为治疗中占据中心地位，更接近于行为分析而非认知疗法。该疗法是以人类语言、认知的关系框架理论和功能性语境主义哲学为基础的认知行为治疗方法，目的是通过“接纳”“专注过程”“承诺”“行为改变过程”来提高心理灵活性，即作为一个有意识的人更充分地接触此时此刻的能力，从而能够在行为上作出改变或持久努力以达到既定的价值观目标。ACT中的A指接纳你的想法和感受，体验当下（accept your thoughts and feelings，and be present）；C指选择有价值的方向（choose a valued direction）；T指采取行动（take action）。

笔记

ACT的六大治疗过程有：①接纳：对过去经历的个人事件和此时此刻经验的一种积极而非评判性的容纳；②认知解离：客观地注视思想活动如同外在事物，而不是它所代表的意义，不受其控制；③体验当下：鼓励患者有意识地注意此时此刻所处的环境及心理活动，不作评价，完全接受；④观察自我：通常采用正念技术、隐喻等方式来帮助患者达到以自我为背景的觉察；⑤价值观；⑥承诺行为：帮助患者按照自己的价值观来作出行为改变，基于价值观去生活。

ACT最终目标是强调提升个体的心理灵活性，在治疗实践中，治疗师可以从任何核心过程入手，不必拘泥于具体的流程和形式。

四、当事人中心疗法

人本主义在20世纪50年代兴起，后被称为心理学的“第三势力”。人本主义的观点认为：机体有一种发展自身潜能的内在倾向，人除了一般生物性的需要外，还有其他的需要和动机，人本主义的先驱马斯洛（Abraham Harold Maslow 1908—1970）提出了人的需要层次理论，人的自我实现是人发挥潜能的最高层次，给人“高峰体验”的喜悦。卡尔•罗杰斯（C•Rogers 1902—1987）秉承人本主义的人性观，创造和发展了当事人中心疗法。罗杰斯也是全程记录会谈过程，并对治疗的疗效因素进行研究的第一人。

（一）当事人中心疗法的人性观

当事人中心疗法关注人自身的价值和尊严。罗杰斯认为，不应该将寻求帮助的人视为有依赖性的患者，相反应该把他们看做是可以担当责任的“当事人（client）”。心理治疗是一种已经存在于有潜在胜任能力的个人的能力的释放，而不是对一种或多或少消极人格的专家操作。因此，治疗者应该被看成是促进当事人自我完善的促进者，而不是施行治疗的“医生”。

当事人中心疗法将人类的行为看成一个连续体，“连续体”指行为不是类的不同，只是存在程度上的差异，也就是自我概念和自我经验间不一致的程度不同。自我实现行为在一端，无组织行为在另一端，两端之间存在着正常行为和防御行为，但这两种行为或多或少都接近自我实现这端。

（二）当事人中心疗法咨询的目标

当事人中心疗法咨询的目标是：自我的重新组织。成功的咨询能够解除价值条件，增加经验的开放性，以及扩展自我概念和自我经验之间的和谐程度。通过咨询的过程，当事人变成一个更充分发挥作用的人，一个实现了最佳的心理适应和步骤、完全和谐、对经验完全开放和完全延展性的人。

（三）当事人中心疗法的技术

当事人中心疗法的技术与其说是技术不如说是咨询师所必须秉承的态度，以及治疗原则。

1. 真诚　真诚是咨询师最重要的一点。咨询师在咨询过程中是真实的人，开放自我，与当事人真诚相处，表里如一，坦诚地与当事人分享经验与感受。

2. 尊重　要求咨询师做到对当事人无条件积极关注，不附带任何的要求和企图，

笔记

对当事人完全接纳，给予支持和关心，创造一种信任的氛围。咨询师相信当事人有能力承担责任，对自己负责，并且能够挖掘出当事人尚未开发的潜能。

3. 共情　共情是当事人中心疗法的主要技术和关键点，准确的共情要求咨询师设身处地感当事人所感，想当事人所想，深入的共情要求咨询师能够表达出来访者没有能够表达出来的情绪或者想法，也要求咨询师要放下一切主观的成见，做到价值观中立，又要把对共情的了解传达给当事人，让当事人感受到被接纳和被理解。

这些治疗原则可以适用于所有人，包括神经症患者，正常人，甚至是精神病患者。

（四）当事人中心疗法的治疗过程

罗杰斯认为来访者中心疗法的治疗过程包含七个阶段，这里简单地进行概括：

第一个阶段：来访者不愿意袒露自己或者揭示自己；回避情感，或者不能感受和认识自己的情感；固守自己的某些观念；不愿意有亲近的关系，或者认为那是危险的。

第二个阶段：偶然客观谈论或者描述情感，但是个体害怕感受，仍然远离自己的感受；尽管仍然非常表面，但是来访者开始认识到所存在的问题和冲突。

第三个阶段：来访者进行情感描述，过去对这些情感他可能无法接受，开始自由地流露情感，对自我和自我的感受进行表达；开始怀疑过去自我构想的有效性；开始认识问题存在的原因是来自个体内部而不是在个体外部。

第四个阶段：来访者自由表达个人的情感；模糊地意识到长期被否认或者隔离的情感可以进入现实的体验中；开始开放个人构想；意识和表达自身的职责；在情感的基础上开始冒险与别人联结。

第五个阶段：来访者可以自由表达和接受自己的情感；哪怕以前否认情感或现在仍然害怕，也可以清楚意识到自己的情感存在；认识到理智和情感之间的冲突；接受了问题，意识到个人要对问题负责；个体产生了一种成为真正自我的愿望。

第六个阶段：来访者认为没有必要拒绝情感，接受情感；有强烈的释放感；愿意冒险和其他人发生联结；相信其他人能接受和承担。

第七个阶段：个体体验自我，感到放松；经验和体察新的情感；情感和理智基本一致；有能力核查体验的正确性。

当事人中心疗法以“人”为中心，关注自我的成长，注重人格发展过程及其改变。通过以上七个阶段，我们可以看到，在治疗之初，当事人倾向于负性的表达，有负性的情绪呈现，或者客观上就是负性的。在治疗结束之后，当事人倾向于正向客观的表达，表现中性的或者积极的情绪。

五、森田疗法

森田心理疗法简称森田疗法，是由日本的森田正马教授于1920年创立的治疗神经质症的特殊心理治疗方法，是一种“顺其自然”、“为所当为”的心理治疗方法。

（一）森田疗法的主要理论基础

1. 神经质　是森田教授描述身体和心理方面的不适时使用的词汇，大约相当于现在的神经症。森田理论认为，人人都有自我内省、理智、疑病的倾向，而这些倾向强烈的人就会成为神经质，其根本原因是先天性素质变质，而且，这种先天性素质会随着环境发生明显改变。

2. 疑病素质　森田认为发生神经质的人都有疑病素质。他们对身体和心理方面

笔记

的不适极为敏感，这种过敏感觉又会促使其进一步注意和体验这种感觉，并产生苦恼，实际上没有病，主观上感觉却有病。但这种疑病素质也会随着环境的变化而变化。

3. 精神交互作用　森田疗法的核心理论是精神交互作用说。森田认为："所谓精神交互作用，是指对某种感觉如果注意力集中，则会使该感觉处于一种过敏状态，这种感觉的敏锐性又会使注意力越发集中，并使注意固定在这种感觉上，这种感觉和注意相结合的交互作用，就越发增大其感觉，这一系列的精神过程，称为精神交互作用"。这样一来，感觉和注意就出现一种交互作用，常常是神经症形成的原因。

4. 生的欲望和死的恐怖　森田认为神经质的人"生的欲望"过分强烈，具体指自我保存、食欲等本能欲望，以及被人尊重、获得社会承认等社会欲望。而"死的恐怖"则是指神经质的人在追求欲望的同时，怕失败、怕疾病和对死亡的恐怖。

（二）森田疗法的治疗原则

1. "顺其自然"　森田疗法的基本治疗原则就是"顺其自然"。顺其自然就是接受和服从事物运行的客观法则，具体是要求患者正视自身的消极体验，接受各种症状的出现，不强求改变，把心思放在应该去做的事情上。这样，患者的消极体验发展到顶点，然后会自然减轻、消退。

2. "为所当为"　森田所指的"为所当为"就是要求患者把心思放在应该做的事情上去，坚持日常工作和活动，而不去考虑自身感受如何。

（三）森田疗法的治疗方法

森田治疗分为门诊治疗和住院治疗两种。

1. 门诊治疗　适用于症状较轻的患者，主要是让患者阅读森田疗法的自助读物，坚持日记，并定期到门诊接受医生的指导。门诊治疗的疗程大约2～6个月。

门诊治疗的基本要点是：①详细体检以排除躯体疾病的可能，并解除患者疑虑；②要求患者接受自身症状，顺其自然；③要求患者带着症状去从事日常活动，以便把痛苦的注意转向无意识，使痛苦体验在意识中消失或减弱；④治疗者按时批阅患者的日记，通常是每周1次，患者要保证下次再写再交；⑤家属不能对患者谈病，也不要按患者来对待。

2. 住院治疗　适用于症状较重的患者。森田把住院治疗时间规定为40天，而森田疗法的实施者根据治疗经验进行了调整，因此，现代的住院时间大约为3个月。

住院治疗分为以下四个时期：

第一期：绝对卧床期。开始第一周绝对卧床，禁止会客、交谈、看书报和看电视等一切活动，只能独自静卧，因无事可做，患者会感到十分苦恼，使其能体验"生的欲望"。此期的主要目的是从根本上解除患者精神上的烦恼和痛苦。使之静卧不仅可调整身心疲劳，还可通过对精神状态的观察进行鉴别诊断。让患者任其自然地安静休养，通过情感的变化规律使烦恼和痛苦自然消失。此期约1～2周。

第二期：轻作业期。该期主要是相对隔离治疗，禁止谈话、交际和游戏等活动。卧床时间每天保持7～8小时，但白天要求到户外活动，接触好的空气和阳光，晚上写日记以进一步确定患者精神状态、对治疗的体验。有时也做一些简单劳动，目的是恢复患者精神上的自发性活动。该期为1～6周。

第三期：重作业期。允许患者随意选择各种重体力劳动（如庭院劳动、手工等），可以参与一些文体活动，与他人交往，但仍要求患者不与别人谈论病症，而是专注于当前的生活和工作。通过这样的实践与体会，患者自然而然地不再与其症状作强迫性的斗争，以便症状自然消失。该期为1～2周。

第四期：恢复期。对患者进行适应外界变化的训练，为恢复其实际生活做准备。至此，原来被病态束缚的患者，开始洞察到自己顺其自然的常态，从根本上促发其自然治愈力。该期为1～2周。

（四）森田疗法的主要适应证

森田疗法适用于焦虑症、恐怖症、强迫症、疑病症、神经症性睡眠障碍等。森田疗法和大多数心理治疗一样，有其适应证，也存在局限性。例如，森田疗法对于人格障碍的疗效就非常有限，甚至无效。

六、其他心理治疗

除了以上介绍的心理治疗流派和技术以外，近半个多世纪以来心理治疗的发展迅速。格式塔治疗、沟通分析、心理动力学的客体关系和自体分析、音乐治疗都取得了理论和技术上的长足进步。从治疗方式上看也在传统的一对一的个体治疗之外发展出团体治疗、家庭治疗和夫妻治疗，这些治疗方式更强调系统的动力作用，而不只局限于个体的症状。

（一）格式塔治疗

格式塔治疗是以存在主义哲学和现象学为理论基础，由珀尔斯•弗雷德里克（Perls•Fredrick 1893—1970年）创立的心理治疗方法。格式塔治疗强调个人的“此时此地”的体验和觉察，整合内在的冲突，达成自我的了解，以改变自己以及扩展经验的可能性，让当事人有更多选择，以及更加负责。格式塔治疗常常聚焦于来访者的未完成事件，帮助来访者释放和体察自己那些不愿意面对的过去经验和不愉快的情绪感受，从而达到整合的目的，释放能量，自我负责。格式塔常用的治疗技术有空椅技术、绕圈子、倒转、夸张以及对话练习。

（二）沟通分析

沟通分析（TA）又称交互分析理论，由艾瑞克•伯恩（Eric•Berne 1910—1970年）创立，他的《沟通分析心理治疗》、《人间游戏》是沟通分析的理论基石。“TA是一种人格理论，也是一种系统的心理治疗方法，以达到使人成长和改变的目的”。TA以自我状态描述心理结构，认为每个人的自我状态由父母态、成人态和儿童态构成。自我状态是一套连续性的思想情感和行为方式。人是社会性动物，自我状态是关系中的自发反应。在成长的过程中人们形成人生脚本。这揭示了人们为什么在成年后还一再重复让自己痛苦的模式。在与他人沟通的时候，每个人有自己的沟通状态。觉察和分析沟通状态的功能和结构可以帮助人们选择更适应的状态。TA强调人的主观能动性，人是有能力超越自我，有能力为自己负责的。故此TA也被称为再决定治疗。

（三）音乐治疗

音乐治疗是使用音乐对来访者进行治疗。从形式上看有两种不同的形式。一种是聆听音乐。治疗师选取合适的音乐，让来访者聆听从而达到改善来访者情绪状态的目的。同时音乐的频率可能与大脑的固有频率相契合，从而改善神经系统的状况。也有学者认为对神经系统的直接影响效果尚不明确。另一种音乐治疗对治疗师的要

笔记

求比较高，要求治疗师熟悉乐器的演奏。来访者演奏乐器，治疗师应和来访者的节奏，引领来访者的曲调，从而达到平和来访者情绪和心态的治疗目的。

（四）团体心理咨询

团体心理咨询是相对于个体心理咨询而言，在团体情境下提供帮助与指导的一种咨询形式，即由咨询师根据求询者问题的相似性，组成小组，通过共同商讨、训练、引导、解决成员共同的发展性问题或共有的心理障碍。团体咨询因为各流派的取向不同，在操作和技术上各有不同。一般来说，团体心理咨询或治疗是通过几次或十几次团体聚会、活动，参加成员互相交往，共同讨论大家关心的问题，彼此启发、相互反应，支持鼓励，使成员了解自己的心理，同时了解他人的心理，以便改善人际关系，增加社会适应性，促进人格成长。

（五）家庭治疗

家庭治疗是一种特殊的团体治疗，认为患者的心理障碍不是患者一个人的问题，而是家庭成员之间的问题，家庭功能的丧失导致了家庭成员的障碍，所以治疗的对象应该为家庭。家庭治疗着眼于系统的更广阔视角，聚焦于家庭成员之间的关系和沟通模式，促进家庭成员之间的相互了解和沟通，从而起到治愈的作用。家庭治疗又可以分为系统家庭治疗、萨提亚模式的家庭治疗、结构家庭治疗以及整合取向的家庭治疗。

从心理治疗的发展上看，理论和技术的发展很快。很明显，单一的心理疗法不可能适用于所有的来访者，也不一定适用于所有的心理问题。这就要求治疗者在治疗中表现出更多的灵活性，那么对治疗者的要求就会变得很高，治疗者需要了解不同的理论，并且在实践中进行运用。必然的，作为个人的治疗师和咨询师只可能对某些理论和技术很精通，而对其他技能的掌握就稍逊一筹。那么不同的治疗师会给来访者带来何种疗效就成为亟待解决的问题。在对不同心理疗法的治疗效果比较结果表明，不同的疗法的确有不同的适用范围，某些疗法在某些心理问题上可能会比其他疗法更为有效。但是处理另外一些心理问题，则缺乏显著性差异的证据。疗效因子的研究也证实：制约心理治疗成功与否、最具决定性的因素是治疗者和患者自身的特点，以及治疗者和患者之间关系的特点，而治疗过程中所采用的手段和技术则远没有人们想象的那么重要。整合心理治疗成为新的治疗取向，折中和方法任选可能是在实践中行之有效的选择。

学习小结

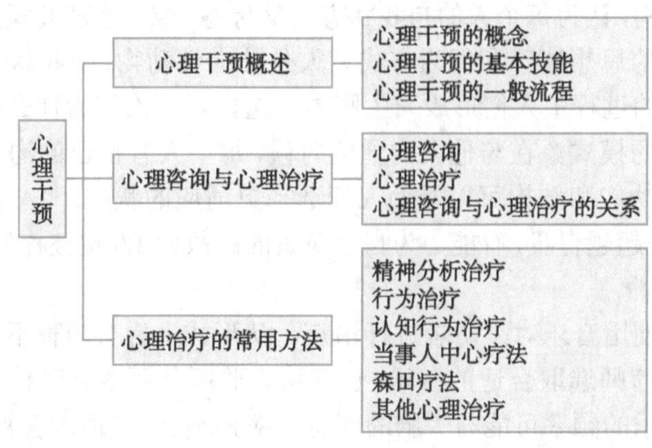

（陈　捷　于　睿）

复习思考题

1. 什么是心理干预？心理干预的流程与技术有哪些？
2. 心理咨询与心理治疗有哪些异同？
3. 经典的精神分析技术有哪些？
4. 如何用系统脱敏法治疗恐惧症？
5. 如何用满灌法治疗有洁癖的患者？
6. 当事人中心疗法的主要技术是什么？
7. 简述森田疗法的治疗程序。

第八章

患者心理与医患关系

学习目的

通过学习患者心理与医患关系，使学生对第六章“心理评估”与第七章“心理干预”的内容有了更进一步的认识，了解患者心理特点、医患关系及影响因素。

学习要点

患者心理与各类患者的心理特征；人际关系与医疗行为、医生心理与医患关系。

第一节　患者心理概述

一、患者概念与患者角色

（一）患者

患病的个体即为患者。患病包括机体组织器官的器质性病变和生理功能的损害、个体主观性的病感以及社会功能异常三个方面，但这三方面不一定同时出现。传统的生物医学模式认为只有生物学病变并有求医行为或处在医疗中的人才称为患者。当代的生物 - 心理 - 社会医学模式对健康与疾病有了全新的认识，认为应从个体的生物、心理、社会三个方面考虑健康与疾病的问题。

病感是个体患病的主观体验，往往表现为各种躯体或心理不适的临床症状，但在疾病早期或病情轻微的情况下，也可以没有病感。病感可以源于躯体疾病，也可以由心理与社会功能障碍引起。患者患病的主观体验与医生对疾病的实际判断在性质和程度上可能会有所不同，在临床工作中应注意这个差异。

“患者（patient）”一词，不同的时期有不同的理解。一般而言，患病的个体通常会去寻求医疗帮助，但是并非所有患病的个体都有求医行为；同时，有求医行为的人不一定都是患者。有些人由于一些不良动机而诈病，为了其不良目的（取得假条、伤残证明或赔偿）而前往医院求诊，临床上也常将这些人误列为“患者”。

健康的实质是人体与环境统一、心身统一和机体内环境的相对稳定性。因此，对“患者”概念的较全面理解应该是：患有各种躯体疾病、心身疾病、心理障碍或精神疾病的人，不论其求医与否，均统称为患者。

笔记

（二）患者角色

角色理论源于戏剧术语，指在舞台上所扮演的人物。角色理论是用角色的概念来研究人的社会行为的一种理论，主要包括角色期望、角色扮演和角色冲突等多个方面。20世纪20年代，美国心理学家Mead G. H. 首先将角色这一戏剧术语引入社会心理学，称为社会角色（social role），用社会角色来说明人际关系中预期存在的互动行为模式。社会角色指的是与个体的社会地位和身份相一致的行为模式、心理状态以及相应的权利和义务。如患者既有配合医疗护理的义务，又有获取健康教育和治疗护理的权利。

1. 患者角色（patient role） 又称患者身份，是一种特殊的社会角色，是处于患病状态中同时有求医的要求和医疗行为的社会角色。具有了患者身份，在心理和行为上也就产生了变化。患者角色被期望采取切实行动来减轻自身的病状，如按医嘱服药、卧床休息、接受医生治疗等，努力使自己恢复健康。

Parsons于1951年从社会学的角度，观察患者与周围人的互动，提出了患者角色的四个要素：①患者可从常规的社会角色中解脱出来，减轻或免除原有的责任和义务。患病后，由于精力和活动的限制，患者可以减免平日社会角色所承担的责任，减免的程度视疾病的性质和严重程度而定。②患者对陷入疾病状态没有责任。患病是超出个体控制能力的一种状态，不是患者所愿意的，患者本身就是疾病的受害者，无须对患病负责。③负有恢复健康的责任。患病是一种不符合社会需要的状态，也不符合患者的意愿，因此患者必须有使自己尽快康复的动机和行动。④负有寻求医疗协助的责任。患病的人在一定程度上需依赖他人的帮助，包括家庭、社会等；同时，患者必须寻求使自己康复的医学技术的帮助，必须同医务人员合作，尽快恢复健康。

2. 患者角色的权利和义务 作为一种社会角色，患者角色享有其特殊的权利，并承担相应的义务。我国的学者将患者的权利和义务概括如下：

（1）患者角色的权利：①享受医疗服务的权利；②享有被尊重、被了解的权利；③享有对疾病诊治的知情同意权；④享有保守个人秘密的权利；⑤享有监督自己医疗权利实现的权利；⑥享有免除病前社会责任的权利。

（2）患者角色的义务：①及时就医，争取早日康复；②寻求有效的医疗帮助，遵守医嘱；③遵守医疗服务部门的各项规章制度，支付医疗费用；④患者要和医护人员合作，配合诊治护理工作。

3. 患者角色的转换和适应 人的一生都有进入患者角色的可能，甚至与患者角色终身相伴。患者原来的社会角色的特征与患者角色的特征越接近，如个性比较依赖和顺从、愿意接受别人的帮助、能相信别人的人容易接受患者角色；反之，患者原来的社会角色与患者角色差别越大，越容易产生角色适应的困难。当个体从其他社会角色转化为患者角色以及在承受患者角色的过程中，有角色适应和适应不良两种类型。

（1）患者角色适应是指患者与患者角色的期望基本符合，如承认自己患病，积极接受治疗，主动采取各种措施促进恢复健康，疾病痊愈后能及时地从患者的角色再转换到原来正常的社会角色。

（2）患者角色适应不良是指患者不能顺利地完成角色转变的过程。由于种种因素患者在角色转换过程中会出现一些适应不良，从而影响疾病状态向健康转化。角

笔记

色适应不良时会引起一系列的负性心理反应，包括恐惧、焦虑、易激惹、自责、抑郁等，甚至绝望的行为表现。常见的角色适应不良有以下几种情况：

1）角色行为缺如（role scarcity）：患者未能进入患者角色，不承认自己是患者。虽然医生已作出疾病的诊断，但患者尚未意识到自己已患病或不愿承认自己是患者。由于患病意味着社会功能下降，与求学、就业及婚姻等涉及个人利益的问题有关，致使患者不愿接受患者角色；另外，部分患者可能使用了“否认”的心理防御机制，以“视而不见”的心态来减轻心理压力，这类患者不易与医护人员合作。

2）角色行为冲突（role conflict）：个体在适应患者角色过程中，与其病前的各种角色发生心理冲突而引起行为的不协调。从健康人变为患者时，如果患者不能从平日的社会角色行为进入到患者角色，其行为表现不符合社会预期时，就会引起心理冲突，患者表现为焦虑不安、愤怒、烦恼、茫然和悲伤。冲突的程度随患病种类及病情轻重而有不同。

3）角色行为减退（role reduction）：个体进入患者角色后，由于某种原因又重新承担起本应免除的社会责任，放弃了患者角色去承担其他角色的活动。如一位生病住院的母亲不顾自己的身体尚未康复而毅然出院，去照料患病的女儿。

4）角色行为强化（role intensification）：随着躯体的康复，患者角色行为也应向正常角色行为转化。如果这种转化发生阻碍，个体“安于”患者角色的现状，角色的行为与其躯体症状不相吻合，过分地对自我能力表示怀疑、失望和忧虑，行为上表现出较强的退缩和依赖性，这就是患者角色行为强化。导致角色行为强化是由于某些患者恐惧很快回到充满矛盾和挫折的现实社会角色中，以退化机制来应对现实环境。

5）角色行为异常（role abnormalities）：这是患者角色适应中的一种特殊类型。患者无法承担患病或不治之症的挫折和压力，对患者角色感到厌倦、悲观、绝望，因此而导致行为异常。表现出绝望、冷漠，拒绝治疗，直至以自杀手段来解脱病痛之苦；对医护人员产生攻击性行为。多见于慢性病长期住院患者或治疗困难的患者。

二、患者的求医与遵医行为

（一）求医行为

1. 求医行为的类型　当个体感觉不适时其可能的反应是：忽视或否认、自我治疗或求医。求医行为是指在人们感到某种躯体不适或产生病感时寻求医疗帮助的行为。求医行为分为主动求医行为、被动求医行为和强制性求医行为。主动求医行为是指人们为治疗疾病、维护健康而主动寻求医疗帮助的行为，是人们通常的求医行为；被动求医行为是指患者无法和无能力作出求医决定和实施求医行为，而由第三者帮助代为求医的行为，如婴幼儿患者，处于休克、昏迷中的患者，垂危患者等；强制求医行为指公共卫生机构或患者的监护人为了维护人群或患者的健康和安全而给予强制性治疗的行为，主要对象是有严重危害公众安全的传染性疾病和精神病患者。

2. 求医行为的原因　患者察觉到自己有病时是否有求医行为，与个体的生理、心理和社会等方面的因素有关。①生理性原因：因身体某些部位发生病变，患者主观感受到身体不适或疼痛难忍而求医。②心理性原因：因某些生活事件，导致心理紧张、焦虑、恐惧，为缓解负性心理反应和精神痛苦而求医。③社会性原因：因某些疾病对社会产生现实或潜在的危害而求医，如传染性疾病、性病等。

笔记

3. 影响求医行为的因素　求医行为是一种复杂的社会行为，受到诸多因素影响，如对疾病性质和严重程度的认识水平、对症状或不适的心理体验及耐受程度以及社会地位和经济状况等，都影响患者是否寻求医疗帮助。概括起来，求医行为的影响因素主要有以下方面。

(1) 年龄：一般婴幼儿和儿童求医行为相对较多。青壮年求医行为相对减少；老年人由于机体抗病能力的下降以及孤独、害怕死亡等心理因素，其求医行为也相应增加。

(2) 对疾病的认识水平：主要是指患者对疾病性质和严重程度等方面的认识。例如被蛇、狗等动物咬伤以后，由于这种状况对生命威胁较大，人们往往采取求医行为。

(3) 个性因素：敏感多疑、依赖性较强的个体求医行为相对较多；孤僻、独立性较强的个体求医行为相对较少。

(4) 文化教育程度：在多数情况下，具有较高文化水平的人求医行为较文化程度低的人高。知识水平低、缺乏医学常识、对症状的严重性缺乏足够认识、对于医生及医疗手段的恐惧都可能造成讳疾忌医。

(5) 社会经济状况：经济富裕、社会地位高的人往往更关心自己的身体健康，其就医率较高；而社会经济地位低下的贫困人群多为被动求医或短期求医。所以，医疗卫生的体制及医疗保险业务的开展与否会对求医行为带来影响。

(6) 动机：包括疾病诊治和保健检查的目的以及非医疗目的如法律纠纷方面的动机。

（二）遵医行为

遵医行为是指患者遵从医务人员开列的处方和遵照医嘱进行检查、治疗和预防疾病复发的行为，即患者的依从性(compliance)。是否有良好的遵医行为是影响疾病疗效和疾病转归的决定性因素。与遵医行为相反的是不遵医行为。不遵医行为不仅会降低疗效，而且可能损害健康，据国外有关调查，所有患者有 20%～82% 不按处方服药，有 35% 的患者不遵从医嘱可以达到损害健康的程度。

影响患者遵医行为的因素是多种多样的，主要有以下几方面：

1. 与患者对医生的信任和满意程度有关　医生的知名度、服务态度和服务质量，直接影响患者对医生的信任和尊重程度，也影响着患者对医嘱的遵守程度。

2. 与疾病种类、严重程度及患者的就医方式有关　慢性病患者、轻症患者和门诊患者不遵医嘱的情况较多；急性病患者、重症患者和住院患者对医嘱改变较少，遵医率较高。

3. 与患者的主观愿望和医生治疗措施的吻合程度有关　例如，患者希望用中药治疗，而医生开的是西药，不遵医行为就不可避免地发生了。

4. 与患者对医嘱内容的理解和记忆及治疗方式的复杂程度有关　医嘱中的一些医学术语可能会让患者产生理解偏差；或服用的药物多、服用方法复杂且剂量不一致以及治疗方式复杂，往往使遵医行为发生偏差。老年人、文化水平低、智力低下者尤其如此。

三、患者的心理需要

人们在健康时往往能够自己主动去满足各种需要，而患病后往往无法按照通常的方式去满足需要，而且因社会角色的变化还会产生新的需要。在临床工作中，医护人员一般容易注意到患者情绪和行为的变化而忽视患者的需要。

笔记

1. 患病期间的生存需要　患病后基本生存需要的满足受到阻碍或威胁。不同种类的疾病及病情严重程度对生存需要的影响程度不一样。例如，吞咽障碍患者对食物需要的满足受到影响、呼吸困难患者对吸入氧气和呼出二氧化碳的需要受到影响等，不仅直接影响生理功能，对情绪也有极大影响。患者最基本的生理需要还包括解除疾病痛苦和恢复身体健康。

2. 患病期间的安全需要　疾病本身就是对安全需要的威胁。患者自认为病情越严重，安全的需要就越强烈。比如危重患者、急诊患者。另外，医院的环境、条件，医务人员的个性、医疗水平，医患关系等，都可能影响患者安全需要的满足。

3. 社会联系和交往的需要　患者需要被关心和接纳。患病住院后与亲友分离，接触新异的检查与治疗，患者特别需要医护人员和亲人的关怀、同情和理解；同时，患者入院后需要尽快地熟悉环境，需要与病友沟通，在情感上被接纳。另外，患者需要与社会保持一定的联系。保持一定的社会联系，有助于消除孤独感克服不良情绪。

4. 患病期间尊重的需要　患者希望在医疗过程中被认识、被理解、被尊重。患者常感到成为别人的负担或累赘，自信心降低，因而可能对尊重的需要会强于健康人。患者需要得到尊重，需要保密隐私；另外，向患者提供与疾病有关的诊治信息及患者的知情同意，也体现了对患者的尊重。

5. 患病时的自我成就需要　患病时，最难以满足的就是自我成就的需要，主要表现在表达个性和发展个人能力方面感到力不从心，成就感下降，特别是有些意外事故致残者，其自我成就需要受挫更严重。因此鼓励患者战胜病痛，对生活充满信心就显得尤为重要。

患者的心理需要会以各种方式表现出来，若得不到满足便会产生一些抵触行为，或表现为不满，或者违反院规和医嘱。所以，医护人员应认识和了解患者的心理需要加以引导和解决。

第二节　患者的心理特征

在患病状态下，患者的心理活动则更多地指向自身与疾病。从心身统一观点，心与身是相互联系、相互影响的。患者在疾病状态下会出现一些和健康人有所不同的心理现象，被称为患者的心理反应。其原因如下：一是疾病本身的影响，如疼痛与不适；二是源于医疗活动，如医疗环境、治疗手段和医疗知识等；三是疾病带来的心理社会问题。由于疾病的性质、病程、预后和痛苦程度不同，患者的年龄、性别、教育、经历、社会经济状况、文化背景和心理特征各异，患者的心理变化千差万别。

一、患者的一般心理特征

（一）患者的认知活动特征

1. 感知觉异常　在感知方面，患者主观感觉异常、敏感性增强。对自然环境的变化特别敏感，稍有声响就紧张不安；对躯体反应的感受性增高，尤其对呼吸、血压、心跳、胃肠蠕动等感觉都异常敏感，对症状的敏感性增强。由于主观感觉异常，患者还会出现时间知觉和空间知觉异常，甚至会出现味觉异常等现象。

2. 记忆和思维能力受损　一些躯体疾病伴发明显的记忆减退，如某些脑器质性

笔记

病变、慢性肾衰竭等。另外，患者的思维活动也受到一定的影响，判断能力下降，猜疑明显，也常常影响患者对客观事物正确的判断。

多数脑血管疾病的患者均伴有不同程度的认知功能损害，血糖的波动可直接影响糖尿病患者的注意力、定向力、记忆和思维等。

（二）患者的情绪特征

情绪变化是最常见、最重要的变化。患者常常坐立不安，陷入威胁和恐惧的困扰之中，尤其是慢性病、疾病的开始期、危重疾病和预后不良的患者。情绪不稳定是患者的另一个情绪特征，常因较小的刺激而产生明显的情绪波动，变得易激惹、情感脆弱，易受医务人员的消极语言暗示。临床上常见的患者情绪问题有焦虑、恐惧、抑郁及愤怒。

1. 焦虑　焦虑是个体感受到威胁或预计要发生不良后果时所产生的情绪体验。产生焦虑的原因很多，主要是患者对疾病的担心，对疾病的性质、转归和预后不明确；对带有一定危险性的检查和治疗怀疑其可靠性和安全性；对医院陌生环境或监护室的紧张氛围感到担心和害怕，尤其是目睹危重患者的抢救过程或死亡的情景。

2. 恐惧　恐惧反应是认为对自己有威胁或危险的刺激存在所引起的情绪。引起恐惧的原因主要有患病的事实，害怕疼痛以及对病后的工作生活能力的顾虑等。不同年龄、性别、经历的患者，对疾病的恐惧及对治疗方法、检查手段的恐惧是不同的。恐惧情绪可以极大影响治疗进程与效果，因此医务人员要认真分析患者的恐惧表现并分析其原因。

3. 抑郁　是以情绪低落、兴趣缺乏等情感活动减退为主要特征的一组症状。严重的器官功能丧失、预后不良的疾病、危重疾病及某些对工作和生活影响较大的疾病更容易使患者产生抑郁情绪；另外，抑郁情绪的产生还与患者的个性及社会经济因素有关。

4. 愤怒　是个体所追求的目标受挫折所致。患者求医的目的是为了实现复原或康复。患者往往认为自己得病是不公平的、倒霉的，再加上疾病的痛苦，使患者感到愤怒；同时，由于各种原因使患者的治疗受阻或病情恶化，或发生医患冲突，都会使患者产生愤怒情绪。愤怒常伴随攻击性行为，愤怒可指向外部，患者会向周围的人如亲友和医护人员失去理智地发泄不满和怨恨的情绪；愤怒还可能指向自身，表现为患者的自我惩罚和自我伤害，如拒绝正当的治疗，甚至破坏正在采取的措施和已经取得的疗效。

知识拓展

如何解除病人的焦虑情绪

1. 医务人员需要机智敏锐的观察，查明原因，进行疏导。

2. 在医疗保护制度允许的情况下，让病人及时了解病情及检查结果。

3. 解除病人的孤独感，医务人员主动接近病人，进行有技巧的谈话。

4. 保护病人的自尊心，使病人感受到受人重视、受人尊敬，有独立人格。

5. 使病人感到，得到了妥善的治疗、护理，增强对医院的信赖，增强恢复健康的信心。

6. 经常变换体位，做些轻微活动，使肌肉放松，消除紧张情绪。

7. 调动病人的积极性，了解周围环境，了解对自己的治疗和护理计划。对于特殊检查，事先交待明白，使病人有良好的心理准备。

8. 进行必要的消遣活动，如散步、娱乐等，以解除病人无聊乏味的孤寂心情。

笔记

（三）患者的意志行为特点

治疗疾病的过程对患者来说也是一个以恢复健康为目的的意志活动，患病后患者主要表现为意志行为的主动性降低，对他人的依赖性增加，如有的患者意志力减退，不能按医生的要求完成治疗，使疗效受到影响。许多患者有行为退化的现象，如躯体不适时发出呻吟、哭泣，甚至喊叫，以引起周围人的注意，获得关心与同情。自己能料理的日常生活也要依赖他人去做，希望得到家人、朋友、护理人员无微不至的照顾与关怀。许多疾病同不良行为或生活习惯有关，如脑血管疾病、糖尿病、心血管疾病等，改变它们便成为治疗中的一个重要组成部分。医务人员要使患者保持康复动机，主动参与康复活动，做力所能及的事。

（四）患者的个性改变

一般来说个性是比较稳定的，通常不会随时间和环境的变化而发生改变，但在患病情况下，部分患者会出现个性的改变。患者可表现为独立性降低而依赖性增强，被动、顺从，缺乏自尊等。一时性的个性变化随着疾病痊愈会逐渐消失，不能算是个性改变。有些疾病如慢性迁延疾病或疾病导致的体像改变，疾病对患者的生活影响很大，以致改变了患者原有的一些思维模式和行为方式，使个性发生了改变。

二、各类患者的心理特征

临床各科疾病种类繁多、病因复杂、病情轻重不一，病程长短各异。有些疾病呈急性起病，病情危重，如外科创伤、脑出血等；另一些疾病起病隐匿，病情呈慢性经过，如恶性肿瘤、糖尿病等。不同病期的患者的心理变化有不同的特点，以下主要介绍临床上常见的几类患者的心理特征：

（一）不同病期患者的心理特征

1. 急性期患者的心理特点　急性期患者大多病情危重，需要紧急处理，患者的心理反应往往非常强烈。常见的主要为情绪反应和相应的行为反应。

（1）焦虑：由于起病急骤，患者对突如其来的疾病缺乏足够的心理准备，加上疾病本身带来的痛苦，导致患者产生严重的焦虑。

（2）恐惧：绝大多数急、重症患者需进入抢救室接受治疗，神志清醒患者目睹了紧张的抢救过程或死亡的情景；同时，对抢救室的各种医疗设备也会产生恐惧心理。有些疾病本身已对患者产生了心理压力，如心肌梗死，患者可因持续性剧痛而产生濒死的恐惧心理；另外，由于突发事故引起的损伤，患者可出现“情绪性休克”，表现为无主诉、冷漠、呆滞甚至昏厥。还有，急性期患者常会出现行为退化，不配合医护人员的治疗措施等。

2. 慢性病患者的心理特征　慢性病患者的心理特征主要有以下几个方面：

（1）体感不适：慢性病患者常常将注意力转向自身，感觉异常敏锐，对自己身体的细微变化感受性明显增高，患者常会诉说自己的各种不适。对其他事物很少关心。

（2）情绪抑郁：慢性病长期迁延不愈，使患者的生活和工作受到了很大的影响，甚至丧失劳动力，经济也蒙受巨大的损失。慢性病给事业、家庭、社会活动带来的负面影响，使患者感到沮丧、失望、自卑和自责，对生活失去热情。有的患者经受了长期的疾病的折磨，对治疗缺乏信心，悲观失望，甚至产生“生不如死”的轻生念头。

（3）敏感多疑：慢性病病因复杂、病程长及见效慢，患者常因对疾病缺乏正确认

笔记

识，或因疗效不明显而怀疑治疗方案或医生的治疗水平，有的患者会到处求医或过度医疗；有的患者会反复要求会诊或改变治疗方案，甚至自行更换药物。这都会影响医患配合，严重影响治疗效果。

(4) 患者角色强化：慢性病患者长期休养、治疗，已习惯于别人的照顾，行为上表现出较强的依赖性，强烈地需要他人关注；另外，长期处于患者角色使患者心理变得脆弱和社会退缩，回避复杂的现实，这些都使得患者角色行为强化。

(5) 药物依赖和拒药心理：许多慢性病患者由于长期服用某种药物，有时因病情稳定需要停用或因病情需要换用其他药物，患者会变得非常紧张和担心，甚至出现一些躯体反应；有些慢性病患者则担心药物的不良反应大，对药物产生恐惧心理，甚至干脆拒绝执行医嘱或偷偷地将药扔掉，导致治疗困难。

慢性病患者的综合治疗是一个长期的过程，要有一个科学合理的治疗计划。除了常规的医学治疗以外，还要对患者进行健康教育，帮助患者进行自我健康管理，包括学习与疾病和健康有关的常识、饮食管理和运动锻炼等；此外，对患者进行心理健康指导，并对心理问题进行干预。

3. 康复期心理问题　病残使患者在上学、就业、婚姻和经济等方面遇到重重困难和障碍，同时还面临周围人态度的改变，由此导致一系列心理行为问题。

(1) 错误认知：伤残患者常见的错误认知有：否认、认同延迟、失能评价等，这些错误认知将严重影响到对病残的适应以及对康复计划的执行。

(2) 不良情绪：多数躯体病残的患者都普遍存在焦虑、抑郁、愤怒等负性情绪。

(3) 人格改变：伤残患者比较普遍的性格特点是孤僻和自卑。同时，病前人格特征对患病后的人格改变有重要影响。

（二）临终患者的心理特征

医学将人的死亡过程划分为三期：濒死期、临床死亡期、生物学死亡期。“临终”是指死亡过程中的濒死期，对患者来说，这是一个充满痛苦、遗憾和恐惧的过程。所以，医护人员应了解临终患者的心理特征，满足患者的心理需要，尽可能地减轻临终患者躯体和心理上的痛苦，提高临终患者的生活质量，维护临终患者的尊严，让患者平静安详地面对死亡，帮助他们安然地度过生命的最后时刻。

美国精神病学家、著名的临终关怀心理学创始人 Kubler Ross 在她的著作《死亡与垂危》中，阐述了她的观察和研究，提出了临终患者心理的 5 阶段理论，包括：

1. 否认期　当患者得知自己的疾病已进入晚期时，最初的心理反应就是否认。患者不承认自己患有无法逆转的疾病，表现为怀疑诊断是否出了差错，这是患者面临严重应激时的心理防御机制。患者的这种心理一般持续时间短暂，但个别患者会持续否认直至死亡。

2. 愤怒期　随着病情的进展，疾病的症状越来越明显，患者会产生焦虑、愤怒、怨恨和克制力下降。患者的愤怒源于他们的恐惧和绝望感，其愤怒的指向可能是多向的：他们会怨恨命运对自己不公；因疾病痛苦得不到缓解、各种治疗无效而抱怨医务人员；因亲人语言不当、礼节不周而大加指责；也可能因后顾之忧、家庭牵挂而怨恨自己。

3. 协议期　当患者感到愤怒怨恨于事无补，相反可能加剧疾病进程，患者试图用合作的态度和良好的表现来换取延续生命或其他愿望的实现。此时患者积极配合治疗和护理，情绪较平静，他们把希望寄托在医务人员的同情、支持与治疗上，期望得到及时有效的救助，达到一定的效果，期待能奇迹般地把病治好。

4. 抑郁期　随着身体状况日益恶化，患者逐渐意识到现代医疗技术已无力回天，自己即将丧失生命，因而陷入深刻的悲哀和绝望。绝望期的患者，常有强烈的孤独感，忧郁愁闷，万念俱灰，巨大的心理压力常会引起食欲缺乏、眩晕、呼吸困难及极度疲乏，以致排泄失禁、精神涣散、疼痛不适。

5. 接受期　死亡已是即将发生的事，患者被疾病折磨得虚弱无力，患者无可奈何地默认了残酷的现实。此时患者面临即将来临的死亡，显得既不痛苦也不害怕，心理上有所准备，他们认为已经处理好他们想要处理的事宜，等待着与亲人的最终分别。一般情况下，此时患者的体力处于极度疲劳、衰竭的状态，常会表现出平静，原有的恐惧、焦虑和痛苦已逐渐消失。

（三）手术患者心理问题及干预

手术对于患者是种严重的心理应激，不仅有身体的创伤性刺激，而且会产生一定的心理反应，严重的消极心理反应可直接影响手术效果并增加并发症的发生率。

1. 手术前心理反应

（1）手术前焦虑（preoperative anxiety）：最常见的心理反应是手术焦虑及相应的躯体反应。主要表现为对手术的担心和恐惧，躯体反应表现为心悸、胸闷、尿频、腹痛及睡眠障碍等。患者在手术前后出现轻度的焦虑是可以理解的，但严重的焦虑往往干扰康复的进程。

（2）手术前焦虑反应的原因及影响因素：术前焦虑的原因很多，主要包括以下几个方面：①患者对手术的安全性缺乏了解，特别是对麻醉不了解，顾虑重重，90% 以上的患者会产生焦虑和恐惧。②手术前的心理准备不足，常不能对手术作出客观的分析和评价，担心手术效果。③对医务人员过分挑剔，对手术医生的年龄、技术和手术经验反复思考，并为此感到焦虑。④对手术疼痛的恐惧。⑤过去的经验。如患者有过住院或手术的经历特别是伴有负性的情绪体验，或听说过某些手术意外的议论等。

（3）手术前焦虑对手术的影响：在临床实际工作中，许多手术前焦虑的患者在手术过程中全身肌肉紧张，麻醉效果不佳，手术疼痛剧烈，这是由于术前焦虑常常降低患者的痛阈和对疼痛的耐受性。有的患者尽管手术非常成功，但术后患者自我感觉欠佳，主要原因是术后仍然保持了手术前的焦虑反应，仍然担心许多因素会影响手术的效果。

2. 手术后患者心理反应的特点　一些手术可能引起部分生理功能丧失和体像改变，容易导致许多心理问题如自卑、焦虑及人际关系障碍等。反复手术而久治不愈者术后心理反应强烈，有的患者可能因术后一时不能生活自理、长期卧床以及术后不能继续工作等原因，而继发严重的心理障碍。

（1）手术后常见的心理障碍：①术后意识障碍：多在手术后第 2～5 天出现，表现为意识不清，一般在 1～3 天消失。失血缺氧、代谢障碍及继发感染等生物学因素均可诱发术后不同程度的意识障碍；②术后精神疾病复发：常因心理压力过重所致；③术后抑郁状态：多由于心理的丧失感所致，如乳腺癌切除术、截肢等；④术前焦虑水平高的人，一般术后仍维持较高水平的心身反应。

（2）术后患者心理反应的影响因素：许多因素可以影响手术患者的预后，除了疾

笔记

病的严重程度、手术操作技术、术后护理及有无并发症等因素外，心理因素也可直接或间接影响手术患者的预后，这些心理因素主要包括：①对手术的恢复过程缺乏了解，对手术结果的期望不切实际；②患者与医护人员之间缺乏有效的沟通，降低了治疗的依从性；③情绪不稳定、焦虑反应过高或过低以及抑郁情绪等；④治疗和康复的动机不足，缺乏自信心。

（四）癌症患者的心理问题及干预

有关的研究提示，心理社会因素和癌症的发生发展密切相关，而且癌症患者的不良心理反应和应对方式对其病情的发展和生存期有显著的影响。

1. 癌症患者常见的心理变化　得知患有癌症后的心理反应大致分为以下四期：

（1）休克 - 恐惧期：发生于突然听到诊断癌症消息的患者，表现为震惊和恐惧，同时会出现一些躯体反应，如心慌、眩晕及晕厥，甚至木僵状态。逐渐意识到自己患癌消息的患者，最常见的心理反应是恐惧。

（2）否认 - 怀疑期：当患者从剧烈的情绪震荡中冷静下来时，患者会到处求医，希望能找到一位能否定癌症诊断的医生，希望有奇迹发生。

（3）愤怒 - 沮丧期：当患者确信自己患有癌症时，情绪变得易激惹、愤怒。有时还会有攻击行为，迁怒于人或物，甚至拒绝治疗；同时，悲哀和沮丧的情绪油然而生，患者常常感到绝望，有的患者甚至会产生轻生念头或自杀行为。

（4）接受 - 适应期：患病的事实无法改变，患者最终会接受和适应患癌的事实，情绪开始逐渐平静下来，但多数患者很难恢复到患病前的心境，常进入到慢性的抑郁和痛苦中。

另外，癌症治疗的过程中所伴随的不良反应常会对患者构成暂时或持久的心理冲击。如化疗及放疗所致的恶心呕吐，使患者感到焦虑和恐惧，脱发也是许多化疗药物常见的不良反应，会使患者感到苦恼，影响患者的自信心和自尊心，部分患者变得社会退缩，不愿与人交往。

一些肿瘤手术会切除某个器官或造成患者体像的改变，如颜面部外观的改变、截肢、内脏造瘘等都可构成心理创伤，使患者对自己的身体或外观不能认同，产生自卑、悲观和抑郁。

2. 癌症患者心理问题的干预原则　及时给予癌症患者适当的心理干预，可帮助患者尽快适应自己的心身变化，配合抗癌的综合治疗，同时可帮助患者减轻心理痛苦，提高生活质量。

（1）告诉患者真实的信息：目前，多数学者主张在恰当的时机将诊断和治疗的信息告诉患者。让患者了解治疗过程中出现的各种副作用和并发症，并进行解释和心理辅导，这有利于患者配合治疗，使患者对治疗有一个较好的心理适应。在告诉患者诊治情况时，应根据患者的人格特征、应对方式及病情程度，谨慎而灵活地选择时机和方式。

（2）纠正患者对癌症的错误认知：患者的许多消极心理反应均来自于“癌症等于死亡”的错误认知。医生应帮助患者了解自己疾病的科学知识，接受癌症诊断的事实，及时进入和适应患者的角色，配合治疗。

（3）处理患者的情绪问题：大多数癌症患者有情绪问题，而躯体和心理因素的交互影响会导致恶性循环。例如得知癌症诊断，出现消极情绪反应，进一步影响生理功能，症状加重，从而使得情绪进一步恶化。支持性的心理治疗，可帮助患者宣泄压抑

笔记

的情绪，减轻紧张和痛苦的情绪。

由于对死亡、疼痛和残疾等后果的担心，癌症患者常常会产生焦虑和恐惧情绪，可采用认知疗法纠正患者的错误认知，如“癌症是不治之症”等歪曲的观念，再结合支持性心理治疗、放松技术、音乐疗法等治疗，有助于降低焦虑和恐惧的情绪。对于严重焦虑恐惧的患者，可适当使用抗焦虑抗抑郁等药物治疗。

抑郁是癌症患者又一常见的情绪，严重者可能不配合治疗，甚至产生自杀意念和自杀行为。根据患者的抑郁程度，采用多种治疗方法如支持性心理治疗、运动疗法和认知治疗等进行心理干预；同时鼓励和强化患者保持人际交往，进行力所能及的活动，尽可能提供社会支持资源，帮助患者改善情绪；对于严重的抑郁患者，使用抗抑郁药是必要的。

（4）减轻疼痛：应高度重视癌症患者的疼痛问题，癌症患者的疼痛常伴有恐惧、绝望和孤独的心理反应，这会更加重疼痛的主观感受。由于疼痛可以加剧患者心身交互影响的恶性循环，所以，处理的原则首先是要采用各种措施减轻和消除疼痛，然后再考虑疼痛出现后的心理问题。晚期癌症患者的疼痛应尽早用药物控制，不必过多考虑止痛药物的各种禁忌。

（5）重建健康的生活方式：宣传健康知识，倡导人们建立健康的生活方式，树立防癌意识，切断生活方式与癌症的通道。

癌症患者沟通案例

张某，男，55岁，2年前被诊断为胃癌并及时进行了手术治疗，一直情况稳定。但他最近感到乏力，食欲不振，体力下降，CT检查发现肝区有转移现象。于是张某和主管医生展开了对话。张某说：医生，我一直担心癌症转移，现在真的转移了，我该怎么办呢？

请思考：如果你是医生，你如何回答张某？

案例反思：

医生一：看来你的病情恶化了。（只注重表面信息，忽视了情感成分）

医生二：看到这样的结果，感到担心是很正常的。别担心，总会有办法的。（安慰，但缺乏建设性的指导）

医生三：看到这样的结果，无论是谁都会紧张和担心，那你最担心的是什么呢？

张某：我上有老人，下有小孩，都需要照顾，我希望能尽可能延长生命，我听朋友说，中医药治疗也许很有用，我可以用中药治疗吗？

医生四：说实在的，谁碰到这样的事都会着急和担心，都想尝试各种方法尽快把病治好。但病急乱投医，往往容易雪上加霜，有时候还会让病情恶化，您看看是否再做一些进一步的检查，然后请中医方面的专家一起来会诊，共同商量下一步的治疗方案？

（关注患者心理需求，做到共情，并作出具体指导）

第三节 人际关系与医疗行为

人际关系是指在社会生活中人与人之间所建立起来的关系。从目前情况来看，广义的社会生活包括了人们的工作、社交、家庭等方面，所以广义的人际关系包括了

笔记

人与人之间的工作关系、家庭关系等。人际关系无论对于个体还是群体都相当重要，人际关系不良则会给个体的社会生活和家庭生活造成障碍，有的时候甚至还可以带来灾难性的后果。医疗行为（medical behavior）中的人际关系则是指在医疗行为中以医疗方和患者方为基础所建立起来的关系。这种关系涉及三个主要的方面，即医务人员、患者及其亲属以及社会的其他人员。因为每个人都可能生病，所以每个人都可能成为“候选患者”或“候选患者的亲属”。因此目前医疗行业中所出现的任何问题不仅牵扯到目前的医患双方，同时也必然牵扯到“候选患者”或“候选患者的亲属”。医疗行为的人际关系内容包括：医生和患者、护士和患者、医疗行政管理人员和患者、医护人员和患者亲属、医护人员和医疗行政管理人员、患者和亲属、医务人员和社会其他人员等。因此医疗行为中医患关系分为两种情况，一是职业关系，即医务人员在进行职业行为时和患者及其亲属所发生的关系。除了以诊断和治疗疾病为基础建立起来的关系以外，因为医务人员、患者及亲属同时也是普通的人，他们有不同的经历、不同的教育背景、不同的个性、不同的年龄、性别、外貌，在进行职业活动的过程中还必然会建立起超出职业活动以外的一般的人与人之间的关系，如有的医护人员和患者及亲属在职业活动正在进行的同时或职业活动结束以后可以保持密切的联系，成为朋友、恋人或成为从事其他社会活动的伙伴，也可能成为不友好的两方。由于两种不同性质的关系同时发生，可以构成相互的影响。可以设想医患之间的“亲密无间”或相互猜疑、埋怨对于职业行为的顺利进行必然是有害的，如何区分和处理这两类混合在一起的关系是值得注意的又一个问题。

第四节　医 生 心 理

一、医生角色

与患者角色相对应的是医务人员角色（role of medical practitioner），很显然这是一种社会角色。这里所要介绍的医务人员角色，主要是指医生的角色。虽然社会对于医生角色的界定，在不同的社会背景或不同的历史时期，内容方面有所不同，但总的说来，当前社会对医生角色的看法大同小异。

（一）医生角色的责任

医生的责任应该总结为三个方面：一是诊断和治疗的责任，不仅是对于个体，也可以是针对整个群体；二是预防和保健的责任，预防的责任所强调的就是对于可能发生的疾病做出各种提前反应。而保健的内容就更广泛一些，首先是对于群体进行健康教育的问题，此外也包括对于个体进行躯体和心理的保健工作，如健康体检、对于工作和生活起居的建议、对于不同年龄组饮食结构的建议、进行保健性的心理咨询等；三是为社会提供安全感，而正因为如此，医院以及医生的存在就为群体的健康和生命提供了心理上和现实中的安全保证。

（二）医生的权利

1. 诊断疾病的权利　一个医生的成长过程包括了正规医学院校的5～8年的基础理论教育和见习，然后通过国家的正规考试，才能够获得通科医师的执业资格，然后再进行4年或更长时间的医疗临床实践和培训，再通过国家的另一次考试，才能够获得专科医师的执业资格，这也并非意味着获得了永久的执业资格，许多国家，包括中国在内越来越强调终生的继续教育。

2. 了解患者隐私的权利　为了治疗和康复的目的，医生可以问到患者各方面的隐私，无论现在或过去，无论是在何种医患关系模式内进行医疗行为均是如此，所谓“有病不瞒太医”就是说的在医生面前患者什么事情都可以暴露，而医生为了诊断和治疗的目的，什么都可以询问患者，这实际上是社会以及患者方面给予医生的权利。

3. 对患者进行各种检查的权利　这种权利实际上也是社会以及患者所赋予的，特别是医生可以为了诊断和治疗的目的而检查患者躯体的任何地方，包括隐秘的部位，当然检查敏感的部位前，应保证患者知情同意权。

4. 决定患者能否从事某种职业以及是否能够回归社会生活的权利　医生的诊断有时决定着一个个体能否从事某种职业，如航空航天、医学行业、军警等，有时医生的诊断可能会决定个体一生的发展走向和命运。此外，决定一个个体是否在病后可以继续从事某种工作，或是否有能力进行某方面的活动的判断权力也在医生。

5. 参与司法活动的权利　司法活动有许多地方要借助于医学的知识和医学界的专家，有时，医学界的判断结论可以起到非常重要的作用。如某人因意识障碍或智能障碍失去自控能力，或在幻觉、妄想等症状支配下出现了伤人毁物行为，此时决定该当事人是否具有民事或刑事责任能力的判断权力由具有相应知识的专科医生掌握；此外，为了责任的判定、诉讼、刑侦、解决纠纷等目的所进行的毒理分析、伤残鉴定等都是医疗行为介入到司法活动的例子。

（三）医生的义务

既然社会和患者给予了医生许多权利，医生就应该承担相应的基本义务。这就是，在执业行为需要的情况下，应该不计时间、不计报酬的工作，这种情况最常出现在危重患者需要抢救的时候。而在一些灾难、疫情发生，影响到群体的健康，甚至危及群体生命的时候，有时可能还会危及自身的健康，甚至是生命。在预防、治疗疾病以及保健方面，对于医生不存在“高尚”，也不存在“奉献”，而是一种责任和义务。明确这一点，是医生行业所应该具备的基本素质。

（四）医生角色的心理素养

1. 角色形象　白大褂是医生角色的形象特征，医生形象传递给病人的是安全、信任、责任和智慧的信息，使患者能将生命相托。衣着端庄、态度和蔼、逻辑清晰、技术熟练等都是患者心目中好医生的角色形象。

2. 角色行为　社会文化规定医疗行为应发生在特定的专门从事医疗服务的医院和场所，即医疗行为一般只出现在医疗环境中。这不仅是因为医疗行为需要特殊的条件、环境和设备，还因为医疗服务性命相关，必须在符合进行医疗行为的特定场所开展服务。

3. 态度与价值　虽然医生的工作是一种职业行为，但由于和人的生命相关，因此，世界上几乎所有国家对医生价值观的认识，都已达成共识。医生的态度和价值观也是“全球医学教育最基本的要求”之一。我国的医学生誓言：健康所系，性命相托。当我步入神圣医学学府的时刻，谨庄严宣誓：我志愿献身医学，热爱祖国，忠于人民，恪守医德，尊师守纪，刻苦钻研，孜孜不倦，精益求精，全面发展。我决心竭尽全力，除人类之病痛，助健康之完美，维护医术的圣洁和荣誉，救死扶伤，不辞艰辛，执着追

笔记

求，为祖国的医药卫生事业的发展和人类的身心健康奋斗终生。这也是每一位医生应该终生追求的。

知识链接

《希波克拉底誓言》

对医生的态度和价值观最具影响力的是希波克拉底，他被西方尊为“医学之父”，是西方医学的奠基人。他的医学观点对西方医学的发展有巨大影响。《希波克拉底誓言》是希波克拉底向医学界发出的行业道德倡议书，是从医人员入学第一课要学的重要内容，医生在从事医疗工作之前，都要学习希波克拉底誓言。现在《日内瓦宣言》已经取代希波克拉底誓言。1948年医学日内瓦宣言：在我被吸收为医学事业中的一员时，我严肃地保证将我的一生奉献于为人类服务。我将用我的良心和尊严来行使我的职业。我的病人的健康将是我首先考虑的。我将尊重病人所交给我的秘密。我将极尽所能来保持医学职业的荣誉和可贵的传统。我的同道均是我的兄弟。我不允许宗教、国籍、政治派别或地位来干扰我的职责和我与病人之间的关系。我对人的生命，从其孕育之始，就保持最高的尊重，即使在威胁下，我决不将我的医学知识用于违反人道主义规范的事情。

我出自内心和以我的荣誉，庄严地作此保证。

二、医生的心理特征

（一）医生的生存需要

医生从事医疗行业最原始的动机和其他行业一样，是为了获得相应的报酬，满足自己的生存需要。但由于总是患者求医，再加上社会从各种不同的角度对于医疗行业提出要求，就使有的从事医疗行业的个体产生了一个错觉，感到患者乃至全社会总是有求于自己，有的医生甚至以自己当时的感受来决定对患者的态度。值得注意的是，失去了患者，医生也就失去了谋生手段。

（二）接纳、被接纳及尊重、被尊重的需要

医生在医疗行为中的接纳与被接纳和尊重与被尊重需要体现在两个方面，一方面是需要同行的接纳和尊重，另一方面是需要患者的接纳与尊重。此外，在医疗行为中，之所以出现有的医生之间在医疗行为中的相互嫉妒和诋毁，有的下级医生不愿听取上级医生的正确意见，或对于自己所出现的差错采取回避的态度等现象，除了有职业道德、行为规范等诸多因素以外，对于同行的接纳与尊重的需要也是重要的原因之一。

（三）自我实现的需要

任何人均有自我实现的需要，做为医生也不例外。自我实现主要是个体需要体现自己的存在对于别人、对于社会的价值。医生的自我实现的需要通过治疗好患者实现，正是由于这种需要促使医务人员不断地从医疗实践中去探索，不断地去积累经验，而使医疗水平不断地提高。但在某些情况下，也可以出现偏差，如为了追求治疗某种疾病成功的体验而忽略患者的感受，或者忽略患者的综合情况，或无视患者的权利等，最终可能会危及患者的利益以及患者的健康。

（四）优越感

医生在患者及其亲属面前的优越感是显而易见的，这种优越感来自两个方面，一方面，是来自健康人对于患者的优越感，这种优越感往往会从和患者及其亲属的一般交流

笔记

中不经意地流露出来，有时甚至不为本人所察觉，但却可以明显地影响到患者一方的心态。例如在询问病史或进行治疗性谈话的时候，可以通过对于疾病症状的评论，或通过与自己优越情况的比较体现出来。另一方面，是作为专业人员的优越感，这种优越感更为突出。产生这种优越感的前提是医生提供了患者所急需的医疗服务，而这种服务对于患者方面来说是一种强制或被迫的需要，医生常常意识不到这是自己职业行为应该做的，反倒容易产生患者有求于自己的感觉。这种感觉就是产生优越感的根源所在。

（五）主宰欲和控制欲

医生的主宰欲和控制欲是以自身的优越感作为基础，主要表现在医疗行为中希望自己有绝对的权威，希望患者及其亲属完全服从自己。当门诊或住院患者没有按照或者没有完全按照医生的指令行事，部分或完全没有遵从医嘱，或根据自己所了解的医学知识提出自己的疑问和看法的时候，有的医生，特别是有的颇有名望的医生会感到非常恼火，甚至非常愤怒，出现训斥患者及亲属，或出现扬言不再为该患者进行诊治等现象。这种现象则是医生的权威受到挑战所产生的情感反应。

（六）医生所存在的自卑和心理防御机制

每个人都存在自卑，而问题的关键是作为医生应该及时领悟到自己在医疗行为中的自卑问题，才能够更好地调整好和患者及其亲属的关系。有的自卑表现得很明确，如对于社会地位特别显赫的患者，或者对于“财大气粗”的患者所表现出的过分谦卑，以及对于社会地位较低的患者，或者对于“穷困”的患者所表现出的过分的“不屑一顾”的态度；有的自卑则表现得相当隐晦，或者是以其他的方式表现出来。

此外，在医疗行为中医生的心理防御机制也随处可见。当同事之间有不愉快事件发生的时候，当在家遇到烦心事情的时候，或当出现差错受到上司指责或训斥的时候，医生可能出现对患者的冷漠或不耐烦的情况，这是替代；当诊断和治疗遇到困难或受到挫折的时候，而这种困难或挫折实际上可能是医生的诊疗水平有限或受到当前医学界认识或技术的局限，有的医生很容易抱怨患者的不合作或不理解，甚至将诊疗中遇到的挫折或失败的主要责任归于患者一方，这是投射；当遇到患者不合作，不遵医嘱，而这种不遵医嘱直接造成了治疗的目的不能够顺利达成，医生的治疗意图不能够顺利的贯彻时，按理性来说，医生应该首先使患者与自己很好的合作，从而使自己的专业技术水平能够得以很好的发挥，而有的医生在自己的治疗意图不能很好地贯彻从而使自己的治疗水平不能很好体现的情况下作出了愤怒的反应，甚至可能对患者或亲属扬言自己不再愿意为患者治疗，理由是患者或亲属“不听话”，这就是退行。

（七）社会因素对医生心态的影响

虽然每个历史时期都会有医生和病人，也会有医疗行为，但不同的社会环境对医生的心态也会产生不同的影响。如社会尊重和信任医生，医生就会有更高的职业自豪感，更能全身心投入到医疗工作中；反之，不被社会和患者信任，难免就会怀疑自己的角色价值，也难以安心大胆地工作。

第五节　医患关系

随着医学模式由生物医学模式转变为现代的生物 - 心理 - 社会医学模式，人们的健康期待水平也在不断提高，由单纯意义上的没有躯体疾病转变为身心健康和良好

笔记

的社会适应性，在这种社会和医学背景下，医疗服务质量的内涵也更加丰富和广泛，影响医疗服务质量的因素也日渐增多。因此临床医生在提供医疗服务时，除了不断提高自身的技术水平和能力外，更需要在与患者沟通交往中建立相互信任、相互尊重、融洽的人际关系，才能给患者提供满意的医疗服务。

一、医患关系的定义

医患关系（doctor-patient relationship）是指医务人员在给患者提供医疗服务过程中与患者建立的相互关系。它有广义和狭义之分。广义的医患关系是指提供医疗服务的群体与接受医疗服务群体之间的相互关系。其中提供医疗服务的群体包括医生、护士、医技科室人员及医院的行政代言人；接受医疗服务的群体包括患者、患者家属及监护人、患者的工作单位代言人。狭义的医患关系是指医生个体与患者个体之间的相互关系（相互联系相互影响的交往过程），是一种特殊的人际关系。本节主要讨论狭义的医患关系相关内容。

二、医患关系的特点

医患关系是人们在社会交往中发展起来的，它符合一般性人际关系的特点，同时它又是一种专业性人际关系，有其自身的特点，可概括为如下四点：

（一）明确的目的性

患者有了求医的需求和行为，才可能与医生建立相应的人际关系，而医生在医患交往中给患者提供特定的医疗服务，医生和患者的所有交往活动都以患者疾病的治疗、康复及健康的维护为目的，以满足患者的生理和心理需要为中心，因此医患关系有明确的目的性。

（二）医患双方的地位是平等的

医生作为一种社会职业，在给患者提供医疗服务过程中，既可以获得报酬满足医生的生存需要，同时医生也会在职业活动中获得成就和价值感，也满足了医生的被尊重及自我实现的需要。患者作为医生职业活动的主要对象也是一个有人权、有价值感、有感情、有独立人格的人，理应得到尊重、理解和接纳。另外在我国当前现有社会医疗保障制度下，患者在接受医疗服务过程中，需要承担相应的医疗成本，从市场经济角度考虑，医生应满足患者相应的医疗需要，给予患者与其承担医疗成本相应的医疗服务。

（三）医生是医患关系的主要影响者

医患关系的融洽程度取决于医患双方需要的满足情况。在医疗服务过程中，虽然双方的地位是平等的，但医生相对处于主导地位，因此医患关系的密切融洽程度主要取决于医生一方。如果双方在交往中需要得到了满足，则相互间产生并保持亲近的心理关系，例如，医务工作者在与患者接触时，能够理解患者的感受，并尊重关心患者的体验和需求，在交往中就会满足患者的心理需要，双方就会建立良好的人际关系。相反，如果在医生与患者的人际沟通中，医生对患者表现不友好，不真诚，不尊重患者，不考虑患者的心理需求，就会引起患者的不安或反感，患者的心理需要得不到满足，双方就会产生疏远甚至产生敌对的关系。

（四）医患关系有时限性

从患者的求医行为到疾病治疗结束，医患关系也经历了建立、发展、工作及结束

笔记

的不同时期。与其他类型的人际关系比较起来，医患关系有一个明确的特点就是有时限性，也就是患者的疾病治疗结束后，医患关系也就不存在了。因此，医生在给患者提供医疗服务的过程中，不要为了个人私利与患者建立超出医患关系以外的人际关系。

三、医患关系的类型

根据患者的个体差异及所患疾病的性质，双方在医患关系中扮演的角色以及在双方的交往活动中所发挥的作用不同，美国学者 Szasyt 和 Hollander 提出医患关系的三种模式。

（一）主动 - 被动型（active-passive mode）

这是一种受传统生物医学模式影响而建立的医患关系模式。这种医患关系的特点是“医生为患者做什么”，模式的原型是“父母 - 婴儿”，在医疗服务过程中，医生处于主动的、主导地位，而患者完全处于被动的、接受医疗的从属地位。

这种模式过分强调了医生的权威性，忽视了患者的主观能动性。但这种医患关系的模式可适用于某些特殊患者，如意识严重障碍的患者、婴幼儿患者、危重或休克患者、智力严重低下患者及某些精神疾病患者。

（二）指导 - 合作型（guidance-cooperation mode）

这是一种以疾病治疗为指导思想而建立的医患关系。这种医患关系的特点是“医生告诉患者做什么和怎么做”，模式的原型是“父母 - 儿童”。在医疗服务过程中，医生的权威性在医患关系中仍然起主要作用，但患者可以向医生提供有关自己疾病的信息，也可以向医生提出自己对疾病治疗的意见和观点。

这种医患关系模式适用于急性患者的医疗过程。此类患者神志清楚，但病情较重，病程短，对疾病的治疗及预后了解少，需要依靠医生的指导以更好地配合治疗。

（三）共同参与型（mutual participation mode）

这是一种以生物 - 心理 - 社会医学模式为指导思想而建立的医患关系。这种医患关系的特点是“医生帮助患者自我恢复”，模式的原型是“成人 - 成人”。在医疗活动中，患者不仅是积极的合作者，而且能够积极主动地参与到自己疾病的治疗过程之中。这种模式适用于慢性疾病且具有一定文化水平的患者。

四、医患关系的影响因素

良好的医患关系可使双方保持积极的情绪状态，增强患者对医生的信任，提高患者对医嘱的依从性，减少消极情绪状态对疾病的不良影响，有利于患者疾病的治疗和康复，也有利于医生以积极的情绪状态从事临床医疗工作。医患关系的影响因素是多方面的，既有社会文化因素，也有医患双方的个人因素。

（一）医生对医患关系的影响

在医疗服务的过程中，虽然医患双方的地位是平等的，但医生相对处于主导地位，因此医患关系的密切融洽与否，医生负有更多的责任。

1. 医生的职业素养和人格对医患关系的影响　医生的职业素养对医患关系有着重要影响，如果医生情绪稳定、专业知识丰富、专业技能熟练、尊重患者又不失自信、诊断治疗细致又果断，可以取得患者的信任；同样，医生的人格对医患关系的影响也

笔记

很明显，如医生自身缺乏安全感，易焦虑，表现在医患关系上，可能会出现更多的犹豫不决、紧张、回避责任等情况。

2. 医生的沟通态度对医患关系的影响　医患沟通是影响医患关系的重要因素。马斯洛的需要层次理论认为，人都有被尊重的需要，患者也不例外，而且进入患者角色后，这种需要往往会更为敏感。有的医生，在与患者的沟通、交流中，对患者缺乏共情，不尊重患者的隐私和人格，是引发医患矛盾的重要原因。

3. 医生个人应激性事件对医患关系的影响　医生既是社会角色，同时也具有其他角色身份。如果医生在个人生活中遇到严重的应激事件，自身情绪受到困扰，在工作中有可能对患者表现出忽视、冷漠、不耐烦，很有可能会影响到医患关系。

（二）患者对医患关系的影响

1. 疾病因素对医患关系的影响　不同的疾病可能使患者在医患关系中表现出不同的行为。如重病患者、长期慢性病患者，可能因为治疗效果的不理想，而把自己的愤怒投射到医务人员身上；还有的患者，因对疾病的过度担心和恐惧，希望得到医护人员更多的安慰和关注，如未得到满足，也会出现不配合治疗的情况。

2. 患者文化因素对医患关系的影响　患者的民族、职业、年龄、受教育水平等因素，都有可能影响到医患沟通，有时还会对医患关系造成影响。作为医务工作者，需要从患者不同年龄和文化背景的角度，与患者进行沟通，了解患者对疾病的理解和治疗期望。

3. 患者权利意识对医患关系的影响　随着公众法律意识的提高，患者在就医过程中的维权意识增强，如果临床医生在给病人提供医疗服务过程中损害到了患者的权利，就有可能会发生医患矛盾和冲突。患者作为一个社会角色有其相应的权利与义务。患者的基本权利包括：免除一定社会责任和义务的权利；享受平等医疗、护理、保健的权利；知情同意的权利；隐私保密的权利；监督医疗权益实现的权利；自由选择的权利。

在一些医患冲突的案例报道中，有一部分是因为当事人缺乏对患者基本权利的认知，在不知情的情况下损害了患者的基本权利，这就需要对从业的医生加强相关法律宣传和教育；而另一部分案例显示医生在知情的情况下，损害到患者的基本权利，这是由于医生缺乏职业道德造成的，因此需要加强从业医生职业道德的教育。

（三）责任冲突对医患关系的影响

如果医患双方能有充分的信任和理解，就会化解许多矛盾和冲突。受社会环境因素的影响，在一些医生和患者之间缺少必要的信任和理解，一旦言语不和或期待愿望没有实现就导致激烈冲突。医患之间缺乏信任、缺乏理解，不能换位思考是导致这类冲突的主要原因。部分医生不能设身处地的替患者着想，而是较多地考虑医疗机构和自身的利益。而患者对医生也缺乏理解，不了解医学和疾病的复杂性。

在医患交往过程中，医生不能只是抱怨患者不理解，而应坚持以患者为中心，多给患者一些人文关爱，多替患者着想，多与患者进行一些沟通与交流，才能形成和谐的医患关系。

（四）社会传媒导向对医患关系的影响

传媒作为现代社会的重要信息传播方式，具有快捷、影响面广、对大众的态度有导向性，如果媒体将偶然发生的个别负性医疗事件作为典型大肆报道，无疑会影响大

笔记

众对医务工作者的信任；尤其是在缺乏医学常识、而且事件真相尚未明了时，更会误导大众的负面情绪。因此，媒体应承担起相应的社会责任，在促进医患关系健康发展方面起到积极的作用。

五、医患沟通的技巧

沟通技巧是任何人际交往中的重要手段，建立良好的医患关系也不例外。

（一）沟通的定义

沟通（communication）是信息的传递和交流的过程，是个体与个体之间信息的交流以及情感、需要、态度等心理因素的传递与交流，是一种面对面的直接沟通形式。

（二）沟通的结构

沟通的结构包括：①信息源（指具有信息并且启动沟通的个体）；②信息（可以是文字、声音、表情、姿势、动作等）；③通道（指接受信息的渠道，主要是个体的各种感觉器官，其中视听器官常常为主要的通道）；④信息的接受对象；⑤反馈（接受信息的个体在接受和理解信息以后对发出信息的个体输送信息，使沟通过程变成一个互动的过程）。

（三）沟通的分类

1. 正式和非正式沟通　前者是按照一定的规范，在一定的场合，遵循一定的程序所进行的沟通。正式沟通所传递的信息准确。医生正式向患者或亲属交代有关疾病的诊断、治疗的情况并达到对方知情的目的就属于这种形式的沟通；非正式沟通内容多样，形式灵活，传递信息快速，但信息不一定十分准确。医患之间也存在非正式的沟通，主要是用于在医疗行为中交流个人的感受，了解各自的基本情况等。在医疗行为中主要注意的是应该分清楚什么信息必须通过正式沟通的形式传递，什么信息应通过非正式沟通的形式传递。

2. 上行沟通、下行沟通和平行沟通　这是按照信息流通的方向来进行的分类，上行沟通主要是针对下级对于上级信息的传递，而下行沟通则是上级对于下级所传递信息的方式，目前的医患沟通一般属于平行沟通。

3. 单向和双向沟通　一方始终作为信息的发出者，而另一方始终作为信息的接受者的沟通属于单向沟通；如果双方互相作为信息的发出者和接受者的沟通就属于双向沟通。如医生在公众场合向患者或患者亲属群体讲解有关健康或疾病的知识，医生向患者交代某些疾病的注意事项，或提出一些配合的要求等均属于单向沟通；而在进行许多类型的心理治疗或在其他一些要求患者参与的医疗行为中所进行的沟通则属于双向沟通。

（四）沟通的功能

沟通的功能包括信息的获取，个体之间思想的交流和情感的分享，改善人际关系和协调特定群体内部的统一行动等。

（五）医患沟通的途径

1. 情感沟通　医生以真诚的态度和良好的职业素质及从医行为对待患者，尊重、同情、关心患者，就会得到患者的信任，达到情感沟通的目的，这是建立交往的前提。

2. 诊疗沟通　医生用高超的医疗技术，通过认真诊断及治疗，可以促进良好的医患关系的建立，形成顺畅的沟通交流渠道。

3. 效果沟通　患者求医的最终目的是获得理想的疗效，通过医治使病情迅速好转或痊愈，是医患沟通交往的关键。

4. 随访沟通　医生对部分特殊病例，保持持久的联系及访问，可能获得对医学有价值的资料，并可增进社会效应，密切医患关系。

（六）沟通态度与沟通技巧

1. 沟通态度　在与患者的沟通中，良好的沟通态度体现在尊重病人。尊重意味着把每个与自己沟通的人都作为有价值、有情感、有独立人格的人；尊重也意味着以一种开放的心态接受不同价值观的沟通对象；尊重还意味着一视同仁，医务人员的工作对象有各种各样的人，他们都是其工作的对象，都应予以尊重；尊重意味着以礼相待，与病人沟通时不说粗话、脏话，不对患者发脾气，即使病人的言语举止有些失礼，医务人员也应始终以礼相待。

2. 沟通技巧　有助于建立良好医患关系的沟通技巧包括：尊重、接纳患者，用同情的态度倾听患者及家属的谈话；聆听和共情的能力，医生应耐心而认真聆听患者的陈述，对患者的陈述给予恰当回应，对患者的病痛和疾苦表达同感；医师应有沉着、自信、亲切、关注及认真的表情，避免紧张、无措、不自然的体态；用患者能理解的语言询问，用通俗易懂的语言交流，而不是直接用专业术语；切忌居高临下，以贬低的语句或行为来表达自己的能力与优越感。

在医患交往过程中，医生应坚持以患者为中心，多给患者一些人文关怀，多替病人着想，多与患者进行沟通与交流，才能形成和谐的医患关系。

学习小结

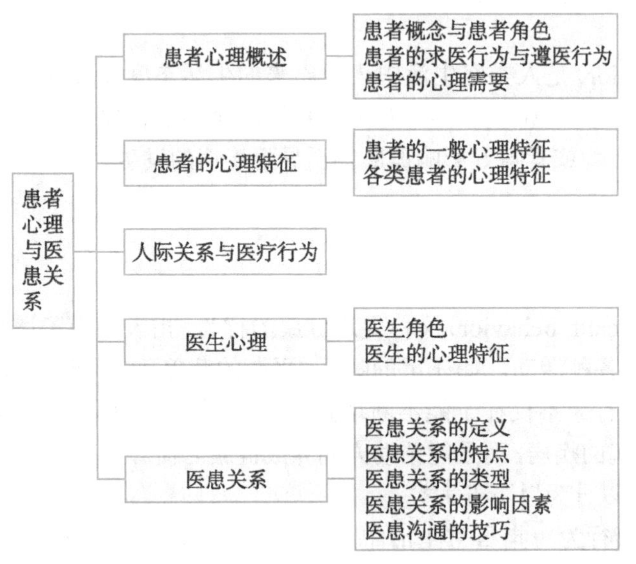

（唐清华　徐丹慧）

复习思考题

1. 简述患者心理需要、影响患者求医行为的因素及医生的心理特点。
2. 简述患者一般心理特点，慢性病患者、癌症患者的心理特点及干预。
3. 简述医患关系类型、特点和医患关系的影响因素。
4. 医患沟通技巧有哪些？简述有助于建立良好医患关系的基本技能。

笔记

第九章

健康行为

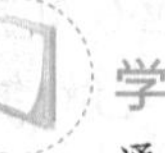

学习目的

通过本章的学习，使学生进一步理解心理与行为的关系以及心理、行为对健康的影响。

学习要点

掌握健康行为、不良嗜好、危害健康行为的概念；影响健康行为的主要因素：不合理饮食、不良性行为、成瘾行为等；针对常见危害健康行为的主要干预方法。

第一节　健康行为概述

行为（behavior）是人类在生活中表现出来的生活态度及具体的生活方式。像生理因素、心理因素、环境因素一样，行为直接影响个体的健康。健康行为对健康有促进作用，而不良行为或者嗜好影响健康甚至导致疾病的发生。

一、健康行为

（一）健康行为

健康行为（health behavior）又称促进健康的行为，指人们为了增强体质和维持身心健康而进行的各种活动。如充足的睡眠、平衡的营养、定期查体、预防接种和适量的运动等。健康行为不仅在于能不断增强体质，维持良好的心身健康和预防各种行为、心理因素引起的疾病，而且能帮助人们养成健康习惯。

健康行为可以分为以下五大类：

1. 基本健康行为　指日常生活中一系列有益于健康的基本行为，如平衡膳食、适当活动、适量睡眠与积极的休息等。

2. 戒除不良嗜好　不良嗜好是指对健康有危害的个人偏好，如吸烟、酗酒与滥用药物等。戒除不良嗜好的行为就是戒除行为。

3. 预警行为　指对预防事故发生以及能在事故发生后正确处置的行为。如驾车使用安全带，溺水、车祸、火灾等意外事故发生后的自救和他救行为。

4. 避免环境危害行为　即避开不利于健康的环境的行为。

5. 合理利用卫生服务　指有效、合理地利用现有卫生保健服务维护自身健康的

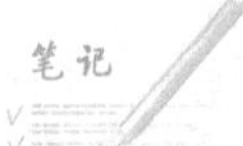

行为，包括定期体检、预防接种、患病后及时就诊、遵从医嘱、配合治疗、积极康复等。

促进健康行为的特征：有利性、规律性、和谐性、一致性和适宜性。

（二）危害健康行为

危害健康行为（health-risky behavior）是个体或群体在偏离个人、他人、社会的期望方向，客观上不利于健康的行为。通常可分为日常危害健康行为、致病性行为模式、不良生活方式与习惯以及不良疾病行为。

危害健康行为的特点：危害性、稳定性和习得性。

研究表明多发病、常见病的发生多与行为因素和心理因素有关，而且各种疾病的发生、发展最终都可找到行为、心理因素的相关性，通过改变人的不良行为、不良生活习惯、养成健康习惯来预防疾病的发生。因此，健康行为是保证身心健康、预防疾病的关键所在。

二、影响健康行为的因素

任何健康行为都受到以下 3 类因素的影响：

1. 倾向因素　倾向因素先于行为，是产生某种行为的动机、愿望，或是诱发某行为的因素，包括知识、信念、态度、价值观等。

2. 促成因素　是指促使某种行为动机或愿望得以实现的因素，即实现某行为所必需的技术和资源。包括医疗、交通、保健技术等；也包括卫生、法律政策的支持等。

3. 强化因素　是使行为维持、发展或减弱的外界因素。例如，用奖励或惩罚以使某种行为得以巩固或增强、淡化或消除。

三、健康促进与社区干预

1. 健康教育、健康促进与健康干预　健康教育是指通过宣传教育让人们重视自己的健康，并知道怎样维护健康，以及在必要时如何寻求适当的帮助的过程。健康促进是指运用行政的或组织的手段，广泛协调社会各相关部门以及社区、家庭和个人，使其履行各自对健康的责任，共同维护和促进健康的一种社会行为和社会战略。世界卫生组织（WHO）（2005）认为，健康促进的目的是让人们有能力提升对自身健康及其决定因素的掌控，借此提升自身健康。

健康教育与健康促进相互依托，不可分割。健康促进概念的提出，不是对健康教育的取代或摒弃，而是在内容上的深化、范围上的扩展和功能上的扩充。

健康干预是从社会、心理、环境、营养、运动的角度来对每个人进行全面的健康保障服务。它包括健康教育和健康促进。

美国国家健康教育标准（The National Health Education Standards，NHES）将健康教育按照学龄段的具体行为细化成 8 个等级，以期促进个人、家庭和公共健康水平。《渥太华宪章》明确指出了健康促进所涉及的 5 个主要的策略活动领域：①制定健康的公共政策；②创造支持性环境；③强化社区性行动；④发展个人技能；⑤调整卫生服务方向。

2. 社区健康干预　是指在社区范围内的健康干预活动。社区健康行为干预涉及健康教育、信息传播、加强动机、维持健康行为和行为干预五个方面。此外，一些行为矫正技术，如脱敏法、厌恶法、强化法等是行为干预的特殊而有效的形式。

笔记

第二节　饮 食 行 为

一、不良饮食行为

1. 饮食行为是指受有关食物和健康观念支配的人们的摄食活动。包括摄食的方式、速度、摄食量、食物的选择和饮食习惯等多方面。人类的饮食行为具有一定的行为模式和有规律性的特征，其行为模式包括进食方式、食品的选择和食物的偏爱等。

2. 不良饮食行为是指所有不利于人类健康和社会功能的各种摄食习惯、嗜好和癔癖。常见的包括：进食无规律、多食行为、挑食与偏食、不卫生的共食现象和乱用滋补药等。

3. 饮食障碍（eating disorder）指的是各种异常的饮食习惯，这些习惯严重影响了个人的身体和心理健康。包括暴食症（在较短时间内吃大量的食物）、神经性厌食症（几乎不吃东西，体重很轻）、神经性贪食症（一次吃很多，然后绝食）、异食癖（吃些非食物的东西）、反刍障碍（饮食后呕吐）、逃避 / 限制进食障碍（对进食缺乏兴趣），以及其在饮食障碍人群中体现的特定的进食障碍、焦虑障碍、抑郁和物质滥用现象等等（肥胖症除外）。

4. 不良饮食的心理干预方法主要是健康教育与指导。教育公众日常采用平衡膳食，摄取合理营养（图 9-1）。合理营养是健康的物质基础，而平衡膳食是合理营养的唯一途径。

油脂类：25g（0.5 两）

奶类及奶制品：100g（2 两）

畜禽肉类：50～100g（1～2 两）

鱼虾类：50g（1 两）

蛋类：25～50g（0. 5～1 两）

蔬菜类：400～500g（8 两～1 斤）

水果类：100～200g（2～4 两）

谷类：300～500g（6 两～1 斤）

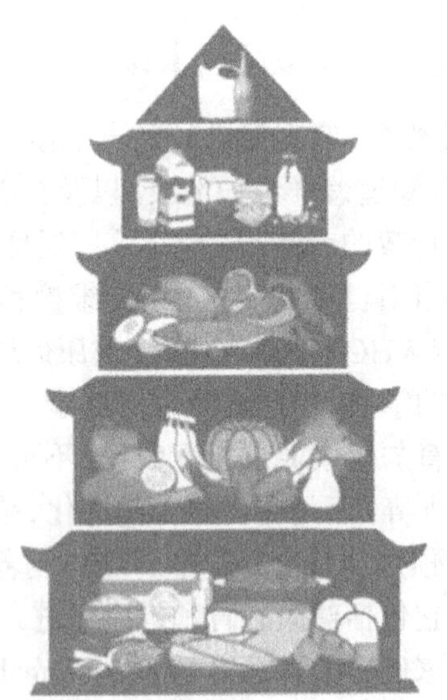

图 9-1　中国居民平衡膳食宝塔

对于那些因为社会压力过大而导致的饮食过量者，应从改善个体心理压力水平予以干预；同样，对于其他不良饮食行为如偏食、暴饮暴食、厌食和贪食以及酒瘾等，健康教育是首要干预手段；其次在社区进行集体宣教、个别指导或通过办报刊、杂志和宣传橱窗等多种形式，亦可通过微博、微信等网络媒体对健康饮食进行宣传教育。

二、肥胖症

（一）肥胖症的概述

根据世界卫生组织的定义，肥胖是指可损害健康的异常或过量脂肪堆积。肥胖可用身体质量指数（body mass index，BMI）来衡量，即BMI。具体算法是按千克计算的体重除以按米计算的身高的平方。身体质量指数在18.5～24.9为适宜范围，身体质量指数等于或大于25为超重，等于或大于30为肥胖。过去，超重和肥胖问题一度被视为仅限于高收入国家的问题，如今在低收入和中等收入国家，尤其是城市环境中，呈急剧上升的趋势。根据世界卫生组织统计数据，2014年，逾19亿18岁（含）以上成年人超重。其中有6亿多人肥胖。总体而言，2014年全世界约有13%的成年人（男性11%，妇女15%）肥胖；39%的18岁（含）以上成年人（男性38%，妇女40%）超重。全球肥胖流行率1980年至2014年翻了1倍以上。

肥胖症（obesity）是一种常见的营养障碍性疾病。临床医学一般将体重超过应有体重20%者视为体重超常，超过应有体重50%者视为肥胖症。BMI升高成为罹患非传染性疾病的重大风险因素，例如心血管疾病、糖尿病、肌肉骨骼疾患、特定癌症。随着身体质量指数的升高，非传染性疾病的患病风险也随之提高。我国超重和肥胖人口的比例也呈上升的趋势，正成为影响我国人群健康的主要病因。国家卫生和计划生育委员会在线发布的2015年7月的数据表明，自2004年至2014年间，由经济水平发展带来生活水平提高，导致我国人群脂肪摄入量超标，超重肥胖问题凸显。全国18岁及以上成人超重率为30.1%，肥胖率为11.9%，6～17岁儿童青少年超重率为9.6%，肥胖率为6.4%。肥胖带来的健康问题已再不容忽视。

（二）肥胖的发病因素

肥胖症可分为单纯性和继发性两类，前者是非疾病原因引发的肥胖，后者是指继发于其他疾病（如丘脑-垂体的肿瘤、内分泌病、营养失调等）引起的。单纯性肥胖症除了与遗传及内分泌因素有关外，还有以下影响因素：

1. 心理生理调节机制　如胃的收缩提供饥饿感，胃的胀满提供饱腹感等。心理、社会和文化因素，包括社会经济状况、对食物和肥胖的认知、评价、态度、人际关系和情绪状况等，可以影响人的进食量和体力活动量。

2. 摄食行为　为了消除不愉快的心情而摄入高脂肪的食物会导致肥胖。进食过快、喜食零食、夜间进食过多等同样与肥胖发生有关。

3. 体力活动　缺乏体力活动是肥胖发生的主要原因之一。机体对能量的需要，通常取决于以下四个因素：①体力活动；②体型；③年龄；④气候和其他生态学因素。

4. 围产期影响　围产期和婴儿出生早期都十分重要。抽烟或体重超标的孕妇生出的孩子长大后成为超重成人的可能性更大。婴儿期就超重的孩子很可能造成成年后肥胖。母乳喂养可以降低这一风险。

5. 环境影响——摄食行为和体力活动　个人身处于环境之中，我们所生活的身体和社会环境对我们的饮食和活动选择产生了巨大影响。为了消除不愉快的心情而摄入高脂肪的食物，以及现代社会饮食结构朝向高脂肪、高蛋白发展都会引起肥胖。进食过快、喜食零食、夜间进食过多、以及含糖饮品摄入过多等同样与肥胖发生有关。现代快节奏生活所带来的快节奏饮食方式也产生了不良影响，例如超市琳琅满目的

笔记

各种食品供应，铺天盖地的各种不健康食品促销。学校、工作场所甚至街头巷尾遍布的垃圾食品的贩卖，对个体的进食活动、体重控制乃至健康生活方式都构成了挑战。工业发展所带来的城市化生活，使得传统以体力为主的农业活动逐渐弱化，而缺乏体力活动也是肥胖发生的主要原因之一。机体对能量的需要，通常取决于以下4个因素：①体力活动；②体型；③年龄；④气候和其他生态学因素。

6. 情绪　一般认为，个体在情绪好时通常会胃口大开，焦虑时食欲降低，食量减少。但是当情绪波动时也可能导致进食过多，引起肥胖。

（三）肥胖的干预

1. 环境和社会干预　肥胖是一个公共卫生的问题，必须从人群或社区看待肥胖。在整个社区创建一个良好的、合理的饮食风尚和体育活动环境是肥胖干预的重要手段。此外，相关部门或组织还应该推广膳食标准，提倡家庭食物制作；对不同的人群，提供不同的社区服务、社区干预与群体预防。

2. 认知干预　通过认知指导让个体掌握有关摄食行为与肥胖关系的科学知识，指导肥胖者改变不良的饮食行为习惯。同时应该指导超重和肥胖患者防止药物滥用，指出减肥产品（减肥茶、减肥霜等），往往解决不了根本问题。

3. 行为干预　肥胖作为一种重要的行为问题，其干预的关键是饮食行为和运动行为的改变。行为矫正疗法有其重要的实际意义。行为矫正的主要目的是改进膳食习惯。个人行为干预包括：自我监测、自我奖惩、刺激控制、社会支持、预防反弹和随时调整对体重控制的不良想法和态度。

第三节　性　健　康

人类的性不仅以个体的生理发育为基础，更重要的是作为社会成员，一切言行都要受到社会规范的约束。性健康不仅仅包括性行为，还包括性心理。世界卫生组织（2006）认为，个体或夫妻追求满意而安全的性生活能力是性健康的核心，性健康表达为积极健全的人格，丰富和成熟的人际交往，坦诚与坚贞的爱情和夫妻关系。

一、性行为概述

（一）性行为的特点

人类性行为是指所有与性有关的行为（接吻、抚摸、性交等）。人类的性活动表现出以下几方面特点：

1. 普遍性　性与人类共同存在，一方面人的一生从小到老都有爱的欲望，都有情意的表达；另一方面只有性活动才使人类得以繁衍和延续。

2. 多样性　人类的性行为具有满足人的生殖需要、心理需要、维系夫妻关系等功能，从而保持人的生理和心理健康。

3. 责任性　人类的性行为有明确的社会责任性，性行为个体不仅要为对方和新的生命负责，而且对社会负责。

4. 社会制约性　不同的历史时期、社会制度、文化背景，都以某种方式对性行为进行规范；几乎所有社会都禁止乱伦，都谴责强奸。

笔记

人的一切性行为，不论是性适应或性不良适应，都是生理、心理、社会三要素共同作用的结果。

（二）性心理

性心理是指个体在面对性以及相关因素时所持有的态度、信念和想法等。从健康的角度而言，性心理分为消极和积极两类。积极的性心理有助于个体合理的表达和满足性诉求，而消极的性心理则可能给个体的心理健康产生负面影响。

（三）人类的性健康

性健康是指具有性欲的人在躯体、感情、知识、信念、行为和社会交往上健康的总和，它表达为积极健全的人格，丰富和成熟的人际交往，坦诚与坚贞的爱情和夫妻关系。

二、性生活与性传播疾病

（一）概述

性生活是指为了满足自己性需要的固定或不固定的性接触和性交。性传播疾病（sexually transmitted diseases，STD）是指通过性接触可以传染的一组传染病，简称为性病。传统上的性病主要包括梅毒、淋病、获得性免疫缺陷综合征（艾滋病）、尖锐湿疣、非淋菌性尿道炎等。国家统计局官方网站的数据显示，近年我国梅毒发病率按照 1 比 10 万的标准分别为 30.04（2013 年）、30.44（2012 年）、29.47（2011 年）和 26.86（2010 年），同比出现逐年上升的趋势。与此类似，艾滋病的发病率也在近 10 年内逐级上升，形势并不乐观。

（二）性传播疾病流行特点

性传播疾病具有以下特点：

1. 流行范围广，传播速度快　据世界卫生组织报告，20 世纪 40 年代末期，患病率明显下降的梅毒在近 10 年来又有增加，估计全世界每年有 300 万新病例。美国更为明显，年发病率增加 10%～15%。中国的发病率也有上升的趋势。在报告系统比较完善的上海，梅毒已成为最经常被报告的传染病。

2. 性病感染对象有年轻化的趋势　我国近年来统计结果显示，青少年 20～24 岁年龄组的淋病患病率最高，约占总数的 75%。

3. 各种性病的发病率有所变化　过去是以梅毒为主，目前是非淋菌性尿道炎、淋病成为发病率最高的性传播疾病。

4. 无症状携带者的传播　据统计，无症状的淋病患者在女性患者中可达到 60% 以上，男性则为 5%～20%。男性淋病患者经过治疗后，尽管症状已经消失，但约有 2/3 的患者仍可携带淋球菌 165 天。

5. 多种感染　近年来，性传播疾病患者从单纯感染一种病发展为同时感染多种性病的情况越来越多。其中以同时感染淋病和非淋菌性尿道炎或淋病同时感染尖锐湿疣为最多。

三、艾滋病

（一）概述

艾滋病，全称“获得性免疫缺陷综合征”（acquired immune deficiency syndrome，AIDS），由人类免疫缺陷病毒（human immune deficiency virus，HIV）感染引起的以免

笔记

疫功能缺陷为主的一种新发传染性疾病。该病毒在人体内的潜伏期平均为12年至13年，会破坏人的免疫系统，使人体丧失抵抗各种疾病的能力，并最终导致死亡。

自1981年在美国发现首例艾滋病病人以来，该病已广泛分布于全球五大洲210多个国家。根据联合国艾滋病规划署的数据，截止到2014年，艾滋病毒感染者共3690万人，2014年新增感染者200万。2014年因艾滋病毒死亡人数达120万。根据中国疾病预防控制中心提供的数据：截至2015年7月31日，全国累计报告现存活艾滋病病毒感染者/AIDS病人55万余例，报告死亡17万余例。自2011年起，全国艾滋病性病疫情及主要防治工作报告提升为以月为单位，逐月报告的方式。

（二）艾滋病传播

艾滋病传播途径主要有3种：危险性行为、血液传染和母婴垂直传播。近两年，中国艾滋病疫情呈现以下特点：

1. 性传播是主要传播途径　性传播上升速度明显，历年报告病例中，新增的感染AIDS病人中，异性传播所占比例从2008年的40.3%上升到2014年的66.4%；同性传播则为25.8%。

2. 局部地区和特定人群疫情严重　从地域上看，中国西南重点省份感染比较多。2014年12月1日国家卫生和计划生育委员会在线访谈透露，云南、广西、四川3个省份的感染者和病人占全国的45%。

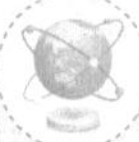

知识链接

2014年中国艾滋病疫情估计

根据我国国家卫生和计划生育委员会2014年报告，艾滋病感染者和病人为10.4万例，较前年增加14.8%。目前，我国艾滋病疫情呈现4个特点：一是全国疫情整体保持低流行状态，但部分地区流行程度较高；二是经静脉吸毒和经母婴传播降至较低水平，经性传播成为主要传播途径；三是各地流行模式存在差异，中老年人、青年学生等重点人群疫情上升明显；四是存活的感染者和病人数明显增多，发病人数增加。

（三）艾滋病临床表现

艾滋病病毒感染分为4个阶段：

（1）急性感染阶段：在HIV感染初期，一般来说感染者没有任何自觉症状，个别感染者会出现短暂的临床症状如发热、乏力和皮疹，之后症状消失。有症状者，一般在4～8周后血清学检测艾滋病病毒抗体。

（2）无症状感染阶段：可持续数周至数年。

（3）持续性淋巴结肿大阶段：可持续数月。

（4）艾滋病阶段：经过数月或几年后，感染者逐渐出现持续发热、乏力、腹泻、食欲下降、体重减轻、夜间盗汗、全身淋巴结肿大、精神抑郁、表情淡漠呈慢性病容，可伴有皮肤瘙痒、皮疹等。随着病程发展，由于机体抵抗力下降，可出现不常见的感染和恶性肿瘤。

（四）艾滋病诊断标准

我国临床诊断艾滋病有以下标准：

1. HIV感染者　受检血清经初筛试验，如酶联免疫吸附试验（ELISA）、免疫酶法或间接免疫荧光试验（IF）等方法检查阳性，再经确证试验，如免疫印迹法等复核确诊者。

笔记

2. AIDS 病例　①艾滋病病毒抗体阳性，并具有下述任何一项者，可确诊艾滋病患者：近期内（3～6 个月）体重减轻 10% 以上，且持续发热达 38℃1 个月以上或持续腹泻（每日达 3～5 次）1 个月以上；合并卡氏肺囊虫肺炎或卡波济肉瘤；或有明显的真菌或其他条件致病菌感染。②若抗体阳性者体重减轻、发热、腹泻症状接近第一项标准且具有以下任何一项标准时，可确诊为艾滋病患者：CD4/CD8（辅助 / 抑制）淋巴细胞计数比值 <1，CD4 细胞计数下降；全身淋巴结肿大；明显的中枢神经系统占位性病变的症状和体征，出现痴呆、辨别能力丧失或运动神经功能障碍。

四、性健康教育与艾滋病防控

（一）性健康教育

1. 性教育内容　性教育的内容主要包括：性生理和性发育的知识、性道德规范、性伦理知识、性心理知识、性病的表现和防治等。

2. 性教育原则　性健康教育遵循的原则是：①适宜：对于不同年龄、不同状况的人进行的性教育内容应有所区别；②适时：根据人的身心发展的客观规律，在性生理和性心理发展的不同时期、不同阶段进行所需要的健康教育；③适度：根据教育对象的特点及身心发展的阶段性，有选择地、有针对性、适度地进行。

3. 性教育途径　性教育的途径包括家庭教育、学校教育、心理咨询和媒体宣传。

（二）艾滋病的防控

1. 防控措施　开展艾滋病宣传教育工作，加大控制艾滋病经性传播的力度，大力推广安全套使用；规范性病门诊服务，提高服务质量和可及性；加强县、乡、村三级医疗服务网络建设，建立合理有效和便捷的预防艾滋病母婴传播服务模式，提高预防艾滋病母婴传播措施的覆盖面。

2. 临床治疗　常用临床治疗方法有一般治疗、心理治疗、药物治疗。

（1）心理治疗：帮助其重新建立生活的信心，消除不良情绪的影响，提高其生活质量。

（2）一般治疗：保障充足的休息，给予高热量、多维生素饮食。不能进食者静脉输液补充营养。加强支持疗法，包括输血及营养支持疗法、维持水及电解质平衡。

（3）药物治疗：目前在临床上用于艾滋病治疗的药物主要是一些抗病毒药物、抗感染药物、免疫增强剂，以及中医药治疗，例如苏拉明、三氮唑核苷、叠氮脱氧胸苷（AZT）等。

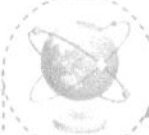

知识链接

“四免一关怀”政策

“四免一关怀”是当前和今后一个时期我国艾滋病防治最有力的政策措施。“四免”分别是：农村居民和城镇未参加基本医疗保险等医疗保障制度的经济困难人员中的艾滋病患者，可到当地免费接受的抗病毒药物治疗；所有自愿接受艾滋病咨询和病毒检测的人员，都可在各级疾病预防控制中心和各级卫生行政部门指定的医疗机构，得到免费咨询和艾滋病病毒抗体初筛检测；对已感染艾滋病病毒的孕妇，由当地承担艾滋病抗病毒治疗任务的医院提供健康咨询、产前指导和分娩服务，及时免费提供母婴阻断药物和婴儿检测试剂；地方各级人民政府要通过多种途径筹集经费，开展艾滋病遗孤的心理康复，为其提供免费义务教育。

“一关怀”指的是国家对艾滋病病毒感染者和患者提供救治关怀。

笔记

第四节 成瘾行为

一、吸烟

吸烟(smoking)是人类社会普遍存在且由来已久的行为。由于吸烟可产生尼古丁、一氧化碳、烟焦油等刺激物及致癌物质,因此对人体健康有害。

(一) 吸烟的危害

有研究表明,吸烟是导致人类罹患多种疾病和早亡的主要危险因素,吸烟与各种慢性疾病之间的关系已被证实,吸烟是患肺癌、喉癌和慢性支气管炎的主要原因之一。呼吸系统疾病,如肺气肿、慢性阻塞性肺疾病、消化系统的溃疡性疾病与胃炎、胰腺癌、心血管系统疾病以及泌尿系统的膀胱癌、肾癌等癌症与吸烟行为有密不可分的关系。吸烟所引起的死亡人数要比艾滋病、肺结核、孕产、车祸、自杀、他杀等死亡总数还要多。被动吸烟对人群健康,尤其是妇女、儿童造成严重危害。烟草烟雾与石棉、煤尘或其他物质和颗粒起协同作用,导致致命的健康危害和环境污染;吸烟增加意外伤亡,特别是由于吸烟所致火灾而造成的伤亡和经济损失。

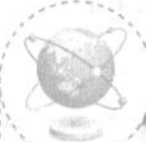
知识链接

吸烟的一组数字

中国是世界上最大的烟草生产国。世界上1/3的烟民在中国。中国是全世界烟草价格最低的国家之一,最便宜的香烟一包只卖几角钱。中国人对吸烟的爱好使其成为一个拥有3.5亿烟民的市场,居世界各国之首。

燃烧的烟草会释放4000多种化学物资,其中69种会致癌或促癌。2015年5月31日第28个"世界无烟日"的主题是"制止烟草制品非法贸易"。

世界卫生组织预测,到2030年,烟草使用将导致每年800多万人死亡,而这些可预防的死亡中80%会发生在低收入和中等收入国家,到2050年,这个数字会增加到300万。到本世纪中叶,累计死亡总数将达1亿,其中有一半将在35~69岁死去。

烟草中含有大量的有害成分。烟草燃烧时释放的烟雾中含大约4000多种已知的化学物质,绝大部分对人体有害,其中包括尼古丁、CO、生物碱、烟焦油、苯并芘、放射性物质、刺激性化合物、有害金属、二甲基亚硝胺等物质。

1. 吸烟与疾病　有研究表明,吸烟与癌症、心脑血管病、吸烟与脉管炎等疾病的发病密切相关。除此之外,由于尼古丁干扰了脑内神经信息的传递机制,从而造成痴呆。

2. 被动吸烟的危害　根据WHO的规定,每周中有一天以上吸入吸烟者呼出的烟雾大于15分钟者为被动吸烟者。据报道,有43%以上的非吸烟者对被动吸烟感到轻到中度的不适,近16%的非吸烟者对被动吸烟感到非常不适。

(二) 烟瘾形成的生理心理机制

1. 生物学因素

(1) 生理依赖

1) 烟碱的药效原理:烟碱(nicotinamide),又称尼古丁(碱)(nicotine),是烟草

笔记

(tobacco)中主要的生物碱成分。尼古丁使烟民得到刺激并最终导致生理依赖。当第一次吸烟时，烟中的尼古丁便随着血液进入大脑，与乙酰胆碱受体进行结合。随着吸烟的持续，人体内会代偿性地产生更多的专门与尼古丁相结合的乙酰胆碱受体，以适应这个变化。吸烟者要达到与以前同样的舒适感，则需要更多的尼古丁与其受体相结合，此时会产生一系列生理和心理反应，如头昏、头痛、饥饿、注意力不集中、焦虑、抑郁、易激怒、坐卧不宁及睡眠障碍等，并产生强烈的吸烟渴求，即烟瘾发作。

2）多巴胺学说：中脑边缘多巴胺（DA）系统被认为是尼古丁作用的关键部位。该系统的生物学途径自腹侧被盖区（VTA）至伏隔核（NA），由DA能神经元组成。美国学者安娜•福勒和同事们研究证实，尼古丁通过刺激启动DA能神经元来促使DA的释放。DA能神经元的末梢在摄入酪氨酸后便使之转变为DA，储于囊泡，可被单胺氧化酶（MAO）分解，代谢产物为高香草酸（HVA）。而吸烟者大脑中MAO的含量比不吸烟者含量低约40%。这就意味着吸烟者大脑中可获得较多的DA。这样，DA与尼古丁一起使吸烟者感到“兴奋”，产生了除基本欲望以外的欲望，这一欲望促使吸烟者对烟的心理渴求，导致成瘾。

（2）遗传因素：家族遗传和双生子等的研究显示，吸烟的开始与维持受遗传因素的影响。

最近研究发现，人体中有代谢尼古丁的酶——CYP2A6，其基因如果发生改变，那么尼古丁在体内降解或代谢率就会下降，这种人不易对尼古丁成瘾。这种基因有改变的人即便染上烟瘾，其吸烟量也比没有改变的人少。阐明基因对吸烟行为的影响，弄清有缺陷的基因如何对吸烟者起到保护和治疗的作用，这将为我们提供吸烟行为遗传因素的新线索。

2. 心理社会因素　包括强化作用、学习效应和人格特质。人们吸烟以后可体验到尼古丁所带来的欣快感觉成为一种强化因素，通过奖励机制促使人们再次吸烟。社会学习论认为，吸烟行为的习得正是由于个体以吸烟者为榜样，进而习得吸烟行为。如某些缺乏经验的儿童和青少年，在广告媒体和成人榜样的影响下，认为吸烟是一种成人化的标志，是社交活动的手段，吸烟是向成人过渡的一条途径，因此染上烟瘾。心理学方面的研究发现，吸烟者多具有外向、神经质和紧张的特点。吸烟较多的人比吸烟少的人有更多的心理苦恼，他们对应激的耐受往往在不被允许吸烟时更低。

（三）戒烟

戒烟可以降低由于吸烟带来的各种健康风险，如癌症、心脏病和肺病。一旦戒烟，各年龄段个体的健康水平都会有所提高，戒烟年龄越小，健康水平提高就越多。有研究表明，比起吸烟人群，戒烟人群10年后罹患肺癌的概率要低30%～50%。对于患癌人群而言，吸烟则可能带来更多的并发症。戒烟、戒断其他不健康行为方式才能提升生活质量，健康长久。然而，就成瘾行为而言，戒烟绝非易事。

1. 戒烟的过程　分为两个阶段，即生理脱瘾和心理脱瘾。戒烟开始的1～2周为生理脱瘾期。在此期会产生严重的戒断症状。这一症状被称为尼古丁戒断症候群，突然不再吸烟，体内尼古丁含量迅速下降，从而产生一系列的生理和心理症状，如会出现焦虑、易怒、烦躁等情绪反应。生理上需求尼古丁和意志控制不吸烟的矛盾造成了生理上和心理上的强烈对抗，这时意志不坚强的人往往会复吸，戒烟宣告失败。如果能够坚持2周以上，随着人体对尼古丁依赖性的逐渐降低，身体不适感会逐渐减

笔记

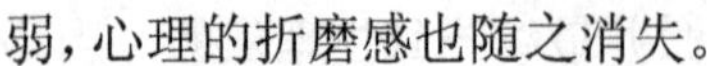

弱，心理的折磨感也随之消失。

由于吸烟者对尼古丁产生依赖行为，戒烟事实上属于医疗行为。一般分为尼古丁替代疗法和非尼古丁替代疗法。除此外，还涉及心理行为治疗。

2. 戒烟的行为治疗　常用来改变吸烟行为的行为治疗方法，包括阳性强化法、厌恶疗法等。（详见“心理干预”一章）

3. 吸烟的预防　有关吸烟的初始年龄的资料显示，人们在20岁或21岁之前不吸烟，以后很可能就不会吸烟。世界各国都把预防青少年吸烟作为控烟的重点，视为控烟成败的关键。

二、酗酒

（一）概述

酗酒，是指过量饮酒，早先被归类于精神病诊断中的一种。自2013年起，酗酒被改称为酒精使用障碍（alcohol use disorder），又称酒精依赖。按饮酒行为对个体影响程度的大小，将其分为社交饮酒、酗酒和酒精依赖3类。

1. 社交饮酒　社交饮酒一般以增进社会交往为目的，饮酒动机不强，饮酒者一般能自制。

2. 酗酒　被称为问题饮酒或酒精滥用，指没有节制地过量饮酒，一般有较强的饮酒动机。

3. 酒精依赖　也称为饮酒成瘾，它表现为不能自制的、连续或定期的饮酒行为。酒精依赖包括精神依赖和躯体依赖。精神依赖表现为对酒的渴求或称为“心瘾”。躯体依赖则表现为停止饮酒超过8～24小时，或减少饮酒剂量便会出现心慌、出汗、失眠和易激怒等病状，即所谓戒断症状，同时伴随饮酒量逐渐增加。

4. 酒精滥用一般为了摆脱由于紧张而产生的精神或情绪困扰而饮酒，以达到暂时的欣快或摆脱痛苦的目的。酒精滥用的理论解释一般有4种，其一是“能力幻想论”，酗酒者饮酒是因为他们觉得自己能力不够，通过酒精来创造一种个人能力或权力幻觉；其二是“遗传论”，认为酗酒行为受先天的遗传基因影响；其三是“后天学习论”，亦即酗酒是通过后天对过度饮酒学习的结果；其四是“缓解紧张论”，也就是酗酒者借助饮酒导致的欣快醉感来消除紧张和焦虑，而且这种欣快感的唤起，会逐渐与饮酒量形成正比关系，酗酒者将不得不通过增加饮酒量来达到或维持这种状态。

（二）酗酒的原因

不同的学科领域对于酗酒的原因有着不同的认识。临床精神病学家认为酗酒受遗传基因和环境因素的共同影响，存在家族聚集现象，犯罪学家也发现酗酒者对酒精具有天生的过敏性。社会学和监督论则认为酗酒是一种逃避行为，是一种对压力、工作等的反应，是在后天的生活中慢慢形成的一种不良行为。心理分析学家则认为酗酒的成因大致可分为两类，一是对人死之本能的反应，希望通过大量饮酒实现慢性自杀的目的；二是精神发育不健康，酗酒者缺乏自我控制能力。

（三）酗酒的危害

1. 酗酒对个人的危害　酗酒对身体危害极大。酒精是中枢神经系统抑制剂，酒精进入人体后会对人体的各器官产生影响，长期酗酒则会产生各种并发症，包括神经系统并发症、消化系统并发症和营养和代谢并发症，此外，酗酒还会导致心血管系统、

笔记

生殖系统、呼吸系统、造血系统以及免疫系统等并发症。更重要的是，酒醉后，人容易发生工伤事故、交通事故，可造成严重后果。同时，酒精滥用者常出现早逝、突然自杀的现象。据调查，15%～64% 的自杀未遂者和 30%～80% 的自杀者在自杀之前都喝过酒。

2. 酗酒对家庭的危害　酗酒者在自我沉沦的同时，还会损害其家庭的和睦，使其家庭不再具有正常家庭的功能。由于酗酒者往往很难控制自己的情绪和行为，引起家庭冲突。这种冲突是造成家庭不和、家庭暴力及家庭破裂的重要原因。此外，家庭的另一个基本功能——对子女的社会化，也会受到家庭酗酒者的负面影响。

3. 酗酒对社会的危害　在许多国家，因酗酒引起的各种问题已成为社会的沉重负担。首先是破坏社会治安，引发交通事故，影响公共秩序。醉汉的暴力行为首先会造成自伤、伤人及财物的损失。其次是降低劳动生产率。酗酒者常常误工缺勤，工作质量下降，出废品，出生产事故。第三，加重社会负担。酗酒者可给社会造成各种物质财产的损失。

（四）酗酒早期干预

对危险饮酒者和有害饮酒者进行早期健康教育和干预，主要包括：

1. 加强健康教育　宣传酗酒对自己、对家庭、对他人、对社会造成的危害，使他们树立正确的人生观、行为观和健康观。

2. 加强学校教育　将有关健康教育内容强制性列为学校健康教育内容。

3. 提供人文关怀　对行为不良青少年、待业者、无业游民、劳教释放而表现仍差者及低文化层次者，提供强制性教育和干预并提供精神和物质上的关怀与帮助。

4. 提供可供选择的多种业余文化活动　改善枯燥的生活环境，帮助建立健康的生活方式，减少酒精依赖的产生。

（五）心理治疗

1. 行为矫正　通常包括厌恶疗法、行为替代疗法和系统脱敏疗法。

（1）厌恶疗法：对酗酒成性者，可采用药物性厌恶疗法，或采用电击的方法。如用阿扑吗啡、依米丁和呋喃唑酮等。

（2）系统脱敏疗法结合奖励强化法：采取心理学的行为矫正法中的系统脱敏法，逐渐减轻个体对酒精的依赖。

2. 认知 - 行为疗法　可以使用合理情绪疗法，将酒精依赖者不良认知“喝酒才像男人”、“酒越喝越近”转变成“喝酒害人害己”、“喝酒不仅伤身体，还是经济上的浪费”，从内心拒绝对酒精的依赖，从而达到戒酒的目的。

3. 团体辅导法　团体辅导是以小组为单位的助人工作方法。通过组织有意愿戒酒的酗酒者组成团队或小组，通过成员之间的互动和相互影响，帮助成员利用小组过程来应付和解决个人社会 - 心理功能性方面存在的问题，促进个人发生转变并得到成长。通过集体环境给他们注入希望，给酗酒者以自我表达和宣泄的机会，同时可以让他们在团体中了解组员的共性，并在帮助他人的过程中学会处理自己的问题。

三、网络成瘾

（一）概述

网络成瘾是随着信息技术的发展而新出现的一种成瘾行为。网络成瘾（internet addiction）是指慢性或周期性多网络的生理和心理依恋的现象，包括上网的欣快、下

笔记

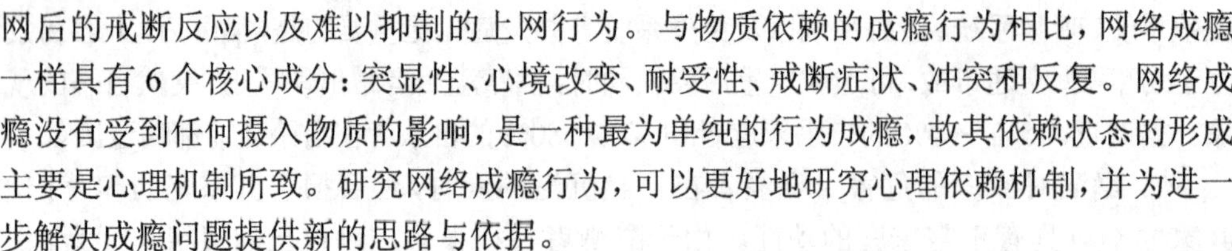

网后的戒断反应以及难以抑制的上网行为。与物质依赖的成瘾行为相比，网络成瘾一样具有6个核心成分：突显性、心境改变、耐受性、戒断症状、冲突和反复。网络成瘾没有受到任何摄入物质的影响，是一种最为单纯的行为成瘾，故其依赖状态的形成主要是心理机制所致。研究网络成瘾行为，可以更好地研究心理依赖机制，并为进一步解决成瘾问题提供新的思路与依据。

（二）网络成瘾的判断标准

在网络成瘾的研究中，研究者面对的最首要工作是对网络成瘾进行临床诊断，诊断的准确性与有效性直接制约着对网络成瘾的预测、诊断、干预与治疗。一般来说，临床上对网络成瘾的判断主要基于以下6个因素：

1. 上网时间　上网时间是判断网络成瘾的自然标准。一般以上网时间是否干扰了个体正常的生物节律和社会活动为评价基础。

2. 网上行为性质　个体在网上的活动如果与学习、工作和生活毫无关系，而是无节制的聊天或者是游戏等消极行为，即使时间不算太长，也有网络成瘾的倾向。

3. 个体的心理和行为指标　心理指标主要表现在上网对个体的情绪的影响，个体只有在网上才能体验到放松、兴奋和自信等积极情感，而在现实生活中则只能体验到压抑、焦虑和无助等消极情感。行为指标主要表现为个体需要不断增加上网时间以维持一定的满足感的获得；个体对自己的过度上网行为感到焦虑而又无法抵制上网的诱惑；个体在不上网时会产生消极的情绪体验和不良的生理反应等。

4. 生活事件指标　在作判断时应了解个体近期各方面的情况，如婚姻关系的不和谐、工作上的不顺心以及身体不适等，以确定个体是否把上网作为了逃避现实的手段。

5. 社会功能损害　正常社会生活的恶化是网络成瘾的重要指标，也是网络成瘾的临床判断基准。主要表现在成瘾行为影响了个体正常的学习、工作和生活等方面，导致人际关系恶化，学习能力减弱，工作效率降低，生活质量下降。

6. 脱离现实生活　主要表现在个体的主要社会生活来自虚拟空间而没有适当的现实生活环境。

（三）网络成瘾对健康的危害

长期过度的留恋于网络生活，致使成瘾者身心发生较大变化，给健康带来隐患，主要表现如下：

1. 躯体障碍　由于网络成瘾者上网持续时间过长，导致自主神经功能紊乱，内分泌失调，免疫功能降低，诱发种种疾患，如胃肠神经症、紧张性头痛等。

2. 心理障碍　对网络的精神依赖是成瘾者最突出的表现，表现在对网络操作出现时间失控，一旦停止上网，便会产生强烈的渴望与冲动。长期上网导致注意力不能集中，感知与记忆能力减退，逻辑思维活动迟钝；情绪低落、消极悲观；缺乏生活的兴趣和动机，丧失自尊和自信。回到现实中的痛苦情绪和自我否定的体验，促使其再次回到网络中以逃避现实。

3. 行为与人格障碍　成瘾者日常行为表现以沉溺于网上色情、网上游戏、聊天室等网络活动为主。为此而忽视现实生活的存在，不愿担负其应有的社会责任与义务。更有甚者，为达到上网的目的，骗钱索财，违法乱纪，造成个人品行方面的问题，严重者有类似吸毒者之处，如人格和自尊丧失。

（四）网络成瘾形成的心理社会机制

1. 网络成瘾的形成因素　任何成瘾均需具备两个要素：致敏源与易成瘾者。致敏源是指能使成瘾者产生强烈的欣快感和满足感的事物。在网络成瘾中，致敏源即是指网络本身。网络本身一些固有的特性与人的成瘾特质相结合，将会造成某些个体对网络活动的痴迷，使其深陷其中而难以自拔。

（1）网络的致瘾特性包括：①新异性和变化性；②可操作性；③隐匿性；④网络的"去抑制性"(Disinhibition，Kiesler，1984年；Joinson，1998年)。其中，网络的"去抑制性"是网络致瘾最根本的特性。研究显示，网络成瘾的青少年"去抑制化"程度要远高于非网络成瘾者。

（2）易成瘾者的成瘾特质包括：①生物学成瘾特质。网络成瘾可能与遗传、神经递质及大脑愉悦中枢有关。如DA是一种与愉悦和兴奋相关联的物质，它能刺激愉悦中枢，调节情绪，影响认知过程。上网获得的兴奋会使大脑中的DA水平升高，带来更多的愉悦和兴奋。②成瘾的心理社会因素。研究发现，很多网瘾患者以前曾是酗酒者和其他物质的上瘾者；某些网络成瘾者在接触网络前就有严重的情感和精神问题，其中54%的曾患过抑郁症，34%的人患有焦虑症，还有一些人长期存在自卑心理。网络成瘾者更愿意选择上网来摆脱现实的烦恼和作为人格缺陷的补偿，并不断地给自己一些合理化解释来为其行为作辩解，继续心安理得地持续他们的上网行为。

2. 网络成瘾的形成机制　刺激结果成为一种奖励物，对行为本身起强化作用。网络对于成瘾行为的形成是通过正负强化机制实现的。

在网络成瘾行为的产生、发展和维持的过程中，从网上不断地获得良好感觉和愉快体验的正强化在其初期阶段起着主要作用；而逃避痛苦、远离烦恼的负强化在成瘾行为的发展和维持中则起着重要作用。这种正性与负性的双重强化作用，形成一个恶性循环，使成瘾者深陷其中，难以自拔。

（五）网络成瘾的心理行为干预

目前对网络成瘾，可以从预防和治疗两方面进行干预：

1. 网络成瘾的预防　网络成瘾的预防需要家庭、社会、学校共同努力。具体的做法是：

（1）家长积极引导，加强防范意识：家长对子女上网可以进行必要的约束，例如控制上网时间，保障正常生活。

（2）学校及时进行心理辅导：青少年出现心理问题或心理障碍时，应及时寻求心理学专业人员的帮助，避免上网寻求心理安慰。

（3）社会相关部门应该鼓励青少年积极参加各种社会实践活动，减少对网络的依赖性。

2. 网络成瘾的治疗方法

（1）认知行为疗法(cognitive behavior therapy，CBT)：是治疗网络成瘾应用比较广泛的一种心理治疗方法。CBT的目的是阻断病人的问题行为并重建其行为常规。对网络成瘾的认知行为治疗与其他物质成瘾治疗类似，主要包括评估、诊断、制订治疗计划、干预和有效性评估等一系列的内容。具体的治疗策略包括认知重构、行为练习和暴露治疗等。

（2）Young(1999)认为首先要从网络使用、情感、认知和生活事件4个方面了解

笔记

网络成瘾的诱发因素，然后根据这些诱发因素制订和开展具体的干预或治疗。对于网络成瘾的具体治疗方法，她提出了反向实践、外部阻止、家庭治疗等8项治疗技术。通过个人的时间管理、自我激励和支持系统帮助成瘾者建立有效的处理策略从而改变成瘾行为，达到治疗的目的。

（3）动机提升疗法（motivational enhancement therapy） 由Orzack结合对传统成瘾行为的治疗所提出，要求成瘾者和治疗者一起制定治疗计划、设定可达到的目标。

（4）临床药物治疗：有研究发现网络成瘾者服用抗抑郁药物后症状减轻，服用稳定类药物后出现了积极的反应，而且发现在控制网络使用情况下，服用情绪稳定类药物要比抗抑郁类药物能够减轻症状。也有研究者采用心理治疗和药物治疗相结合的办法对网络成瘾进行干预治疗，其中药物选用氟西汀，而且只针对伴有较严重的抑郁、焦虑等伴随症状或戒网初期戒断症状较为严重的患者施行，治疗效果良好。其中药物治疗是中西医结合，中药为枸杞子、酸枣等配方，而西药则主要为调节神经递质分泌的精神类药。

学习小结

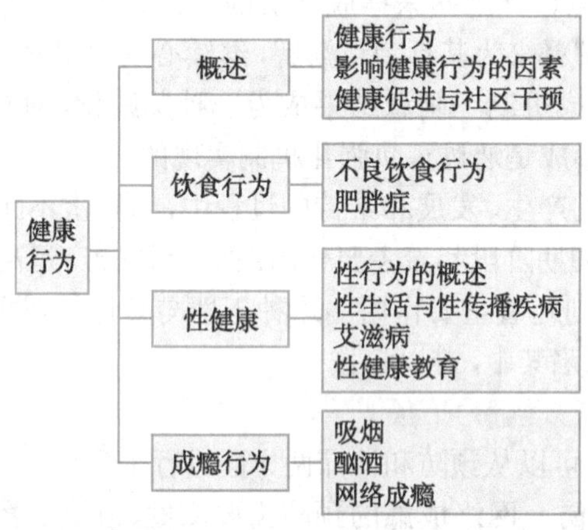

（胡 真）

复习思考题

1. 什么是健康行为？什么是危害健康行为？
2. 不良的饮食行为和习惯对健康有哪些影响？
3. 试述人类性行为的特征。
4. 谈谈艾滋病的危害性以及如何防控。
5. 吸烟形成的生理心理机制及其危害性及常用的干预方法有哪些？

笔记

第十章

中医心理学思想与实践

学习目的

通过学习中医心理学的形成与发展、中医心理学理论内涵；情志病证的防治理论及方法，为今后传承、创新中医心理学理论和临床实践奠定基础。

学习要点

中医心理学发展简史、中医心理学基本理论与内涵；情志致病特点及病机、情志病证心理治疗及中医心理养生方法。

第一节　中医心理学发展简史

中医心理学是中医研究心理因素在防治疾病过程中，逐渐发展起来的一门新兴学科；是以中医学理论为指导，吸纳心理学和精神病学知识，研究心理因素在疾病发生、发展及变化过程中所起的作用，并将其理论应用于病因、病机、四诊、辨证、治疗和养生等各个环节，与中医临床各科有着广泛的联系。

中医心理学思想萌芽甚早，几乎与华夏文明相当，随着《黄帝内经》(简称《内经》)的问世及其中医学理论体系的初步建立，中医心理学理论已具雏形，经后世历代医家不断阐发理论、积累诊疗经验，进一步丰富和发展了中医心理学理论与实践内涵，为20世纪80年代中期中医心理学的形成奠定了坚实基础。

一、萌芽时期

考古学研究表明，在旧石器时代晚期，约5万年前，从出土的山顶洞人文物中，就反映出辟邪扶正、安慰祝福、怀念追悼等原始的医学心理学思想。在经史子集中，或多或少都散存着古人对于个体心理现象、形神关系、天人关系及其与健康、疾病关系等的记载及分析。人们通过祝由等移易精神、变利血气是当时常用的治疗疾病的方法，这与现代心理学中的暗示疗法颇为相似，说明在远古时期已孕育初始的心理学思想。

二、形成时期

战国、秦汉时期中医学理论体系和临床辨证体系正式确立，最具代表性的作品是

笔记

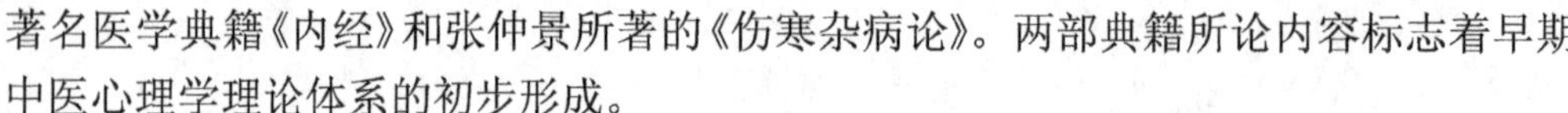

著名医学典籍《内经》和张仲景所著的《伤寒杂病论》。两部典籍所论内容标志着早期中医心理学理论体系的初步形成。

(一)《内经》奠定了中医心理学理论基础

《内经》集先秦医学大成而承两汉医家之心传，对人体心理活动（精神情志活动）与生理、病理、疾病诊治、预防、养生等有精辟的论述。《内经》中 79.6% 的篇章都有论述心理学思想的条文，与精神、心理相关内容为篇名命题的有 32 篇，由此可见中医学理论中心理学思想的丰富程度。

1.《内经》对心理活动与人体生理关系的论述　《内经》首先强调形与神聚，身心相依，认为精神活动（神）由机体（形）产生，物质（形）第一，精神（神）第二，即人体心理活动是建立在正常生理基础之上的。如《灵枢·天年》云："血气已和，荣卫已通，五脏已成，神气舍心，魂魄毕具，乃成为人。"《灵枢·本神》云："故生之来谓之精，两精相搏谓之神，随神往来者谓之魂，并精而出入者谓之魄，所以任物者谓之心，心有所忆谓之意，意之所存谓之志，因志而存变谓之思，因思而远慕谓之虑，因虑而处物谓之智。"即是对"形神"密切关系的表述，体现了中医学"形是神的物质基础，而神是形的生命活力外在表现"的唯物论思想，其中有关"意志思虑智"的"五神"论是对人的思维过程（神）这一心理现象的精辟描述。其次，《内经》又认为形神互动，神能宰形，如《灵枢·邪客》："心者，五脏六腑之大主也，精神之所舍也。"《内经》在认识人体生理时已观察到心理活动这一"无形之物"的重要作用；及其人体生理与心理的密切关系和互动作用。

2.《内经》对心理活动与病理关系的论述　基于对人体心理与生理活动密切相关的认识，《内经》认为人的精神心理活动在影响人体是否发病方面也有重要作用，并进一步对心理活动与疾病关系进行了论述。如《灵枢·本脏》云："志意和则精神专直，魂魄不散，悔怒不起，五脏不受邪矣。"《灵枢·口问》云："心者，五脏六腑之主也……故悲哀愁忧则心动，心动则五脏六腑皆摇。"《素问·阴阳应象大论》云："怒伤肝""喜伤心"等。此外，《内经》中也有关于心理因素导致妇科疾病的论述。如《素问·痿论》云："悲哀太甚，则胞络绝，胞络绝则阳气内动，发则心下崩，数溲血也。"这些论述说明，在情志过激情况下，人的心理精神状态失衡而导致机体病理变化和疾病的产生。

3.《内经》对心理活动与疾病诊治关系的论述　在疾病的诊治方面，《内经》强调诊病时要详细了解患者的心理活动和情绪反应，通过观察、询问和了解病人精神心理状态的变化，对于疾病的诊断有非常重要的作用。如《素问·移精变气论》云："闭户塞牖，系之病者，数问其情，以从其意。"其次，《内经》还对精神心理活动的改变所产生的症状进行了一定的描述。如《素问·调经论》有"神有余则笑不休，神不足则悲""血有余则怒，不足则恐"之论，以利于疾病的诊断。在治疗方面，《内经》根据五行相胜的理论提出情志相胜疗法的原理，建立了以偏纠偏心理治疗模式："怒伤肝，悲胜怒……喜伤心，恐胜喜……思伤脾，怒胜思……忧伤肺，喜胜忧……恐伤肾，思胜恐。"《内经》同时强调心理状态、医患关系对疾病的治疗和康复的重要性："精神不进，志意不治，故病不可愈。"（《素问·汤液醪醴论》）认为医生和患者能互相配合，患者保持积极乐观的心态，对于疾病的治疗和恢复十分有益，并提出"告之以其败，语之以其善，导之以其所便，开之以其所苦"的治法，为后世医家运用情志相胜、移情、解惑等中医心理疗法奠定了基础。

笔记

4.《内经》对心理活动与养生防病关系的论述　《素问·上古天真论》认为“精神内守，病安从来”，强调精神心理活动对于养生防病起重要的作用。中医养生防病原则在《内经》很多篇章中均有体现，如“是以圣人为无为之事，乐恬憺之能，从欲快志于虚无之守，故寿命无穷”，以及“是以嗜欲不能劳其目，淫邪不能惑其心……所以能年皆度百岁而动作不衰者，以其德全不危也”等，均说明保持思想的清静平和对于养生防病、延年益寿是非常重要的。

综上所述，《内经》中的心理学思想为中医心理学这门学科的形成和发展指明了方向，提供了坚实的理论基础、心理治疗、养生保健等丰富素材，指导着中医心理学不断发展、完善。

（二）《伤寒杂病论》对中医心理学的贡献

东汉张仲景《伤寒杂病论》确立了中医临床辨证体系，他重视“审因论治”，其著作中记载了许多情志病证，如不寐、脏躁、梅核气、奔豚气、百合病、狐惑病等，并有相应的理法方药，开启了中医心理辨证治疗学的先河。

三、发展时期

（一）中医心理保健与养生思想

晋至隋唐时期，中医心理学思想及实践出现向纵深发展的趋势：在《内经》的基础上对个体心身发展的认识、中医心理学的理论等不断深入；临床方面对心神疾病的研究、心理病机的阐发、心理卫生的发展等多方面也取得进展。如《诸病源候论》对心神疾病作了详细的研究，论及心神症状达四五十种。唐代孙思邈汲取了儒、释、道各家关于“心身”论述及修身养性的精华，全面提到心理保健的各个方面；《备急千金要方·养性序》认为养性有五难——“名利不去；喜怒不除；声色不去；滋味不绝；神虑精散”，是心理养生调摄的关键。

（二）中医心理治疗的形成与发展

宋金元时期是我国中医心理学思想的繁荣时期，陈无择以《内经》为基础，在《三因极一病证方论》中提出著名的“三因论”，将“喜、怒、忧、思、悲、恐、惊”七种情志病因明确为“七情”，并创立了“七气汤”“小定志丸”“菖蒲益智丸”等著名方剂。金元四大家融合《内经》中医心理学思想，形成各自的学术特点：刘完素提出“六气皆能化火”及“五志过极皆为热甚”的观点，认为五志化火生热的关键在于心，故在治疗上重视清心泻火，创制了凉膈散、双解散、防风通圣散。朱丹溪开拓了“六郁学说”和“郁证”理法方药专题研究，创制了千古名方“越鞠丸”和解诸郁。张从正强调人的社会经济地位不同，其心理状态及其对疾病的影响也有差异，指出“善治小儿者，当察其贫富贵贱治之”，所著《儒门事亲》中不乏中医心理治疗验案记载。这一时期中医临床各科普遍重视情志因素。

（三）中医心理治疗重视情志因素

明清时期，中医心理学思想成熟的重要标志之一就是对脑的认识取得进步。李时珍在《本草纲目》中指出“脑为元神之府”；清代王清任在《医林改错》中提出“灵机记性不在心在脑”的观点，并阐述大脑与各器官之间的联系及脑髓生长与智能发展的关系，堪称是中医心理学思想的一个重要里程碑。这一时期中医临床各科的心理学思想、心理治疗都有一定发展，太医院十三科中保留祝由科，各科医家对七情病因病

笔记

机普遍重视。明代张景岳《类经·会通》专列"情志疾病"29条，明确提出七情致病说及治疗方法；在治疗上，他还提出了"以欺治欺"法治疗诈病（癔病），并对痴呆、癫、狂、痫、郁、诈病等与精神因素密切相关的神志、情志病证论述详细，还特别指出"以情病者，非情不解"，"若思郁不解致病者，非得情舒愿遂，多难取效"。

清代著名医家傅青主擅长妇科，认为妇女以情志病为多，"七七"49岁左右的更年期阶段情志致病亦为多见。这一时期心理治疗运用广泛，如情志相胜疗法、说理开导疗法、移精变气疗法等，在临床上都取得很好疗效，临床医案中都有详细、生动的记载。

四、完善时期

中医心理学作为一门独立的学科提出始于20世纪80年代，1985年在成都召开的首届中医心理学学术会议，标志着中医心理学作为一门古老而新兴学科开始形成；1986年《中医心理学》教材出版，随后《实用中医心理学》《中医心理学原旨》等专著相继出版，中医心理学的理论体系形成；如形神合一论、心主神明论、五脏藏神论、人格体质论、阴阳睡梦论、情志病证诊治、预防等体现中医学特点的理论体系及临床实践，奠定了中医心理学学科的理论基础。

第二节　中医心理学理论

一、形神合一论

形，指形体，是指构成人体的脏腑、经络、五体和官窍及运行或贮藏于其中的精、气、血、津液等。神，有广义和狭义之神，此处"神"的含义主要指狭义之神——人的精神、意识、思维和情志活动。形神合一论认为，人是形体与精神结合统一的有机整体，形为神之体，神为形之主，形神不可分离。形神合一论是中医整体观念的重要组成部分。

（一）形为神之体

《内经》认为，神以精、气、血、津液为活动的物质基础，水谷精气的滋养，血脉运行的和畅，是神正常活动的前提，如《灵枢·本神》"故生之来谓之精，两精相搏谓之神"、《灵枢·平人绝谷》"故神者，水谷之精气也"之论。说明神本于形而生，神离不开形体而独立存在。神志活动以五脏的精气作为物质基础，故在生理上，形健则神旺，形体充盛则精神振奋，神志清楚，思维敏捷；在病理上，形衰则神疲，脏腑精气空虚，就会出现易怒、健忘、悲伤、恐惧等一系列形病伤神的证候。

（二）神为形之主

神在形的基础上产生，但对形有主宰作用。如《素问·灵兰秘典论》云："心者，君主之官也，神明出焉……主明则下安……主不明则十二官危，使道闭塞而不通，形乃大伤。"说明人体各脏腑组织器官的功能活动是由神来支配和调节的，神一旦失去了这一主宰及调节作用，就可能影响五脏六腑的功能，甚可危及生命。

（三）形神不可分离

《内经》认为形神和谐是健康的保证，无神则形不可活，无形则神无以生。诚如

笔记

《素问·上古天真论》所说:“能形与神俱,而尽终天年。”《灵枢·天年》云:“五脏皆虚,神气皆去,形骸独居而终矣。”说明人体的精神心理活动与五脏六腑的功能活动相互影响,相互作用。形神合一则机体百病不生,健康长寿。

二、心主神明论

心主神明,又称心藏神或主神志,是指心有统帅全身脏腑、经络、形体、官窍的生理活动和主司精神、意识、思维、情志等心理活动的功能。“心主神明”的“主”有直接和间接主管的含义;“神明”既包括泛指一切生命活动的广义之神,又包括精神、意识、思维活动的狭义之神。

《内经》通过心主神明,为五脏六腑之主的理论,不仅揭示了心理和生理的统一,而且说明了通过“心”的作用,把生理和心理两大功能有机地整合为一体。《灵枢·邪客》云:“心者,五脏六腑之大主也,精神之所舍也……邪弗能容也,容之则伤心,心伤则神去,神去则死矣。”心主神明论以中医学“形神合一”的整体观为指导,充分论述了心与神的关系,强调了心在五脏中的核心地位。“心主神明”的理论已形成较为完整的体系,贯彻于中医学的理、法、方、药诸多方面,并有效指导着临床实践。但明清以后,受西方医学的深刻影响,并随着近代解剖学、神经生理学研究的不断深入,“脑主神明”论逐渐兴起,关于脑主神明还是心主神明的争论在中医学界聚讼纷纭,至今依然两论并存。

三、五脏情志论

情志,在中医学中是七情五志的统称。七情指喜、怒、忧、思、悲、恐、惊七种精神、意志及情绪活动。五志,是指由五脏精气所生成的喜、怒、忧、思、恐五种情志变化。五脏情志论是研究情志活动与脏腑关系的理论。

中医学认为,情志活动的产生有赖于脏腑的功能活动,是以五脏所藏的精微物质为生理基础的。如《素问·阴阳应象大论》说:“人有五脏化五气,以生喜怒悲忧恐。”《内经》主要以“五志”的形式对情志活动进行归纳表述,并与内脏生理联系起来,深刻地阐释了情志活动的生理基础,如肝“在志为怒”,心“在志为喜”,脾“在志为思”,肺“在志为忧”,肾“在志为恐”。五脏亦是情志活动产生的病理基础,当五脏发生虚实盛衰的变化时,往往对外界的刺激极为敏感,会直接影响人的情志活动,产生相应的变化,如“肝气虚则恐,实则怒……心气虚则悲,实则笑不休”(《灵枢·本神》)。中医亦重视情志活动对脏腑的反作用,情志变动过于强烈和虽不强烈但过于持久,即“情志过度”或“七情太过”,则可伤及脏腑气血而成为内伤疾病的重要致病因素。

总之,五脏情志论不仅指出脏腑气血是情志活动的生理病理基础,更强调了情志对脏腑的反作用。由于人的情志变化极为复杂,因此,临证之时,应结合病人体质因素、脏腑功能状态,以及具体脉证等,灵活运用七情内伤五脏的致病规律,指导临床实践的防治工作。

四、人格体质论

人格体质论是在“形神合一论”的基础上,将人格与体质结合起来,阐述个性的理论。中医学认为,人的心理活动是与生理活动互相联系的,一定的人格与一定的体质也有某种关联,应用中医阴阳五行学说,按照五行属性的特点和阴阳之气的多少,将

笔记

人格体质分类为“阴阳二十五人”“阴阳五态之人”等，从而使人格体质统一于阴阳五行之中。《内经》中有很多篇章讨论了人格问题，在讨论不同人格时，多结合不同的体态、体质、行为和生理病理因素一起讨论，如《灵枢•通天》根据人体阴阳的多少、盛衰分为太阳、少阳、阴阳和平、少阴、太阴等“五态人”，五态者，“其态不同，其筋骨气血各不等”;《灵枢•阴阳二十五人》根据阴阳气的表现和五行属性的特点，分为“木、火、土、金、水”五形人，再根据五行各属之五音的多少、偏正进一步将各形人分为5个亚形;《素问•经脉别论》所云“勇者气行则已，怯者则着而为病”，指出了人格体质特征与生理特征有着密切关系，在治疗疾病时，应全面收集病史资料，详细了解先天之禀赋，后天环境之影响，分析个性特点而确定治疗原则和具体方法。《内经》中人格体质学说对人的分析、分类和个体差异的精细描述，为中医心理学中的人格体质论奠定了基础。不同的人格体质具有不同的疾病倾向，这一理论为中医临床辨证论治提供了“因人制宜”的根据，也指导临床“治未病”心理养生方案的制订。

五、阴阳睡梦论

中医学对睡眠与梦这一基本生命现象的认识本于阴阳学说，延伸到营卫、经络、气血、五行、水火等理论，后世医家又在此基础上紧密地联系临床实践，不断地加以充实和完善，形成了独具特色的阴阳睡梦理论。

（一）睡眠醒觉与阴阳出入

人体睡眠与觉醒的出入交替的规律，是人类长期进化过程中适应天地自然阴阳消长规律而产生的结果。《素问•金匮真言论》说:“平旦至日中，天之阳，阳中之阳也;日中至黄昏，天之阳，阳中之阴也;合夜至鸡鸣，天之阴，阴中之阴也;鸡鸣至平旦，天之阴，阴中之阳也。故人亦应之。”天地自然界白天阳长阴消，晚上阴长阳消，因此人体睡眠醒觉的阴阳出入交替的规律与之同步，白天觉醒而兴作，夜晚睡眠而休息。

（二）营卫循行与昼夜寤寐

营卫之气的正常循行是昼夜寤寐交替的物质基础，卫气属阳，营为阴血，即是卫气率营血而行。卫气随着昼夜的阴阳消长变而潜藏出入，形成寐、寤交替的过程。如《灵枢•口问》云:“卫气昼日行于阳，夜半则行于阴。阴者主夜，夜者卧。”当黄昏阳气渐尽，而阴气渐盛，卫气入里则合目而瞑;相反，当清晨阴气渐衰，而阳气渐盛，卫气由里出表，则开目为醒寤。

（三）阴阳消长与梦幻

《说文解字》言梦是“寐而有觉也”。这说明在我国古代人们已认识到梦是发生在睡眠之中的特殊的心理活动。和睡眠一样，梦对于人体的身心健康有着重要的影响。中医学认为梦是特殊的神志活动，与人体自身的阴阳消长变化，脏腑气血、营卫运行密切相关，梦是人的心理活动和生理活动的反映。人体生理的要求、本能的欲望，可以表现在梦中，如《素问•脉要精微论》中所说“甚饥则梦取，甚饱则梦予”就属于此类的梦。凡人体阴阳不和、脏腑组织的病变均可产生睡眠障碍，也可以表现在梦境之中，这就是《内经》中所论及的“淫邪发梦”理论。如《灵枢•淫邪发梦》说:“阴气盛则梦涉大水而恐惧，阳气盛则梦大火而燔焫;阴阳俱盛，则梦相杀。”因此，中医对失眠、多梦甚或噩梦病证多从调理阴阳论治。如黄连阿胶鸡子黄汤、交泰丸、定心汤、定志丸等治疗梦寐疾病的方剂，均蕴含调和阴阳之理。

笔记

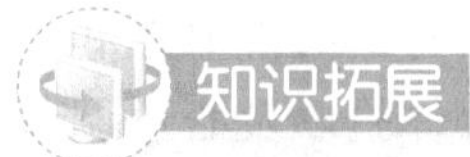

阴阳解梦与弗氏释梦

中医言梦从阴阳五行理论来立论，如梦火属阳属热属实，梦水则属阴属寒属虚，即《灵枢·淫邪发梦》"阴气盛则梦涉大水而恐惧，阳气盛则梦大火而燔焫"所论。还可依梦的形象分类为木、火、土、金、水而归属于肝、心、脾、肺、肾五脏。因此，中医解梦体现了辨证论治的特点。如常梦见与火相关的为阳证属火，治以清泻为主，辅说理疏泄开导之法。

弗洛伊德认为，梦是一种具有充分价值的精神现象，释梦治疗有切实的治疗作用。梦作为一种潜在的愿望的再现，而另一种势力则作为检查对这个梦的愿望发生的作用，迫使它的表现发生歪曲，实际上也就是"力必多"的各种本能冲动，因此，要把梦的思想翻译过来治疗疾病。

弗洛伊德的释梦主要是挖掘潜意识，从深度的心理性本能立论，与中医立论不同。从治疗形式言，尽管它们都有一定的象征意义，但象征的实质不同，这体现了东西方文化背景和时代的差异性。

第三节　中医情志病证

一、情志致病特点及病机

（一）情志致病特点

1．情志致病，为患广泛　成书于西汉末年，我国现存最早的医学典籍《内经》中，记载了数十种情志病证，而唐代医家王冰则在《内经》基础上增载为52种。后世医家又在临床实践中不断地探索发现，情志病证涉及了内、妇、儿、外、眼、口鼻咽喉等临床各科，极大地丰富了情志病的内容和范围。现代研究也发现，由于情志因素所导致的应激性疾病可涉及全身各个系统，如循环、消化、神经、内分泌等，可导致高血压、冠心病、糖尿病、胃溃疡、神经症等人类疾病的76%，致病极其广泛。

2．情志致病，反复发作　情志病证由于个性特点和环境因素影响，易于反复，病程亦久。如抑郁证、躁狂证等精神神经疾病，一旦情志巨变，病即复发。凡属水性之人容易产生悲恐情绪；凡属太阴之人，因其"阴气浊，卫气涩"，容易产生忧郁情绪。这种消极的心理情绪，往往很不容易消除。另外，由于环境的不良刺激反复出现，造成情志病证的反复性发作，而这种不良环境（包括个人所处的社会、自然环境）又不是随意地短时间内可改变的，这样也就造成情志病的反复发生，不易治愈。所以俞震说："七情致病，病本难治。"

3．情志致病，多情交织　情志虽然分属五脏，在发病过程中往往都是很难截然分开的，常是两种或两种以上情志交织在一起发病，因此情志致病有其复杂的兼夹性。例如非常可怕之事可产生惊与恐，而出乎意料的可喜之事又可产生惊与喜。而思又往往伴随着悲忧一起发病。如岳美中说："情志内伤往往多脏受累，扑朔迷离，区别不易。"但是情志致病的这种兼夹性不是没有主次的，恰恰相反，往往都是以某种情绪为主导，兼夹其他情志成分。例如悲与忧的病往往是一起发生的，若是对已发生的不幸事件无可奈何时，则产生悲为主的情绪，若是对前景担心则易产生忧为主的情绪。

4．情志致病，体质相关　体质是指机体以五脏为中心的形态结构、功能活动和精血津液等生命基本要素的总和，是由先天禀赋与后天发育共同构筑而成，具有相对

笔记

稳定性。体质是情志产生的形态基础和生理基础，两者有着密不可分的必然联系和一致性。由于体质有别，个体在面对突发性事件时的应对措施、情感体验以及心理调节能力等均有所不同，从而表现出对情志病证的易感性差异，因此，体质是情志的生理基础。体质的差异关系到机体正气的强弱，从而决定了机体对情志刺激的耐受力和调节适应能力。体质的差异受年龄、性别、先天禀赋、地理环境等因素影响，是多方面综合作用的结果。如《灵枢·天年》说："六十岁，心气始衰，善忧悲。"《医方集解·补养之剂》说："人之精与志皆藏于肾，肾精不足则志气衰，不能上通于心，故迷惑善忘也。"如谢尔曼在《妇科心理学》中说："一般来说，妇女在月经周期的各阶段，在心境、症状和行为方面都会有些波动和变化，这是妇女情绪不稳的原因之一，妇女易怒，好忧虑，易抑郁或紧张，感情脆弱，而且月经前和月经期间这种表现更为典型，更加明显。"

5. 情志过激，加重痼疾 情志不但可导致疾病发生，还可使加重病情。旧病未愈或者处于休止期，机体本就存在脏腑功能失调，气血运行的障碍，如复加情志刺激，加重原来的病机或者引动旧病病机，使病情加重或者缠绵难愈。如癫狂病证，遇大怒刺激，致肝气升发过急化火扰心，易促使癫狂复发或加重，甚至病深难愈。又如疝气病人，遇大喜大笑，气失固护，使小肠下降至阴囊后难以回纳腹腔，形成嵌顿疝等危候。

6. 情志致病，危害甚笃 情志发病，内伤脏腑，危害甚笃，易致危候。如心悸、眩晕、中风痼疾，在剧烈的情绪刺激下，可出现形气绝、胞络绝等猝死危候，如《素问·生气通天论》所说"大怒则形气绝"，《素问·痿论》所说"悲哀太盛，则胞络绝"。而现代研究也表明，过度忧虑、激动、发怒等情绪常是急性心肌梗死的主要诱因。由于情绪过于激动可使交感神经处于高度兴奋状态，体内儿茶酚胺分泌增多，导致心率加快、血压升高、氧耗量增大或冠状动脉痉挛，从而诱发心绞痛或急性心肌梗死。此外，脑出血、脑栓塞等心脑血管疾病均可由情志剧烈波动所诱发。

7. 情志病变，相互转化 情志病变，可随脏腑气血盛衰相互转化。如人体正气不足，情志病气深入，多表现为狂证；人体正气转盛，情志病气外出，则易出现喜怒等证。如《灵枢·九针论》说："邪入于阳，则为狂……阴出之于阳，病喜怒。"又如脾胃虚弱，气血生化不足，血气虚衰，神腑失养，则易出现"血不足则恐"。如脾胃健运，气血旺盛，则易出现"血有余则怒"等证。但情志为病无一定的传变次第，如《素问·玉机真脏论》云："然其卒发者，不必治于传，或其传化有不以次，不以次入者，忧恐悲喜怒，令不得以其次，故令人有大病矣。"这就是说情志失调等病证不一定按一般规律传变，也正是情志致病的一个特点。

（二）情志致病病机

情志致病病机，是中医情志病证辨证论治的本质所在，是临床情志病证防治的客观依据。基于中医学情志理论与实践，对情志病证致病病机进行归纳与阐述。

1. 气机升降失调 气机升降出入正常，是人体脏腑功能协调、气血畅行的保障。情志刺激及其相关因素共同作用于人体，最易引起气机失调，脏腑气血功能紊乱而为病。不同的情志刺激，对人体气机的影响各不相同而病各异。悲忧太过，心神紊乱，内应于肺，而致肺气不利，发为胸闷，咳嗽等症；喜志太过，神志紊乱，内应于心，致心神惮散，行血乏力，发为心悸，失眠多梦，口舌生疮；思虑太过，心神紊乱，内应于脾而致脾失健运，发为腹胀、纳呆、便溏等消化功能紊乱诸多临床症状；激怒或郁怒太过，心神紊乱，内应于肝，而出现头晕目眩，胸胁、乳房、少腹胀痛不舒，甚则突然晕倒，不省人事，咯血、呕血等；惊恐太过，心神紊乱，内应于肾而致肾失闭藏，男性可见阳痿、

笔记

遗精、早泄以及早衰等，女性可见月经不调、不孕、闭经等生长发育生殖功能障碍。

气机失调是情志致病的关键病机，情志病证共同的发病机制是以气滞、气逆为主的气机失调，形成气机失调的原因是由于突然强烈或持久的情志刺激，超越了机体所能调节的范围，影响了气机的正常运行，由此而产生的瘀血、痰饮、热结、寒结、寒热互结等病理产物，又因机体本身存在脆弱器官或易感素质而引发不同证型的情志病证。

2. 脏腑功能紊乱　情志对脏腑的影响错综复杂，情志致病多伤本脏，也可以几种情志影响同一脏，还可以一种情志作用于不同的脏。下面对多种情志伤一脏及一种情志伤多脏的内容进行阐述。

（1）情志致病，皆可伤心：《内经》虽然将人的情志活动归属于五脏，然而更强调心的作用，情志是否引发疾病，心神起着主导作用。因此，七情之伤，虽五脏各有所属，然求其所由，则无不从心而发。七情过激，首先影响心神，不能客观地认识外界事物，进而影响五脏气机，产生异常的情志反应。正如喻昌所说："故忧动于心则肺应，思动于心则脾应，怒动于心则肝应，恐动于心则肾应，此所以五志唯心所使也。"

（2）多情交织，首先伤肝：情志致病病机颇为复杂，但总不离脏腑功能失调，其中尤以肝失疏泄最为关键。肝气的疏泄功能正常，有利于气机的疏通、畅达、升发，使人体气血调和，阴阳平衡，情志舒畅，机体健康。反之，情志异常也最易影响到肝，引起肝气郁滞，疏泄失职，气机不利，气血运行不畅，甚则气血逆乱，阴阳失调而致临床诸多病证。有学者对情志伤肝的神经 - 内分泌 - 免疫机制进行了细胞和分子水平研究，认为肝是应激反应形成的核心，是应激反应系统的执行者，在心神的主宰下，调节下丘脑 - 垂体 - 肾上腺轴，形成完整的心理、生理、行为的应激反应。

（3）脾胃枢纽，情志多伤：五脏藏精，精化为气，五脏气机的升降出入有序，能应答外界刺激而产生情志活动。而五脏气机调畅，有赖于脾胃气机的正常转枢，一旦脾胃转枢失职，则脏腑气机不畅，体内精微物质不能转化，代谢产物不能及时排出体外，易致虚、痰、郁、瘀等病理因素丛生，从而引发各种情志病证。李东垣曰："先由喜怒悲忧恐，为五贼所伤，而后胃气不行，劳役饮食不节继之，则元气乃伤。"临床上，由于情志异常而致食欲不振、腹胀者屡见不鲜，就是因情志刺激影响脾胃气机之故。临床情志病证的防治通过调理脾胃气机可以协调五脏气机，调节人体情志活动，从而达到治疗情志病证的目的。

（4）情志久病，累及于肾：情志活动以精气血为物质基础，肾藏精，精生髓，髓充脑，脑为髓海，精充气足，髓海得养，脏腑生理功能正常，五志各有所安。另外，脏腑之气的运动变化，在情志活动产生中也发挥着重要作用，而肾阳则是一身阳气之根，肾阳虚则五脏之阳不足，功能衰退不能化气；除情志异常外，精、血、津液失去阳气的温煦推动作用，亦可停积为患，变生瘀血、痰饮、寒痰等病理产物，而临床证见多端。

（5）情志所伤，多脏同病：情志是在心（脑）神主宰下五脏功能协调的反应，心神的主宰、肝的疏泄、脾的运化、肾的藏精以及肺的治节，在情志的产生过程中相互协调，都具有不可或缺的调控作用，是中医整体观念的体现。从病理上，情志伤脏，错综复杂，有常有变，不可用五行一概而论，故临证治疗不可拘泥，而应抓住七情致病"病由内生，直接伤脏"的规律，根据临床症状来判别伤及何脏，不能把情志与五脏简单对应，应根据临床具体表现进行具体分析，才能作出正确判断。

3. 精、气、血、津液失常　精、血、津液是构成人体和维持人体生命活动的基本物质，其在体内的代谢离不开脏腑的功能和气的推动作用。情志舒畅，气血和调，脏腑功能健

笔记

旺，则精血津液生成、运行、输布正常；情志异常变动，影响脏腑之气的升降出入运动，脏腑功能障碍，势必影响到精、血、津液在体内的代谢过程，进而引发各种临床情志病证。

（1）精、气、血、津液不足：过喜可使心之气血涣散；忧愁太过耗伤肺之气阴；卒惊恐可致精气内损，肾精亏耗；思则气结，脾失健运，生化之源不旺，致使精血亏耗；暴怒致血随气逆，还可见吐血咳血；或者郁怒忧思不畅，气机失于条达顺畅，郁而化火，可耗伤阴血，或炼津为痰火，而生风动血，变生临床诸多情志病证。总之，情志太过，可导致五脏所藏之精、气、血、津液或化生不足，而脏腑失养，功能异常。

（2）精、气、血、津液阻滞

1）气郁痰凝：若长期忧思郁怒，造成气机不畅，肝气郁结，郁久而犯脾，脾失健运，肝脾气机郁滞，清者不升，浊者不降，形成痰气内郁证。若气郁痰结日久不解，上蒙心窍而引起神志失常，发为情志病证，如癫狂、脏躁、百合病等。

2）气滞血瘀：瘀血的形成责之气滞、外伤、气虚、血热、血寒等，但情志内伤是其形成主要病因。情志不遂则气机郁滞，气滞则血滞；或者忧思郁怒，化火伤阴，瘀滞不畅，热结血瘀，正如《灵枢·百病始生》所说，“若内伤于忧怒，则气上逆……温气不行，凝血蕴里而不散”，发为瘰疬、月经病等。

3）气郁化火：忧思郁怒，情志不遂，气机郁滞，郁久则从阳而化热，因而火热内生，如临床常见的情志抑郁不畅，肝失疏泄，则常能导致肝郁气滞，气郁则化火，发为眩晕、不寐等病证。

4）痰、瘀、热互结：气机不畅乃生痰、热、瘀之源，是痰、热、瘀互结之核心机制。情志内伤，气机逆乱，津血运行失常，郁久化火；痰、热、瘀可相互为患，气滞痰凝，必碍血行；气滞血瘀，亦阻津行；津停血瘀日久化火，故临床津停、血瘀、热结常可并见。

4. 情志化火伤阴　心藏神，为火脏，各种情志异常皆可伤心，通过心神作用，致心火暴甚，心之火热扰乱神明，发为各种情志病证；若情志太过，气机失调，“气之有余，便是火”。五志化热化火可表现为发热、头痛、胁胀、二便闭塞、厥倒、昏晕、卒中不语等躯体症状，也可表现出烦躁、谵妄、惊悸、惊搐、僵仆、健忘等心理神志异常。情志太过而化火，可以直接煎熬津液，致使机体阴津液伤而表现出阴虚内热症状，如五心烦热、骨蒸、潮热、盗汗、尿赤便干等。

5. 经络不利　经络是运行全身气血，联络脏腑形体官窍，沟通上下内外，感应传导信息的通路系统。人以经络之气为载体，上达头面诸窍，外达皮毛肌腠，通达上下，出入表里，协调全身各个脏腑组织的功能，使生命活动得以正常进行。经络通利，气血通达，脏腑功能协调，则情志和调；经络不利，气阻血瘀，脏腑功能失调，则情志异常，可引起惊悸、梅核气、癫狂等情志病证。

二、情志病证的心理治疗

（一）以情胜情法

以情胜情法是有意识的采用一种情志去激发某一脏腑的功能，纠正其所胜的情志刺激而引起的机体平衡失调，借助以偏纠偏之法巧妙而有效地治疗相应疾病。本法源于《内经》，是依据五行生克理论及五脏功能相关的整体观，通过情志相互制约的作用产生心理治疗的方法。即《素问》所论“怒伤肝，悲胜怒”；“喜伤心，恐胜喜”；“思伤脾，怒胜思”；“忧伤肺，喜胜忧”；“恐伤肾，思胜恐”。后世医家张子和在《儒门事亲》

中具体指出："悲可以治怒，以怆恻苦楚之言感之。喜可以治悲，以谑浪亵狎之言娱之。恐可以胜喜，以恐惧死亡之言怖之。怒可以治思，以污辱欺罔之言触之。思可以治恐，以虑彼思此之言夺之。"在治疗中应注意掌握好刺激的强度，采取有针对性的刺激方法，灵活巧妙地加以运用是取效的关键。

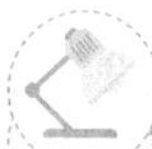

病案分析

某女，52岁，近2年来烦躁易怒伴有焦虑。于2012年3月6日就诊。患者因不满老家房屋拆迁而产生情志异常，于2010年3月开始出现月经紊乱，逐渐出现心烦易怒，易激动，时而精神抑郁，喜叹息，时有心悸，胸闷，肌肉关节疼痛，潮热汗出、每日1～2次。现停经1年多，近3个月上述症状加重，失眠，频频动怒，极易烦躁，对社会现象不满而大怒，甚有轻生念头，烘热汗出次数增加，每天发作5～6次，腰腿酸软，肌肉关节疼痛加剧影响正常生活，纳差，二便尚可，舌黯红，苔薄黄，脉弦细。检查抑郁自评量表（SDS）评分52分，焦虑自评量表（SAS）评分56分。诊断：绝经前后诸证（肾虚肝郁）。医生采用以情胜情中"悲胜怒"的治疗方法，观看悲剧片，使之以从其意，引导宣泄，使邪随泪泄。此时该患者情绪多处于悲忧状态，再采用以情胜情中"喜胜悲忧"的治法，组织病人观看喜剧片诱导病人开怀而笑，平衡不良情绪。治疗3周后，患者失眠、烦躁等诸症随之消失，情绪趋于稳定。测评SDS评分为37分，SAS评分为33分。随访3个月，患者生活、工作状态良好未见复发。

分析：此案中该患者因外界刺激导致肝气郁结，出现情绪低落，默默不语，善太息、烦躁易怒等情志异常，故采用"以情胜情"法治疗，怒为肝志，悲（忧）为肺志，因金能克伐木，而肝属木，肺属金，所以采用金之志悲（忧）来治疗由肝之志"怒"引起的病证。即用让患者悲伤忧愁的方法，使过怒之情感得到缓解。由于喜为心志，心属火，火能克金，心之志"喜"可以治疗肺之志"悲（忧）"，因此，再采用以情胜情中"喜胜悲忧"的治法，通过激发患者喜乐的情绪，达到以调节原有忧伤情绪状态的目的。

（二）移情易性法

"移情"是指分散病人对疾病的注意力或改变其周围环境，使患者从某种情感纠葛中解放出来；"易性"则是通过学习、交谈等活动，或改变其错误的认识和不健康的生活习惯，排解病人内心杂念和不良情绪。移情易性即是转移病人的注意力，或通过一些活动改变患者的心境来治愈疾病的一种精神心理疗法。基于《内经》"移精变气"之论，后世医家对移情易性疗法有进一步的阐释，如《续名医类案》指出："失志不遂之病，非排遣性情不可""虑投其所好以移之，则病自愈"；《临证指南医案》亦云："情志之郁，由于隐情曲意不伸……郁证全在病者能移情易性"。运用此方法要根据患者的兴趣、爱好，有针对性地制订具体可操作的治疗计划，患者身体力行是有效的关键。

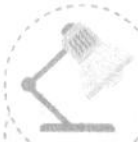

病案分析

有胎妇，儿腹啼，皆不能治。乃倾豆子于地，令妇低首拾之，儿啼止。（《古今图书集成·医部全录·医术名流列传》）

笔记

分析：此案中孕妇常听到胎儿在腹中啼哭，这是听觉中的一种幻听，不是生理上的病变，而完全是一种心理病态。程世光治疗时，一不处方，二不给药，只是“倾豆子于地，令妇低首拾之”。于是孕妇忙于拾地上的豆子，把注意力从儿啼转移到拾豆上面，因而儿啼的幻听觉也就消失了。这实际上是一种工娱疗法，工娱疗法是一种康复治疗方法，指有组织地安排患者参加某些工作、劳动、娱乐和体育活动等，以改变患者的认知、调节情绪、增强体质、建立信心，以促进病情恢复，提高社会交往和适应环境的能力，从而防治长期住院或在家休养形成的退缩懒散等不良生活习惯。本案例通过拾豆动作，转移精神所向，从而消除幻觉。

（三）暗示解惑法

暗示解惑法是采用语言、表情、手势或其他暗示，解除病人的误解、疑惑，从而对患者的心理和行为产生影响的一类心理治疗方法。暗示解惑的心理影响表现为患者不通过分析机制和综合思考，而在不自觉之中无意识地按照所接受的信息，不加批判地遵照行动。《素问•调经论》：“按摩勿释，出针视之，曰我将深之，适人必革，精气自伏，邪气散乱。”即是暗示疗法的最早记载。

中医心理治疗暗示解惑法有以诈治诈（对装病者，以计谋欺诈之，暗示他要顺势愈病）、假借针药疗心病（针药疗病是假，目的暗示以解除心理病因）、七情气厥治疗（过度七情造成气厥，侧面让他感悟而病愈）、权谋治疗（通过计谋让患者知道解除心理病因）、改变环境治疗（改变环境后，包括心情、心境的暗示作用）等很多暗示方法。临床上有很多病患的发病原因复杂，且病程较长，医生通过在某种场合、某种情境，技巧地施以特殊的暗示疗法，可以使患者解疑释惑，心病自愈。

病案分析

某女，高中一年级学生，突然不会说话而前来就医。经过病史了解，得知此女生一直是品学兼优的好学生，成绩曾在所在初中学校名列前五名。但家境不好，父母都是下岗工人，上高中后学习成绩没有达到预期指标，在班级只能排位第十左右。这次就诊之前，曾经有过失语，自行缓解。本次发病是在考试结束后放学回家的路上，突然张嘴说不出话来。诊断：癔病性失语。治疗：医生告诉患者是自我压力太大，上进心过强导致，并帮助她分析相关问题，讲述远大目标与眼前努力、理想与现实、成才与成绩等道理，教给患者缓解压力的办法，比如打沙袋、大声呼喊、找人倾诉等。该患者遵医所嘱，症状很快得到缓解。

分析：暗示解惑疗法主要是医生通过采用语言、表情、手势等暗示方法，把某种观念暗示给求治者，解除病人的误解、疑惑，从而增进和改善人的心理状态，调节人的行为与机体的生理功能，达到治疗疾病的目的。本案中患者因学习压力加大、无法释放而导致的一类心理疾病。该患者通过医生摆事实、讲道理、弄清病因后，再以打沙袋、找人倾诉等方式把压力释放出来使症状得到缓解。

（四）气功疗法

气功疗法是自我有意识地松弛机体，宁静思想，意守丹田，调整呼吸，达到自我调整心理生理活动，防治心身疾病的一种疗法。气功疗法包括导引、呼吸、吐纳、叩齿、按摩等方式，通过运气的基本动作，增强自我调理和自我控制的能力，改造和矫正不良的行为。

气功疗法通过“松、静、守、息”，能改善情志，协调气血阴阳，扶正宁神。如《素问•上

笔记

古天真论》云："呼吸精气，独立守神。"气功是以中医气血学说、经络学说为基础，运用意识对人体进行自我调节的身心锻炼方法。气功中的气息调节对情绪的调节作用，在于通过对气息的调节，使全身气血运行通畅，机体脏腑功能正常。其中情志导引功即是针对心理失调，尤其是情绪障碍的一种气功，这种气功常有手部的配合动作，意念不是过强，有以经络穴位的按摩动作。情志导引法要在"不烦"的条件下，创造良好的心境，导引顺理郁结之气，通过调畅气机而治疗疾病。气功疗法旨在整体恢复、保持和增强人体功能状态的平衡与协调。从疾病的发作缓急来讲，气功行为疗法仅适用于临床缓解期。

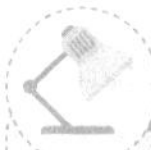

病案分析

尹某，男，34岁，长城钢厂工人。中医诊断："癫狂""郁证"；西医诊断："精神分裂症"。入院治疗。主要临床症状：失眠，心悸，喜怒无常，平时常与人争吵，性格孤僻，话少。近来常诉述：咽喉痰多吐之不绝，胸胁闷胀不舒，经西药治疗4个月余，病情反复，疗效不稳。用"恚恨导引功"治疗半月，睡眠改善，痰量减少，咽喉梗阻及胸胁闷胀诸症随之消失，情绪趋于稳定。

分析："恚恨"是由于产生"愤恨"等不良情绪而"恚"的疾病，治疗上采用从口中吐出"恚恨的怒气"。"恚恨导引功"是长沙马王堆工笔彩绘的导图之一，可系统化为一种功法。它也适用于情志因素引起的疾患和精神疾病。本案中患者因失眠、心悸、喜怒无常等症状而诊断为"癫狂""郁证"，在西药治疗效果不稳定的情况下开始做"恚恨"导引功，治疗半月后，各种症状逐渐减轻或消失，疗效显著。

第四节　中医心理养生

中医心理养生属中医养生或摄生的范畴。中医心理养生历来注重形神的调养，强调精神调摄在维护和增进人体健康中的重要作用，所谓"太上养神，其次养形"，指的是养生应以养神为要。中医心理养生是以中医的整体观念和形神理论为指导，结合现代心理学的思想，着重研究维护和增进心身健康的原则和方法。

中医学自古以来就强调卫护心神、重视心理养生，即注重保护心理健康。如《素问·上古天真论》中提出的"恬惔虚无……精神内守……志闲而少欲，心安而不惧……嗜欲不能劳其目，淫邪不能惑其心"，《灵枢·本神》要求的"和喜怒而安居处，节阴阳而调刚柔"等，即体现了心身统一的整体观，其内容包括了心理活动（认知、情感、行为、个性等）的协调统一、完整，心理与环境的协调统一，心理与躯体功能的协调统一，应该说这与现代心理学的心理健康观是一致的。强调心理养生，重视心神的调摄，这对增强体质，预防疾病，延缓衰老等方面都具有十分重要的意义。

中医心理养生源远流长，理论与实践内容都十分丰富，《内经》中已有许多精辟独到的阐述和不少专论养生的篇章，如《上古天真论》《四气调神大论》等。《素问·上古天真论》中列举的古代养生的典范都是善于身心调摄而达到长寿的目的。如真人是"呼吸精气，独立守神"；至人能够"淳德全道，和于阴阳"；圣人能"从八风之理……无恚慎之心"等，均蕴含着从身心两方面调摄的思想。后世更对中医养生内容有诸多的发展，如唐代著名医家孙思邈就是一位杰出代表，他在《备急千金要方·道林养性》中说："故善

笔记

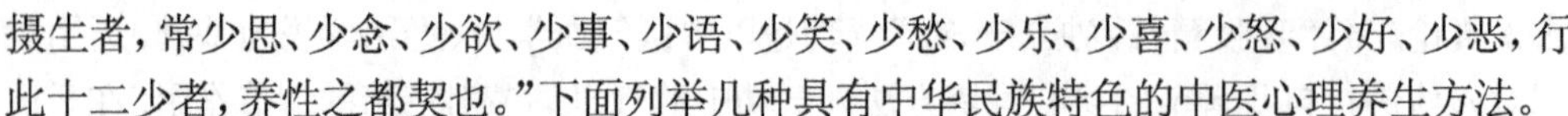

摄生者，常少思、少念、少欲、少事、少语、少笑、少愁、少乐、少喜、少怒、少好、少恶，行此十二少者，养性之都契也。”下面列举几种具有中华民族特色的中医心理养生方法。

一、清静养神，淡泊明志

“恬惔虚无”“志闲而少欲，心安而不惧，形劳而不倦”是《内经》清静养神的方法之一，主张淡泊宁静，清心寡欲，就是要求人们思想娴静，没有过分的欲望。这就应做到心情宽松、平静，少存邪欲之念，不要患得患失，保持思想纯平、心神平静、情绪乐观的状态。孙思邈主张“勿汲汲于所欲”，“心无妄念”，“所至之处，勿得多求”，“旦起欲专言善事，不欲先计较钱财”。人的需求和愿望，应与社会现实和个人条件相联系，不要作过分的奢求，而应知足，就条件许可的范围内，得到相应的享受，应该说这就是美好的生活，如果不知满足，就会增加思想负担，损害心身健康。所谓的“知足”，实际上就是指让自己的心理处于愉悦平衡状态的一种策略。

清静养神的机制在于“静则神藏”（《素问•痹论》）、“清静则生化治”（《素问•至真要大论》）。养神之道贵在一个“静”字，一静能制百动，须静安如一。这个观点源于《道德经》《庄子》《内经》及其注释诸家的发展，并经过广大古今养生者亲身实践，均获健康长寿之益。常见的坐功、胎息功等都可以认为是澄心静默养心健身的具体方式。清静养神，既可防病，又可抗衰而延年。陶弘景在《养性延命录•教诫篇》中谈到“静者寿，躁者夭”。但是，强调静以养神，并非是指绝对的神静不用。彭祖有言：“凡人不能无思。”曹庭栋亦说：“心不可无所用。”即言人必有思，神岂能不用？用进废退是自然界的普遍规律，人之元神，亦非例外。倘若绝对地静神不用，则心神必然衰退。只有在用神之中，心神才能生机勃勃。司马迁就说过：“精神不用则废，用之则振，振则生，生则足。”明代高濂也在《遵生八笺》中指出：“精神不运则愚，血脉不运则病。”医学研究证明，人勤于用脑，可以刺激脑细胞活动，增强神经元之间的突触联系，从而延缓衰老。

中医学认为，神气的保养应当动静合一，既要清静以养神，又要用神以振神。而其中的关键又在于心神专一而不杂乱。《庄子•刻意》说：“水之性，不杂则清，莫动则平；郁闭而不流，亦不能清，天德之象也。故曰纯粹而不杂，静一而不变，淡而无为，动而以天行，此养神之道也。”这就是说，没有杂物污染，水才能清静，不受躁动，水才能平静而不起波澜，但死水一潭，不能流动，仍然不能清静。同样的道理，要想保养精神，完全不动神是不行的，只要排除事累，心神专一不杂，就能做到神静不躁，即所谓神虽动而犹静也。现代研究表明，心静神敛可以改善大脑皮质功能，发挥调控心身的主导作用。

二、四气调神，顺应自然

《内经》首先提出四气调神的方法，在《素问•四气调神大论》专章论述，强调精神、心理、情操等方面与大自然协调一致，人类要顺从自然四时生长收藏的规律调神养生，做到春使志生发——顺应万物勃发之势，保持乐观情绪，以养肝气；夏使志无怒——夏季注意精神调养，避免忿怒过激，以养心气；秋令志安宁——应秋季收敛之性，宜精神内守，缓和肃杀，防志外逸，以养肺气；冬使志藏——应万物闭藏之性，使内心安静若处子，以养肾气。而后可调养精神情志，体健神旺，减少疾病发生。还应根据个体体质特征，采用相应的调摄方法。如明代汪绮石《理虚元鉴•虚症有六因》所言：“荡佚者，惕之以生死；偏僻者，正之以道义；执著者，引之以洒脱。”

顺应自然的养生思想源于中医学的“天人相应”整体观。《灵枢•本神》中说：“智

笔记

者之养生也，必顺四时而适寒暑，和喜怒而安居处，节阴阳而调刚柔，如是则僻邪不至，长生久视。"指出人的生活起居及情志活动都应该顺应自然界的运动变化规律和特点，才能达到防病强身、益寿延年的目的。

顺应自然包括两方面的内容：一是遵循自然界正常的变化规律，二是慎防异常自然变化的影响。《素问·生气通天论》指出："苍天之气，清净则志意治，顺之则阳气固，虽有贼邪，弗能害也，此因时之序。故圣人传精神，服天气，而通神明。失之则内闭九窍，外壅肌肉，卫气散解，此谓自伤，气之削也。"说明了人体顺应自然界阴阳消长变化的重要性。才能保持与自然界相适应、相协调，就能"志意治""阳气固"，身心健康，虽有致病因素，亦不能为害。反之则"内闭九窍，外壅肌肉"，致使阳气遭受损害，成为邪气伤人的依据。必须强调，顺应自然规律，并不是要被动适应，而应采取积极主动的态度，掌握自然变化的规律，主动地调节心身，以防御外邪的侵害。

三、琴棋书画，悦乐养神

《素问·举痛论》云："喜则气和志达，荣卫通利。"《灵枢·本脏》指出："志意和则精神专直，魂魄不散，悔怒不起，五脏不受邪矣。"说明心情欢悦可使人气血和畅，营卫通利，内脏的生理功能正常，有益于身心健康。悦乐养神方法包括琴棋书画、体魄锻炼、广交朋友等活动。

琴棋书画被称为儒家的"四艺"或"四雅"，是中国传统高雅的文化，具有民族特色，适合于中国人的思想行为的心理养生的调理方式。通过调琴瑟，闲素心；对棋弈，增智慧；练书法，修情操；舞丹青，通精神。中国历代养生家、士大夫、隐士、医生等多涉猎琴棋书画，不乏精通者，人其境界其乐无穷，他们通过这些高雅的情趣以寄托情思、品尝趣味、飘逸兴致、表达志趣、安适心田。这有利于身心健康，往往在自然而然之中便获得长寿。

这里仅以棋弈为例。围棋起源于周代，盛行于春秋，为模仿两军相争的斗智游戏。现存最早的围棋书谱是《忘忧情乐集》，最早的象棋书谱是《梦入神机》，两本书各自都是以调理情绪、畅达心智命题，颇似古代心理养生专著，可以看出古代棋手对棋艺与心理影响的体验。大家熟悉的军事家孙膑，就善弈，"棋阵即兵阵"，显然下棋与他布阵、斗敌、著述兵书都有一定的关系。下棋被称为运动是有道理的，它能聚神养气，使大脑皮质细胞活动有序化，调节情绪，涵养性情。棋弈的心理养生意义在于，能稳定情绪、优化性格、培养意志、锻炼智力、丰富思想、旷达境界。

运动是生命之本。《吕氏春秋·尽数》说："流水不腐，户枢不蠹，动也。形气亦然，形不动则精不流，精不流则气郁。"中医学养生保健认为，锻炼形体可以促进气血流畅，强健人体肌肉筋骨，使脏腑功能旺盛。传统的健身术如有太极拳、易筋经、八段锦等，有助于缓解不良情绪，增进人际交往，增强自信心，达到防病强身的目的。

四、和畅情志，爱养神明

《证治百问》曰："人之性情最喜畅快，形神最宜焕发，如此刻刻有长春之性，时时有长生之情，不惟却病，可以永年。"和畅情志，就是要消除情志异常所带来的负面影响，创造良好的心境和情绪，能够主动适应心理应激，并积极引导而发挥正面效应。当遇到压力和烦恼时，可以采用以下方法来和畅情志。倾诉：向家人和朋友诉说苦闷，以释放不良情绪；写日记：把烦恼写下来，使自已冷静之中放松和转移不良情绪；哭诉：痛快地哭一场，把心中的忧伤和郁闷通过声音、眼泪释放出来，从而消除压力，调整情绪。现代研究发现：

笔记

心情舒畅的人，要比心情抑郁的人得病少。因此，和畅情志，滋养精神，有利于健康长寿。

《颜氏家训·养生篇》提出“爱养神明”。狭义的神明专指灵感，中间涵义的神明是指思维活动，广义的神明是指精神心理，本论主要指中间涵义。爱养神明即合理用脑，不能过用、过耗，而应当适可而止，宜于珍惜，尤其是以脑力劳动为主的知识分子，如长期伏案工作者和长期使用电脑工作的人士，更应养护。

爱养神明传统的保健方式很多。如鸣天鼓：两手掩耳弹枕，手心对准耳孔，手指放在后脑部（枕骨），用食指压中指，并用力滑下弹击后脑部，听到“咚咚”的响声。搓脚：将两手擦热，在两脚心搓擦几十次至百次。揉眼角：在两眼大角用两大拇指曲着按揉多次。运目：以看手动作为好，相似于太极拳中的云手。叩齿：先心静神凝，口轻闭，然后上下牙齿互相轻轻叩击36次，注意不要用力。咽津：叩齿后随即闭口咬牙，口内如含物，用两腮和舌做漱口动作，舌抵上腭或满口搅动，鼓漱三十几次，口内多生津液。这些功法穿插于伏案读书、办公劳作是颇有好处的，目前已有运指益智等保健操。

课堂互动

五行呼吸吐纳锻炼

依次以肝心脾肺肾五脏相生的顺序进行嘘、呵、呼、泗、吹五字的吐纳行气，以调五脏之气，和畅情志。

方法：可选择静坐位、站立位或靠床坐位，调整呼吸均匀后，首先用鼻深吸气，然后呼气同时读字念诀，呼气要稳而长，呼至不能再呼，读字读到不能再读为止。略停5～7秒，再闭口以鼻吸气，吸饱再略停（屏气），再呼气念诀。重复以上操作，每个诀重复6次。稍事休息，再做第2次呼气读字，每个字连做6次为一次调息，共5字，30遍。

五、厚德有道，适应社会

人不仅是自然的一部分，也是社会的一部分，不仅有自然属性，更重要的还有社会属性。早在《内经》中就已经认识到，社会环境同样会影响人的生理和心理健康。因此，还应当学会适应社会环境的变化进行自我调节，特别是对精神情志的调摄。《灵枢·逆顺肥瘦》说：“圣人之为道者，上合于天，下合于地，中合于人事，必有明法，以起度数，法式检押，乃后可传焉。”《素问·著至教论》亦说：“道上知天文，下知地理，中知人事，可以长久，以教众庶，亦不疑殆，医道论篇，可传后世，可以为宝。”天和地，为自然界；人事，则指人类社会状态及社会成员的行为，包括社会的政治、经济、文化教育、道德、法律、民俗等。这说的是，人除了顺应自然，还要清楚地认识与适应自身所处的社会环境，使自己“合”于其中以保障心身的健康。

中医学特别重视社会环境对人的心理影响，指出人因社会经济、政治地位的不同，而形成不同的心理特点。如《素问·上古天真论》就对古今两个时代的人所持的心理养生态度作了比较：上古时代的人多健康长寿，“度百岁而动作不衰”，除了因为他们能够顺应自然环境，“调于四时”“虚邪贼风，避之有时”之外，最重要的是此时的社会环境与当今不同，具有极其朴实的社会风气，“美其食，任其服，乐其俗，高下不相慕，其民故曰朴”。在这样的社会环境中，人们“嗜欲不能劳其目，淫邪不能惑其心，愚智贤不肖不惧于物”，处于“志闲而少欲，心安而不惧，气从以顺，各从其欲，皆得所愿”的良好心理状态。如此“恬惔虚无”“精神内守”的养生之道，使人的真气和顺，脏腑功能正常，精力旺盛，则疾病难以发生，自然能够延年益寿。

笔记

总之，中医心理学以独特的养生方式，为东方民族的保健事业作出了巨大的贡献。

学习小结

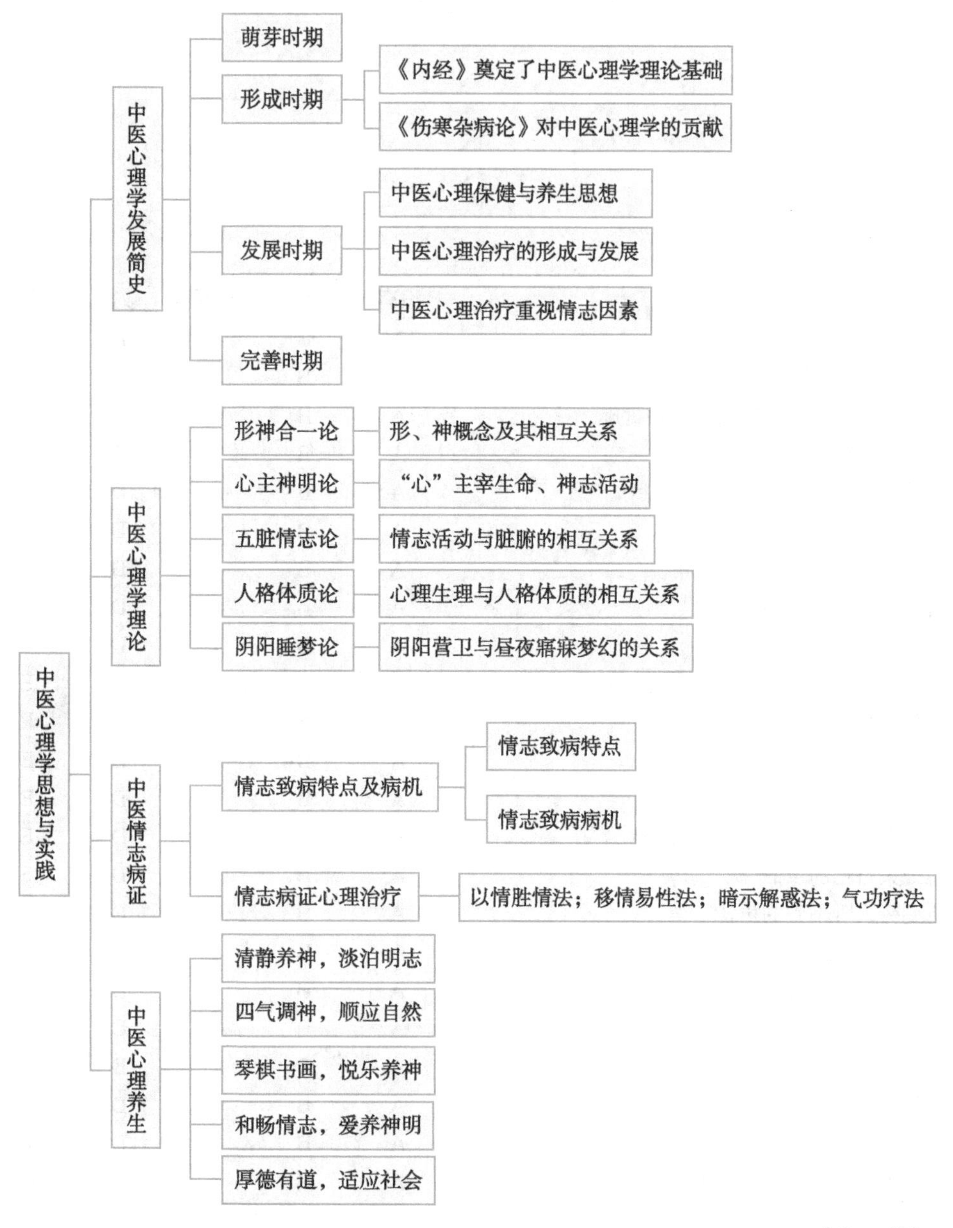

（张丽萍）

复习思考题

1.《内经》《伤寒杂病论》对中医心理学的贡献各是什么？
2. 宋元明清时期，中医心理学的发展表现在哪些方面？
3. 中医心理学理论有哪些？简述五脏情志论的基本内容。
4. 情志致病病机中的脏腑功能紊乱主要表现在哪些方面？
5. 情志病证的心理疗法有哪些？

笔记

附　录

一、SCL-90 测试题

序号	测试题	没有	较轻	中等	较重	严重
1	头痛	A	B	C	D	E
2	神经过敏，心中不踏实	A	B	C	D	E
3	头脑中有不必要的想法或字句盘旋	A	B	C	D	E
4	头昏或昏倒	A	B	C	D	E
5	对异性的兴趣减退	A	B	C	D	E
6	对旁人责备求全	A	B	C	D	E
7	感到别人能控制您的思想	A	B	C	D	E
8	责怪别人制造麻烦	A	B	C	D	E
9	健忘	A	B	C	D	E
10	担心自己的衣饰整齐及仪态的端正	A	B	C	D	E
11	容易烦恼和激动	A	B	C	D	E
12	胸痛	A	B	C	D	E
13	害怕空旷的场所和街道	A	B	C	D	E
14	感到自己的精力下降，活动减慢	A	B	C	D	E
15	想结束自己的生命	A	B	C	D	E
16	听到旁人听不到的声音	A	B	C	D	E
17	发抖	A	B	C	D	E
18	感到大多数人都不可信任	A	B	C	D	E
19	胃口不好	A	B	C	D	E
20	容易哭泣	A	B	C	D	E
21	同异性相处时感到害羞不自在	A	B	C	D	E
22	感到受骗、中了圈套或有人想抓住自己	A	B	C	D	E
23	无缘无故地突然感到害怕	A	B	C	D	E
24	自己不能控制地大发脾气	A	B	C	D	E
25	怕单独出门	A	B	C	D	E
26	经常责怪自己	A	B	C	D	E
27	腰痛	A	B	C	D	E
28	感到难以完成任务	A	B	C	D	E
29	感到孤独	A	B	C	D	E
30	感到苦闷	A	B	C	D	E
31	过分担忧	A	B	C	D	E
32	对事物不感兴趣	A	B	C	D	E

续表

序号	测试题	没有	较轻	中等	较重	严重
33	感到害怕	A	B	C	D	E
34	您的感情容易受到伤害	A	B	C	D	E
35	旁人能知道您的私下想法	A	B	C	D	E
36	感到别人不了解您、不同情您	A	B	C	D	E
37	感到人们对您不友好、不喜欢您	A	B	C	D	E
38	做事必须做得很慢以保证做得正确	A	B	C	D	E
39	心跳得很厉害	A	B	C	D	E
40	恶心或胃部不舒服	A	B	C	D	E
41	感到比不上他人	A	B	C	D	E
42	肌肉酸痛	A	B	C	D	E
43	感到有人在监视您、谈论您	A	B	C	D	E
44	难以入睡	A	B	C	D	E
45	做事必须反复检查	A	B	C	D	E
46	难以作出决定	A	B	C	D	E
47	怕乘电车、公共汽车、地铁或火车	A	B	C	D	E
48	呼吸有困难	A	B	C	D	E
49	一阵阵发冷或发热	A	B	C	D	E
50	因为感到害怕而避开某些东西、场合或活动	A	B	C	D	E
51	脑子变空了	A	B	C	D	E
52	身体发麻或刺痛	A	B	C	D	E
53	喉咙有梗塞感	A	B	C	D	E
54	感到没有前途、没有希望	A	B	C	D	E
55	不能集中精力	A	B	C	D	E
56	感到身体的某一部分软弱无力	A	B	C	D	E
57	感到紧张或容易紧张	A	B	C	D	E
58	感到手或脚发硬	A	B	C	D	E
59	想到死亡的事	A	B	C	D	E
60	吃得太多	A	B	C	D	E
61	当别人看着您或谈论您时感到不自在	A	B	C	D	E
62	有一些不属于您自己的想法	A	B	C	D	E
63	有想打人或伤害他人的冲动	A	B	C	D	E
64	醒得太早	A	B	C	D	E
65	必须反复洗手、点数目或触摸某些东西	A	B	C	D	E
66	睡得不稳不深	A	B	C	D	E
67	有想摔坏或破坏东西的冲动	A	B	C	D	E
68	有一些别人没有的想法或念头	A	B	C	D	E
69	感到对别人神经过敏	A	B	C	D	E
70	在商店或电影院等人多的地方感到不自在	A	B	C	D	E
71	感到做任何事情都很困难	A	B	C	D	E
72	一阵阵恐惧或惊恐	A	B	C	D	E

续表

序号	测试题	没有	较轻	中等	较重	严重
73	感到在公共场合吃东西很不舒服	A	B	C	D	E
74	经常与人争论	A	B	C	D	E
75	单独一人时神经很紧张	A	B	C	D	E
76	旁人对你的成绩没有作出恰当的评价	A	B	C	D	E
77	即使与别人在一起也感到孤独	A	B	C	D	E
78	感到坐立不安，心神不定	A	B	C	D	E
79	感到自己没有什么价值	A	B	C	D	E
80	感到熟悉的东西变得陌生或不像是真的	A	B	C	D	E
81	大叫或摔东西	A	B	C	D	E
82	害怕会在公共场合昏倒	A	B	C	D	E
83	感到别人想占你的便宜	A	B	C	D	E
84	为一些有关"性"的想法而很苦恼	A	B	C	D	E
85	您认为应该因为自己的过错而受到惩罚	A	B	C	D	E
86	感到赶快把事情做完	A	B	C	D	E
87	感到自己的身体有严重问题	A	B	C	D	E
88	从未感到和其他人很亲近	A	B	C	D	E
89	感到自己有罪	A	B	C	D	E
90	感到自己的脑子有毛病	A	B	C	D	E

SCL-90 评分规则

若选 A 计 1 分，选 B 计 2 分，选 C 计 3 分，选 D 计 4 分，选 E 计 5 分。把各自所包含的项目得分分别累计相加，即可得到各个因子的累计得分；将各个因子的累计得分除以其相应的项目数，即得到各个因子的因子分数——T 分数。例如，如躯体化一项合计分为 8，题目数为 8，则因子分为 1。如果将各个因子分数相加，即可得到总因子分数。如将整个问卷的总项目数减去选 A 的答案项，还可得到反映症状广度的阳性项目数。

SCL-90 得分换算表

因子	所属因子的项目编号	累计得分 S	T 分数（S/ 项目数）
F1 躯体化	1、4、12、27、40、42、48、49、52、53、56、58		
F2 强迫	3、9、10、28、38、45、46、51、55、65		
F3 人际关系敏感	6、21、34、36、37、41、61、69、73		
F4 抑郁	5、14、15、20、22、26、29、30、31、32、54、71 79		
F5 焦虑	2、17、23、33、39、57、72、78、80、86		
F6 敌意	11、24、63、67、74、81		
F7 恐怖	13、25、47、50、70、75、82		
F8 妄想	8、18、43、68、76、83		
F9 精神病性	7、16、35、62、77、84、85、87、88、90		
F10 其他	19、44、59、60、64、66、89 阳性项目总数 =90－选 A 的项目数	总累计得分	总因子分数

二、焦虑自评量表

填表注意事项：下面有20条文字，请仔细阅读每一条，把意思弄明白，每一条文字后有4个方格，分别表示：没有或很少时间，小部分时间，相当多时间，绝大部分或全部时间，然后根据你最近1周的实际感觉，在适当的方格里画√。

	没有或几乎没有	少有	常有	几乎一直有
1. 觉得比平常容易紧张和着急	1	2	3	4
2. 无缘无故地感到害怕	1	2	3	4
3. 容易心里烦乱或觉得惊恐	1	2	3	4
4. 觉得可能要发疯	1	2	3	4
5. 觉得一切都很好，也不会发生什么不幸	4	3	2	1
6. 手脚发抖打颤	1	2	3	4
7. 因为头痛、头颈痛和背痛而苦恼	1	2	3	4
8. 感觉容易衰弱和疲乏	1	2	3	4
9. 觉得心平气和，并且容易安静地坐着	4	3	2	1
10. 觉得心跳得很快	1	2	3	4
11. 因为一阵阵头晕而苦恼	1	2	3	4
12. 有晕倒发作，或觉得要晕倒似的	1	2	3	4
13. 吸气、呼气都感到很容易	4	3	2	1
14. 手脚麻木和刺痛	1	2	3	4
15. 因为胃痛和消化不良而苦恼	1	2	3	4
16. 常常要小便	1	2	3	4
17. 手常常是干燥温暖的	4	3	2	1
18. 脸红发热	1	2	3	4
19. 容易入睡并且睡得很好	4	3	2	1
20. 做噩梦	1	2	3	4

说明：主要统计指标为总分。把20题的得分相加为粗分，粗分乘以1.25，四舍五入取整数，即得到标准分。焦虑评定的分界值为50分，分数越高，焦虑倾向越明显。

三、抑郁自评量表（SDS）

填表注意事项：下面有20条文字，请仔细阅读每一条，把意思弄明白。然后根据您最近1周的实际情况在适当的方格里面画一个勾（√）。每一条文字后面有4个格，分别表示：没有或很少有时间；少部分时间；相当多时间；绝大部分或全部时间

	没有或很少有时间	少部分时间	相当多时间	绝大部分或全部时间		工作人员评定
1. 我觉得闷闷不乐，情绪低沉	□	□	□	□	1	□
*2. 我觉得一天之中早晨最好	□	□	□	□	2	□
3. 我一阵阵哭出来或觉得想哭	□	□	□	□	3	□
4. 我晚上睡眠不好	□	□	□	□	4	□
*5. 我吃得跟平常一样多	□	□	□	□	5	□
*6. 我与异性密切接触时和以往一样感到愉快	□	□	□	□	6	□
7. 我发觉我的体重在下降	□	□	□	□	7	□
8. 我有便秘的苦恼	□	□	□	□	8	□

续表

	没有或很少有时间	少部分时间	相当多时间	绝大部分或全部时间		工作人员评定
9. 我心跳比平时快	□	□	□	□	9	□
10. 我无缘无故地感到疲乏	□	□	□	□	10	□
*11. 我的头脑和平常一样清楚	□	□	□	□	11	□
*12. 我觉得经常做的事情并没有困难	□	□	□	□	12	□
13. 我觉得不安而平静不下来	□	□	□	□	13	□
*14. 我对将来抱有希望	□	□	□	□	14	□
15. 我比平常容易生气激动	□	□	□	□	15	□
*16. 我觉得作出决定是容易的	□	□	□	□	16	□
*17. 我觉得自己是个有用的人，有人需要我	□	□	□	□	17	□
*18. 我的生活过得很有意思	□	□	□	□	18	□
19. 我认为如果我死了，别人会生活得好些	□	□	□	□	19	□
*20. 平常感兴趣的事我仍感兴趣	□	□	□	□	20	□

*为反向评分　　　　总粗分□□　　　　标准分□□

说明：Zung 抑郁自评量表（Zung Self-rating Depression Scale，SDS）由美国杜克大学医学院的 Zung 于 1965 年编制，计 20 题。本表是美国教育卫生福利部推荐的用于精神药理学研究的量表之一。其特点是使用简便，并能相当直观地反映抑郁者的主观感受，应用颇广。SDS 按症状出现频度评定，分 4 个等级：没有或很少有时间，少部分时间，相当多时间，绝大部分或全部时间。若为正向评分题，依次评分粗分 1、2、3、4。反向评分题（前文中有 * 号者），则评分 4、3、2、1。

主要参考书目

1. 姚树桥，杨彦春．医学心理学[M]．北京：人民卫生出版社，2013.

2. 杨凤池，崔光成．医学心理学[M]．北京：北京大学医学出版社有限公司，2013.

3. 黄希庭，郑涌．心理学十五讲[M]．第2版．北京：北京大学出版社，2014.

4. 俞国良，戴斌荣．心理学基础[M]．北京：北京师范大学出版社，2015.

5. (美)格里格•津巴多．心理学与生活[M]．第19版．王垒等，译．北京：人民邮电出版社，2014.

6. 俞国良．社会心理学[M]．第2版．北京：北京师范大学出版社，2011.

7. 中华医学会精神科学会．中国精神障碍分类与诊断标准[M]．第3版．济南：山东科学技术出版社，2001.

8. (美)谢利•泰勒．健康心理学[M]．第7版．朱熊兆，唐秋萍，蚁金瑶，译．北京：中国人民大学出版社，2012.

9. Phillip L.Lazarus & Folkman Rice. 健康心理学[M]．胡佩诚等，译．北京：中国轻工业出版社，2000.

10. 陈力．医学心理学[M]．北京：北京大学医学出版社，2009.

11. 张伯华，孔军辉，杨振宁．健康心理学[M]．济南：山东出版集团，2010.

12. 李聪．艾滋病防治研究与调查[M]．北京：科学出版社，2011.

13. 郝伟，于欣．精神病学[M]．北京：人民卫生出版社，2013.

14. 乔明琦，张惠云．中医情志学[M]．北京：人民卫生出版社，2009.

全国中医药高等教育教学辅导用书推荐书目

一、中医经典白话解系列

黄帝内经素问白话解（第2版） 王洪图 贺娟
黄帝内经灵枢白话解（第2版） 王洪图 贺娟
汤头歌诀白话解（第6版） 李庆业 高琳等
药性歌括四百味白话解（第7版） 高学敏等
药性赋白话解（第4版） 高学敏等
长沙方歌括白话解（第3版） 聂惠民 傅延龄等
医学三字经白话解（第4版） 高学敏等
濒湖脉学白话解（第5版） 刘文龙等
金匮方歌括白话解（第3版） 尉中民等
针灸经络腧穴歌诀白话解（第3版） 谷世喆等
温病条辨白话解 浙江中医药大学
医宗金鉴·外科心法要诀白话解 陈培丰
医宗金鉴·杂病心法要诀白话解 史亦谦
医宗金鉴·妇科心法要诀白话解 钱俊华
医宗金鉴·四诊心法要诀白话解 何任等
医宗金鉴·幼科心法要诀白话解 刘弼臣
医宗金鉴·伤寒心法要诀白话解 郝万山

二、中医基础临床学科图表解丛书

中医基础理论图表解（第3版） 周学胜
中医诊断学图表解（第2版） 陈家旭
中药学图表解（第2版） 钟赣生
方剂学图表解（第2版） 李庆业等
针灸学图表解（第2版） 赵吉平
伤寒论图表解（第2版） 李心机
温病学图表解（第2版） 杨进
内经选读图表解（第2版） 孙桐等
中医儿科学图表解 郁晓微
中医伤科学图表解 周临东
中医妇科学图表解 谈勇
中医内科学图表解 汪悦

三、中医名家名师讲稿系列

张伯讷中医学基础讲稿 李其忠
印会河中医学基础讲稿 印会河
李德新中医基础理论讲稿 李德新
程士德中医基础学讲稿 郭霞珍
刘燕池中医基础理论讲稿 刘燕池
任应秋《内经》研习拓导讲稿 任廷革
王洪图内经讲稿 王洪图
凌耀星内经讲稿 凌耀星
孟景春内经讲稿 吴颢昕
王庆其内经讲稿 王庆其
刘渡舟伤寒论讲稿 王庆国
陈亦人伤寒论讲稿 王兴华等
李培生伤寒论讲稿 李家庚
郝万山伤寒论讲稿 郝万山
张家礼金匮要略讲稿 张家礼
连建伟金匮要略方论讲稿 连建伟
李今庸金匮要略讲稿 李今庸
金寿山温病学讲稿 李其忠
孟澍江温病学讲稿 杨进
张之文温病学讲稿 张之文
王灿晖温病学讲稿 王灿晖
刘景源温病学讲稿 刘景源
颜正华中药学讲稿 颜正华 张济中
张廷模临床中药学讲稿 张廷模
常章富临床中药学讲稿 常章富
邓中甲方剂学讲稿 邓中甲
费兆馥中医诊断学讲稿 费兆馥
杨长森针灸学讲稿 杨长森
罗元恺妇科学讲稿 罗颂平
任应秋中医各家学说讲稿 任廷革

四、中医药学高级丛书

中医药学高级丛书——中药学（上下）（第2版） 高学敏 钟赣生
中医药学高级丛书——中医急诊学 姜良铎
中医药学高级丛书——金匮要略（第2版） 陈纪藩
中医药学高级丛书——医古文（第2版） 段逸山
中医药学高级丛书——针灸治疗学（第2版） 石学敏
中医药学高级丛书——温病学（第2版） 彭胜权等
中医药学高级丛书——中医妇产科学（上下）（第2版） 刘敏如等
中医药学高级丛书——伤寒论（第2版） 熊曼琪
中医药学高级丛书——针灸学（第2版） 孙国杰
中医药学高级丛书——中医外科学（第2版） 谭新华
中医药学高级丛书——内经（第2版） 王洪图
中医药学高级丛书——方剂学（上下）（第2版） 李飞
中医药学高级丛书——中医基础理论（第2版） 李德新 刘燕池
中医药学高级丛书——中医眼科学（第2版） 李传课
中医药学高级丛书——中医诊断学（第2版） 朱文锋等
中医药学高级丛书——中医儿科学（第2版） 汪受传
中医药学高级丛书——中药炮制学（第2版） 叶定江等
中医药学高级丛书——中药药理学（第2版） 沈映君
中医药学高级丛书——中医耳鼻咽喉口腔科学（第2版） 王永钦
中医药学高级丛书——中医内科学（第2版） 王永炎等